再生医療製品の許認可と
組織工学の新しい試み

Regulation of Regenerative Medicine Products and
New Approaches of Tissue Regeneration

《普及版／Popular Edition》

監修 岩田博夫，松岡厚子，岸田晶夫

シーエムシー出版

はじめに

　再生医療が，次世代の医療，さらには，大きな医療産業になる，と言われてすでに15年以上が経過した。再生医療研究はその基礎となる幹細胞研究と，幹細胞から導かれた細胞の医療応用を目指した研究に大きく分けることができる。iPS細胞の創出に代表されるように，幹細胞研究では目覚しい研究成果が上げられる一方で，その社会への還元である医療応用を目指した研究ではある程度の成果はあるものの，医療産業の立ち上がりについては当初期待されたほどではないのが現実である。この原因については，我が国の許認可体制に問題があるとの指摘があるが，欧米各国を見渡しても決して順調に再生医療産業が立ち上がっている国はない。これは，再生医療製品が医薬品でも医療デバイスでもないことから，諸外国においても規制当局の許認可の基本的な考え（枠組み）ができあがっていないためであろう。また，産業界においても新規分野であるため，細胞や細胞を含む医療デバイスの専門家が絶対的に不足し，加えて，従来の工業製品や医薬品の品質管理の手法が使えないなど，産業界から許認可当局へ許認可の枠組みを提案することも困難な状況である。このような現状に鑑み，第1章では，再生医療分野の審査の枠組み作りで中心的な役割を果たしておられる国立医薬品食品衛生研究所の松岡厚子先生に執筆者を推薦頂き，各先生に再生医療製品に対する許認可の基本的な考え方，再生医療製品の製造，再生医療デバイスの許認可の世界の動向，細胞の安全性評価，再生医療分野医療機器評価指標について解説頂いた。第2章では，困難な状況下，再生医療産業で大きな果実を手に入れるために着々といろいろな角度から先手を打っている会社の活動を紹介頂いた。

　再生医療産業の立ち上がりは遅れているが，依然として非常に多額の研究費が再生医療関連分野に投入されており，研究面での速度は衰えることなく長足の進歩を遂げている。進歩が著しい幹細胞研究，また，Langer & Vacanti型の組織工学に関してはすでに多数の優れた本が出版されている。ここでは屋上屋を架すことは避け，第3章では，多種の細胞からなる構造を持った組織の再生に果敢に挑んでいる芽吹いたばかりの研究を中心に紹介して頂いた。第4章では，組織構築の数理モデルの研究の紹介が行われる。工学から再生医療研究に入った研究者や技術者は，生物・医学研究者から再生組織を見せられると，その素晴らしさに驚くと同時に狐につままれたような感じを受ける。両者の間で物事の理解の方法が異なっているためであろう。数理モデルはこの両者の理解の方法におけるギャップを埋めるのに役立つであろう。さらに，数理モデルに期待する実用的な意味もある。ヒトは非常に大きな動物である。研究成果をヒト患者に適用しようとする際の厄介な問題の1つは，ヒトの大きさであろう。顕微鏡レベルで観察できる組織の構築，マウスの組織の構築，さらに，ヒト患者での組織の構築と，それぞれ1,000倍もスケールが異なり，そこには2つの大きなギャップが存在する。これを乗り越えるためには，新たな方法論が必要である。数理モデルはその解決法のヒントを与えてくれると期待している。

2012年5月

京都大学　岩田博夫
国立医薬品食品衛生研究所　松岡厚子
東京医科歯科大学　岸田晶夫

普及版の刊行にあたって

　本書は2012年に『再生医療製品の許認可と組織工学の新しい試み』として刊行されました。普及版の刊行にあたり，内容は当時のままであり加筆・訂正などの手は加えておりませんので，ご了承ください。

2019年3月

シーエムシー出版　編集部

執筆者一覧（執筆順）

岩田 博夫	京都大学　再生医科学研究所　教授	
松岡 厚子	国立医薬品食品衛生研究所　医療機器部　部長	
岸田 晶夫	東京医科歯科大学　生体材料工学研究所　教授	
松永 雄亮	�)医薬品医療機器総合機構　生物系審査第二部　審査専門員	
浦野 勉	�独)医薬品医療機器総合機構　生物系審査第二部　部長	
栗秋 政光	�独)医薬品医療機器総合機構　品質管理部　QMSエキスパート	
草川 森士	㈶先端医療振興財団　先端医療センター　再生医療研究開発部門　研究員；国立医薬品食品衛生研究所　遺伝子細胞医薬部　協力研究員	
佐藤 陽治	国立医薬品食品衛生研究所　遺伝子細胞医薬部　部長；㈶先端医療振興財団　客員研究員；名古屋市立大学　大学院薬学研究科　医薬品質保証学分野　客員准教授	
澤田 留美	国立医薬品食品衛生研究所　医療機器部　第三室　室長	
加藤 玲子	国立医薬品食品衛生研究所　医療機器部　主任研究官	
松田 晶二郎	グンゼ㈱　研究開発部　マネージャー	
鈴木 昌和	グンゼ㈱　研究開発部　研究開発部長	
山田 亮	㈱ジェイ・エム・エス　研究開発統括　中央研究所顧問	
塚田 亮平	住友ベークライト㈱　S-バイオ事業部　研究部　研究員	
佐倉 武司	住友ベークライト㈱　S-バイオ事業部　研究部　部長	
中嶋 勝己	川崎重工業㈱　技術開発本部　システム技術開発センター　MDプロジェクト室　室長	
中村 勝	川崎重工業㈱　技術開発本部　システム技術開発センター　MDプロジェクト室	
岡田 光浩	田辺三菱製薬㈱　事業開発部　主幹	
畠 賢一郎	㈱ジャパン・ティッシュ・エンジニアリング　研究開発部　常務取締役，研究開発部長	
吉川 典子	㈶先端医療振興財団　クラスター推進センター　医療機器サポートプラザ	
竹本 直紘	京都大学　再生医科学研究所　博士後期課程	

持立 克身	㈳国立環境研究所　環境健康研究センター　フェロー
古山 昭子	㈳国立環境研究所　環境リスク研究センター　主任研究員
白木 伸明	熊本大学　発生医学研究所　多能性幹細胞分野　助教
加藤 功一	広島大学　大学院医歯薬保健学研究院　教授
森田 育男	東京医科歯科大学　研究担当理事，副学長，大学院医歯学総合研究科　分子細胞機能学分野　教授
安田 賢二	東京医科歯科大学　生体材料工学研究所　システム研究分門　情報分野　教授
金子 智行	東京医科歯科大学　生体材料工学研究所　システム研究分門　情報分野　准教授
野村 典正	東京医科歯科大学　生体材料工学研究所　システム研究分門　情報分野　助教
服部 明弘	東京医科歯科大学　生体材料工学研究所　システム研究分門　情報分野　研究員
中村 真人	富山大学　大学院理工学研究部（工学）　教授
荒井 健一	富山大学　大学院生命融合科学教育部　博士課程
戸田 英樹	富山大学　大学院理工学研究部（工学）　講師
岩永 進太郎	富山大学　大学院理工学研究部（工学）　（現　東京大学　生産技術研究所　特任研究員）
辻　　孝	東京理科大学　総合研究機構，大学院基礎工学研究科　生物工学専攻　教授；㈱オーガンテクノロジーズ
青井 貴之	京都大学　iPS細胞研究所　規制科学部門　教授
三浦 岳	京都大学　大学院医学研究科　生体構造医学講座　形態形成機構学教室　准教授
昌子 浩登	京都府立医科大学　物理学教室　助教
亀尾 佳貴	大阪府立大学　大学院工学研究科　機械系専攻　機械工学分野　助教
安達 泰治	京都大学　再生医科学研究所　附属ナノ再生医工学研究センター　バイオメカニクス研究領域　教授

執筆者の所属表記は，2012年当時のものを使用しております。

目　次

第1章　再生医療製品の許認可について

1　再生医療製品などの薬事承認審査について………松永雄亮, 浦野　勉… 1
  1.1　はじめに ……………………………… 1
  1.2　再生医療製品の薬事規制 ………… 1
  1.3　医薬品・医療機器の承認審査 …… 2
  1.4　再生医療製品の承認審査での留意・検討事項および考え方 ……… 4
  1.5　おわりに ……………………………… 9
2　細胞組織医療機器の製造に関するQMSについて…………栗秋政光… 11
  2.1　はじめに ……………………………… 11
  2.2　細胞組織医療機器における製造販売業及び製造業に係る規制 ………… 11
  2.3　QMS及びQMS省令について …… 12
  2.4　QMS省令の要求事項 ……………… 13
  2.5　おわりに ……………………………… 19
3　再生医療・細胞治療の規制と開発支援に関する国際比較……………草川森士, 佐藤陽治… 20
  3.1　はじめに ……………………………… 20
  3.2　リスクベースアプローチ ………… 20
  3.3　米国の規制 …………………………… 21
  3.4　米国での351HCT/Pの開発支援 … 21
  3.5　EUの規制 …………………………… 23
  3.6　EUにおけるATMPの開発支援 … 23
  3.7　未承認の細胞・組織加工製品へのアクセスルート ……………………… 24
  3.8　おわりに ……………………………… 26
4　再生医療製品に使用される間葉系幹細胞の安全性評価の実際 …澤田留美… 28
  4.1　はじめに ……………………………… 28
  4.2　in vitro 培養期間中の間葉系幹細胞の変化について ……………………… 28
  4.3　in vitro 培養期間中の間葉系幹細胞の品質評価について ……………… 30
  4.4　免疫不全動物を用いた造腫瘍性試験への取り組み ……………………… 34
  4.5　おわりに ……………………………… 36
5　次世代医療機器評価指標作成事業―再生医療分野―……松岡厚子, 澤田留美, 加藤玲子… 38
  5.1　はじめに ……………………………… 38
  5.2　合同検討会（医療機器開発ガイドライン評価検討委員会（経済産業省）および次世代医療機器評価指標検討会（厚生労働省））の概要 …… 38
  5.3　再生医療分野の評価指標 ………… 42
  5.4　細胞・組織加工製品の実用化のための今後の課題 …………………… 44

第2章　再生医療とビジネス

1　生体吸収性高分子を用いた医療機器,再生医療材料の開発……………松田晶二郎, 鈴木昌和… 47
  1.1　はじめに ……………………………… 47

1.2 医療機器用途に使用される生体吸収性高分子 ……………………… 47	4 再生医療を目指した自動培養装置の開発 ……………… 中嶋勝己, 中村 勝 … 72
1.3 生体吸収性高分子を用いた医療機器 ……………………………… 51	4.1 実用化における手培養の限界と自動培養装置の必要性 …………… 72
1.4 生体吸収性高分子の再生医療への応用 …………………………… 52	4.2 自動培養装置の開発コンセプト … 73
	4.3 試作した自動培養装置 …………… 74
1.5 生体吸収性高分子を用いた医療機器，再生医療材料の開発の道筋 … 54	4.4 種々のアプリケーション ………… 75
1.6 おわりに ………………………… 55	5 幹細胞研究からの創薬への応用 ……………………… 岡田光浩 … 78
2 閉鎖式血清採取用デバイスの開発 ………………………… 山田 亮 … 57	5.1 はじめに ………………………… 78
2.1 株式会社ジェイ・エム・エスと再生医療 …………………………… 57	5.2 多能性幹細胞の種類と特徴 ……… 78
2.2 血清と血漿 ……………………… 58	5.3 幹細胞研究の医療分野への応用（トランスレーショナル）について … 79
2.3 JMS閉鎖式血清採取用デバイスの開発 …………………………… 58	5.4 医薬品開発分野への利用と期待 … 79
2.4 JMS閉鎖式血清採取用デバイスの特徴 ………………………… 60	5.5 幹細胞研究から創薬利用への試み ……………………………… 80
2.5 閉鎖式血清採取用デバイスの応用例 ……………………………… 61	5.6 創薬利用への課題と期待 ………… 82
	5.7 ヒトES細胞とiPS細胞を用いた創薬支援（細胞の開発，製造，販売） ……………………………… 82
2.6 再生医療用医薬品・医療機器の許認可の状況 …………………… 63	5.8 おわりに ………………………… 83
3 再生医療研究のための培養器材 ……………… 塚田亮平, 佐倉武司 … 65	6 生細胞を用いた再生医療製品の開発と事業化 ……………… 畠 賢一郎 … 85
3.1 ライフサイエンスにおける当社のあゆみ ………………………… 65	6.1 はじめに ………………………… 85
	6.2 わが国初の再生医療製品，自家培養表皮『ジェイス®』 …………… 85
3.2 高水準の品質管理がなされた培養器材 ……………………………… 66	6.3 自家培養表皮の製品開発 ………… 86
3.3 タンパク質吸着抑制表面処理を施した培養器材 ………………… 66	6.4 おわりに ………………………… 92
3.4 細胞接着タンパク質の活性部位配列ペプチドを修飾した培養器 ……… 68	7 再生医療製品の薬事法入門 ……………………… 吉川典子 … 94
	7.1 薬事法は何のためにあるのか …… 94
3.5 糖鎖を指標とした細胞の品質管理の可能性 …………………………… 68	7.2 薬事法上の業とビジネス ………… 95
	7.3 薬事法上の製品の扱い …………… 96
	7.4 薬事法に学ぶところ ……………… 98
3.6 おわりに ………………………… 71	7.5 情報を手に入れる ……………… 100

第3章　組織工学の新たな研究

1 細胞の接着剤—望みの位置に細胞を貼り付ける— … **岩田博夫，竹本直紘** … 102
　1.1 はじめに …… 102
　1.2 細胞接着剤の基本設計 …… 102
　1.3 細胞の配列 …… 102
　1.4 基板上への細胞の配置 …… 103
　1.5 3次元組織の構築—ランゲルハンス氏島の細胞によるカプセル化— …… 106
　1.6 今後の展開 …… 107
2 基底膜基質を用いた組織構築と化学合成マトリックスによる簡素化
　…… **持立克身，古山昭子，白木伸明** …… 109
　2.1 はじめに …… 109
　2.2 生命活動を支える固相環境としてのマトリックス …… 109
　2.3 基底膜構造体形成のための素材としてのマトリゲル …… 110
　2.4 培養基質としての基底膜基質 …… 111
　2.5 LN-511（α5β1γ1）の基底膜基質 …… 112
　2.6 基底膜基質を用いた上皮組織の再構築 …… 113
　2.7 基底膜基質を用いたES細胞の分化誘導 …… 114
　2.8 LNおよびFN由来ペプチドを用いた組織構築の簡素化 …… 115
　2.9 おわりに …… 116
3 神経細胞移植に用いる人工細胞外マトリックス …… **加藤功一** …… 118
　3.1 はじめに …… 118
　3.2 人工細胞外マトリックスに求められる性質 …… 118
　3.3 人工細胞外マトリックスの設計原理 …… 119
　3.4 インテグリンリガンドによるアポトーシスの回避 …… 120
　3.5 シグナル因子による細胞生存環境の整備 …… 122
　3.6 おわりに …… 124
4 血管のパターニングと再生医療 …… **森田育男** …… 125
　4.1 はじめに …… 125
　4.2 オフセット印刷技術を応用した血管内皮細胞パターニング培養 …… 126
　4.3 血管内皮細胞の転写と体外血管形成 …… 128
　4.4 体外で作製した血管内への血流の確認 …… 130
　4.5 血管再建に用いる細胞の選択 …… 131
　4.6 他の組織再生への応用 …… 132
5 オンチップ・セロミクス解析技術 …… **安田賢二，金子智行，野村典正，服部明弘** … 135
　5.1 はじめに …… 135
　5.2 オンチップ・セロミクス計測技術 …… 136
　5.3 オンチップ細胞精製技術 …… 138
　5.4 オンチップ細胞ネットワーク培養計測技術 …… 138
　5.5 オンチップ多電極計測システムを用いたヒト幹細胞由来心筋細胞の細胞外電位計測と薬物毒性評価 …… 143
　5.6 おわりに …… 144
6 バイオファブリケーション：3次元生体組織を生産するための製造加工技術 …… **中村真人，荒井健一，戸田英樹，岩永進太郎** … 146
　6.1 はじめに …… 146

6.2 バイオファブリケーションとは … 148	8 器官原基の再生からアプローチした器官再生 …………………… 辻 孝 … 167
6.3 バイオファブリケーションの特徴：コンピュータと機械による組織・臓器作り ………………………… 148	8.1 はじめに ……………………… 167
	8.2 器官の発生 …………………… 168
6.4 3D バイオプリンターの開発と進歩 ……………………………… 150	8.3 器官原基からアプローチする器官再生の戦略 ………………… 169
6.5 Bio-CAD：バイオ・プロダクトの設計 …………………………… 151	8.4 器官原基再生のための三次元的な細胞操作技術の開発 …………… 170
6.6 Bio-CAM：コンピュータ支援バイオファブリケーション ……… 153	8.5 成体内における機能的な器官再生 … 171
6.7 流路を含む構造の設計と製作 …… 154	8.6 今後の課題と展望 …………… 175
6.8 おわりに ……………………… 155	9 iPS 細胞を用いた移植医療実現へ向けた戦略 …………………… 青井貴之 … 178
7 脱細胞化組織と器官・組織の再生 …………………… 岸田晶夫 … 157	9.1 はじめに ……………………… 178
7.1 はじめに ……………………… 157	9.2 iPS 細胞とはいかなる細胞か … 178
7.2 脱細胞化生体 Scaffold による再生医療 ……………………………… 157	9.3 iPS 細胞に関する技術的現状 … 180
	9.4 移植医療の実現に向けた戦略 … 181
7.3 おわりに ……………………… 164	9.5 将来に向けた展望 …………… 183
	9.6 おわりに ……………………… 184

第4章 組織構築のモデル化から組織再生へ

1 生物の形づくりの数理モデル化とその実験的検証 ………… 三浦 岳 … 186	2.3 3 次元の方向性解析 …………… 195
	2.4 肝小葉内の3次元ネットワークの形態形成 ……………………… 196
1.1 はじめに ……………………… 186	
1.2 上皮組織構造─枝分かれ構造形成 … 187	2.5 疾患による形態変化 …………… 197
1.3 血管のメッシュワーク形成 …… 189	2.6 おわりに ……………………… 199
1.4 体外での細胞群の自己組織化を制御する技術 ……………………… 191	3 力学環境に対する骨組織の機能的適応現象の数理モデル ………………… 亀尾佳貴，安達泰治 … 200
1.5 おわりに ……………………… 191	
2 Cellular Potts モデルを用いた肝小葉内3次元周期構造の解析 … 昌子浩登 … 193	3.1 はじめに ……………………… 200
	3.2 数理モデル …………………… 200
2.1 はじめに ……………………… 193	3.3 解析結果 ……………………… 204
2.2 Cellular Potts モデルとモデルの拡張 ……………………………… 193	3.4 おわりに ……………………… 207

第1章 再生医療製品の許認可について

1 再生医療製品などの薬事承認審査について

松永雄亮[*1], 浦野 勉[*2]

1.1 はじめに

再生医療は、細胞・組織を活用することによって、臓器機能の再生修復などを通じて、国民の健康の維持並びに疾病の予防、診断および治療に重要な役割を果たすことが期待されている。その実用化に向けて、分子生物学、遺伝子工学、細胞工学、組織工学などの様々な技術を利用した研究・開発が精力的に行われている。再生医療の実用化にあたり、その提供方法としては、①医師・歯科医師が先進的な「医療技術」として提供する方法と、②製薬企業などの事業者が、細胞・組織を加工した医薬品・医療機器、すなわち「製品」として提供する方法がある。少なくとも、後者の「製品」については、医薬品や医療機器などの取扱い(製造・販売や広告に関するルールなど)を定めた法律である「薬事法」の規制を受ける。そのため、製品を製造・販売するためには、薬事法に基づき厚生労働大臣の「承認」を取得しなければならない。厚生労働大臣が承認の可否の判断を行うにあたっては、厚生労働大臣に調査を委託された㈳医薬品医療機器総合機構(Pharmaceuticals and Medical Devices Agency:以下、「PMDA」)において承認審査(品質、有効性、安全性の評価)をはじめとした検討・調査が行われている。

再生医療製品に関する薬事規制や承認審査時の留意点などは、再生医療分野の科学的進歩や経験の蓄積にあわせて随時整備・検討される可能性があるが、本節では、現時点における、再生医療製品の特性に応じ適用される様々な薬事規制や承認審査の概要・留意点などを紹介する。

なお、医師・歯科医師が医療技術として再生医療を提供する場合に留意すべき要件は、厚生労働省より通知(「医療機関における自家細胞・組織を用いた再生・細胞医療の実施について」)[1]が発出されており、当該通知が参考になる。

1.2 再生医療製品の薬事規制

1.2.1 再生医療製品

薬事関連の通知[2,3]などにおいて、「細胞・組織加工医薬品等」という表現が見られる。「細胞・組織加工医薬品等」とは、文字通り、細胞・組織を加工した医薬品または医療機器を指し、「細胞・組織の加工」とは、疾患の治療や組織の修復または再建を目的として、細胞・組織の人為的な増殖、活性化などを目的とした薬剤処理、生物学的特性改変、非細胞・組織成分との組み合わせま

[*1] Yusuke Matsunaga ㈳医薬品医療機器総合機構 生物系審査第二部 審査専門員
[*2] Tsutomu Urano ㈳医薬品医療機器総合機構 生物系審査第二部 部長

たは遺伝子工学的改変などを施すことをいう。細胞・組織加工医薬品等には，いわゆる培養皮膚，培養軟骨，培養角膜，活性化リンパ球などが当てはまる。一方，再生医療製品とは，細胞・組織を培養など加工した製品であるが，組織・臓器の修復または再建を目的とした製品であることから，細胞・組織加工医薬品等より狭い範囲の製品と考えられる。しかしながら，薬事規制上の取扱いは同様であることから，本節では「再生医療製品」と「細胞・組織加工医薬品等」を同義として扱う。

　開発される再生医療製品が医薬品なのかまたは医療機器なのかの該当性の判断に迷う場合がある。一般的には，薬理作用により薬効が期待されるものは医薬品に分類される可能性が高い。一方，製品自体の物理的な作用により効力が発揮されるものは医療機器として分類される可能性が高い。開発に際して注意しなければならないことは，医薬品と医療機器では治験実施や製造・品質管理に関する法令などが異なることである。具体的には治験実施については，医薬品は厚生省令第28号（医薬品GCP省令）に，医療機器は厚生労働省令第36号（医療機器GCP省令）に準じる必要があり，製造・品質管理については，医薬品は厚生労働省令179号（GMP省令）に，医療機器は厚生労働省令第169号（QMS省令）にそれぞれ準じる必要がある。なお，「医薬品または医療機器の該当性」について判断に迷う場合には，PMDAや厚生労働省医薬食品局監視指導・麻薬対策課に，開発製品の本質や作用機序を明らかにした上で，相談することをお勧めする。

1.2.2 再生医療製品に適用される薬事規制

　再生医療製品は，化学合成品などの通常の医薬品・医療機器に適用される規制に加えて，製品の特性に応じた上乗せの規制が課せられる場合がある。ここでは，その概要について説明する。

　再生医療製品の製造には，ヒトの細胞・組織はもとより，血清や酵素など種々の生物由来原材料が使用されるものが少なくない。そのため，主に感染性物質混入の可能性から，製品の製造などで使用する生物由来原材料については，由来動物の原産国・使用部位などの情報管理や各種記録の保管管理の詳細にわたり規制が課せられている（詳細は「1.4.1　品質の審査について」の項を参照）。また，再生医療製品が承認されるに際して，日本では製品に含まれる感染性物質に対するリスクなどに応じて，「生物由来製品」または「特定生物由来製品」に指定され，市場に出てからの遡及のための記録保存，製品の添付文書による情報提供（使用している生物由来原料の名称，感染症が完全に排除できない旨の注意喚起など），製品による感染症の発生の評価・報告など幅広く継続的な安全性担保の方策に加え，生物由来製品により感染症が発生した場合の救済給付に必要な費用の拠出（生物由来製品感染症等被害救済制度）が要求される。

1.3 医薬品・医療機器の承認審査
1.3.1 医薬品・医療機器の承認申請までの流れ

　医薬品・医療機器の承認を得るための申請に至るまでには，品質に関する試験や非臨床試験を行い，厚生労働大臣に治験（承認審査に必要な臨床試験成績に関する資料の収集を目的とする臨床試験）の計画を提出し，治験を行うという一連の流れがある（図1）。

第1章 再生医療製品の許認可について

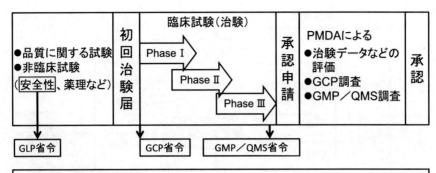

図1 承認申請までの流れ

　承認申請に必要な非臨床・臨床試験に関する情報収集を目的として試験を行う場合には，図1に示したように，臨床試験（治験）については前述のGCP省令に，非臨床試験のうち安全性に関する試験については厚生省令第21号（GLP省令）に準じる必要がある。また，国内で初めての治験が行われる場合には，PMDAが当該治験の計画届（以下，「初回治験届」）の内容（被験者の安全性の確保など）を確認・調査する。そのため，初回治験届の提出から30日間は治験を開始することができないことになっている（薬事法第80条の2第3項）。

　再生医療製品については，治験開始前に，製品の品質および安全性についての審査（以下，「確認申請」）が行われていたが，厚生労働省により設置された「再生医療における制度的枠組みに関する検討会」の提言[4]を踏まえ，平成23年8月に確認申請は廃止され，確認申請で行っていた品質および安全性の確認は，PMDAが行う「薬事戦略相談」の中で代替されることになった（「薬事戦略相談」については，「1.5 おわりに」の項も参照）。治験開始前の「薬事戦略相談」の利用は必須ではないが，初回治験届の確認・調査において問題が認められる場合には，治験がスムーズに開始できない可能性もあるため，開発初期段階から「薬事戦略相談」を利用し，重要ポイントの整理や，問題点への対応を行っておくことをお勧めする。

1.3.2 医薬品・医療機器の承認審査の概要

　承認審査の流れを図2に示す。承認審査では，PMDAの医学・薬学・獣医学・工学・生物統計学などの学識を有する審査専門員から構成される審査チームが，提示された資料のデータから，品質の担保がされていることや治験成績から有効性および安全性について評価を行い，有効性に比べて許容できないリスクの存在などベネフィットとリスクのバランスを確認する。また，審査においては，外部専門家とも協議を行い，専門の立場からの意見を聞き，最終的な評価の参考とする。

　承認審査では，製品ごとに使用目的や範囲，製品の品質特性や安全性などが異なるため，審査

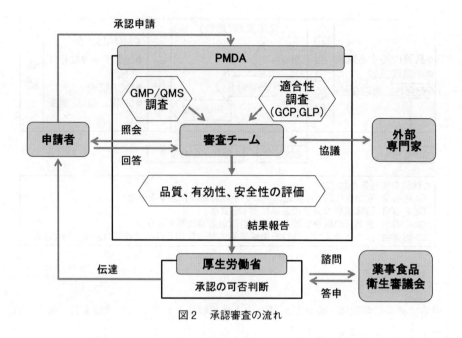

図2　承認審査の流れ

上の留意すべき事項や必要な検討事項の一般化は難しくケースバイケースになることが多い。次項では実際の審査での留意・検討が必要となる事項や考え方を説明する。なお，承認審査と並行して，GCP省令，GLP省令および「申請資料の信頼性の基準（薬事法施行規則第43条）」や製品の製造管理・品質管理について前述のGMP／QMS省令に準じているかについて書面・実地調査も行われる。これらの調査の詳細については，PMDAのホームページ（http://www.pmda.go.jp/operations/shonin/outline.html）を参照していただきたい。

1.4 再生医療製品の承認審査での留意・検討事項および考え方
1.4.1 品質の審査について

医薬品・医療機器の品質確保の目的は，最終製品の有効性・安全性を物質面から恒常的に確保することである。承認審査では，品質に関して，製品の品質特性の解析が適切に行われ，一定の有効性・安全性を有する製品を恒常的に供給可能であるか，さらには，承認申請書に製造工程および品質管理試験が適切に反映されているかを確認する。

再生医療製品の品質確保を行う上で，1) 作用機序が不明で有効性・安全性を担保する品質指標の設定が難しい場合がある，2) 技術的な限界から最終製品で適切な品質指標を確認できない場合がある，3) 原材料（細胞・組織など）や製造条件（培養条件，精製条件など）の変動による最終的な製品の品質（不純物のプロファイルなど）の変動が大きい場合がある，4) 不純物の除去工程の設定が困難な場合がある，5) 感染性物質の不活化／除去工程の導入が困難な場合がある，などの問題点が考えられる。そのため，最終製品の管理（規格・基準の設定）のみで製品の品質確保を行うことは難しく，最終製品の管理に原材料の受入れ管理や製造の工程管理（製造

第1章　再生医療製品の許認可について

工程のプロセスバリデーション／評価および工程内管理試験の設定）などを適切に組み合わせて，製造全体を通して品質確保を行うことが必要となる。審査時に論点となりやすい①特性解析，②品質管理方法，③安定性については，以下で説明する。なお，再生医療製品の品質および安全性を確保するための考え方については，表1に示すような多数の通知が発出されているので，製品の特性などに応じて参考にしてほしい。

(1) **特性解析**

特性解析の目的は，製品の重要な性質や目的産物が得られていることなどを把握することである。特性解析の結果は，製造工程における工程内管理試験や最終製品の品質試験に設定すべき品質管理指標の選択のために重要であるのみならず，有効性・安全性と品質特性の関連性を理解し，よりよい製品への基礎データにもなる。再生医療製品での品質特性の検討対象としては，製品に含まれる細胞純度（細胞の種類および構成割合），細胞が産生・分泌する物質，発現遺伝子，機能特性，分化の程度や分化能，増殖特性，製造工程由来の不純物の種類や量など，それぞれの製品の特性に応じた極めて多様な項目が考えられる。遺伝子改変細胞を用いる製品では，染色体に挿入された遺伝子の塩基配列，コピー数などの検討も必要であろう。

表1　再生医療製品の品質および安全性を確保するための主な関連通知

○生物由来の原材料を用いる場合
- 「生物由来原料基準」平成15年5月20日厚生労働省告示第210号

○自己又は同種由来細胞を用いる場合
- 「ヒト（自己）由来細胞や組織を加工した医薬品又は医療機器の品質及び安全性の確保について」平成20年2月8日薬食発第0208003号
- 「ヒト（同種）由来細胞や組織を加工した医薬品又は医療機器の品質及びび安全性の確保について」平成20年9月12日薬食発第0912006号

○異種動物由来細胞・組織を用いる場合
- 「異種移植の実施に伴う公衆衛生上の感染症問題に関する指針について」平成14年7月9日付け医政研究第0709001号
- 「異種移植の実施に伴う公衆衛生上の感染症問題に関する指針に基づく3T3J2株及び3T3NIH株をフィーダー細胞として利用する上皮系の再生医療への指針について」平成16年7月2日付け医政研発第0702001号

○細胞に遺伝子工学的改変を加える場合
- 「遺伝子治療用医薬品の品質及び安全性の確保に関する指針について」平成7年11月15日付け薬発第1062号
- 「遺伝子治療用医薬品の品質及び安全性の確保の関する指針の改正について」平成14年3月29日付け医薬発第0329004号
- 「遺伝子治療用医薬品の品質及び安全性の確保に関する指針の一部改正について」平成16年12月28日付け薬食発第1228004号
- 「遺伝子組換え生物等の使用等の規制による生物の多様性の確保に関する法律」（法律第97号（平成15年），H16.2施行）

○その他関連通知等
- ICHガイドライン（Q5A, Q5D, Q5D, Q6B等）等

(2) 品質管理方法
① 原材料の受入れ管理

　最終製品での感染性因子によるリスクを低減するためには，原材料での因子混入の防止，製造工程での不活化・除去，最終製品での確認の3段階で管理することが基本となる。しかし，再生医療製品では，加熱や有機溶媒などによる処理が困難な場合もあり，製造工程での不活化／除去に限界があることが想定される。また，最終製品の製造量によっては，最終製品で各種ウイルスに対する否定試験を網羅的に実施することは非現実的な場合も想定される。したがって，原材料の受入れ管理が非常に重要になる。

　原材料の受入れ管理としては，まず「生物由来原料基準」[5]に準じていることを確認することが必要となる。「生物由来原料基準」の考え方は，主に生物由来原料からの感染性因子の伝搬防止であり，開発者自身が必要な情報を正確に入手・管理することなどが要求される。例えば，培地成分などとして利用されるウシ血清などの反芻動物由来の原材料については，伝達性海綿状脳症（TSE）の感染防止を目的として，「生物由来原料基準」の中の「反芻動物由来原料基準」に準じる必要があり，関連してウシ由来のものを用いることについて多数の指導通知が発出されている。当該関連通知では原材料に使用してはならない原産国や部位などが決められているため，それらの正確な情報を入手・管理し，適切な原材料が用いられていることが重要となる。

② 製造工程の管理

　重要な製造工程の管理を行う上で，工程が目的とするプロセッシングや除去の能力の程度やその再現性についての確認を行う「プロセスバリデーション」の実施がある。プロセスバリデーションの例としては，培養工程での条件（温度，培地組成など）と製品の品質（増殖性，純度など）との関係を詳細に検討し，プロセスの重要パラメータを確認することなどである。プロセスバリデーションの結果は，製造工程における詳細な条件の設定や製造工程の恒常性を確認するための工程内管理試験の設定などの重要な情報となる。

③ 最終製品の規格・基準

　最終製品の規格・基準では，製品の品質が担保されていることを確認するため，適切な指標の設定が必要である。そのため，最終製品での有効性および安全性の確保に関連すると考えられる品質管理指標を種々の情報から明らかにし，設定することが重要となる。具体的な指標としては，細胞の純度，細胞数，細胞生存率，目的細胞・組織の特徴を示す表面マーカーや機能，不純物の種類や量などが考えられる。培養などの加工に伴う細菌などの汚染を確認するために，最終製品などを用いた無菌試験，マイコプラズマ否定試験およびエンドトキシン試験は，安全性確保上基本的に設定する必要がある。

(3) 最終製品の安定性

　開発製品の安定性が悪いと製品の流通や保管の上で問題となる場合がある。製品の安定性については，流通・保管が可能な実際の保存条件（保存温度，保存液，保存形態など）や過酷な条件で品質の経時変化を検討する試験（安定性試験）を実施し，適切な有効期限をもつ製品であるこ

第1章　再生医療製品の許認可について

とを確認しておくことが必要である。

1.4.2　非臨床試験成績の審査について

　非臨床試験は，ヒトでは倫理的には実施できない高用量での投与や病理組織学的検査に基づく評価が実施できることなどから，製品の有効性プロファイル（治療効果およびその機序など）や安全性プロファイル（毒性の標的臓器，用量依存性，回復性など）を幅広く探索することが可能である。すなわち，非臨床試験により，臨床試験で予想される有効性はもとより安全性で注意すべき内容を明らかにし，また，臨床試験で得られた有効性・安全性の情報について理論的・科学的に説明することも可能になる。

　開発の初期段階では，非臨床試験として，「効力又は性能を裏付ける試験」，「安全性試験」，「体内動態試験」などの細胞や動物を用いた検討が求められる。「効力又は性能を裏付ける試験」では，製品の有効性・作用機序を様々な角度から検討する。「安全性試験」では，製品の特性や臨床での使用方法などから，評価・確認が必要と考えられる安全性関連事項を検討する。例えば，ES細胞やiPS細胞などを用いた製品などの場合，未分化細胞による造腫瘍性などが懸念されるため，腫瘍形成に関わる試験（核型分析試験，軟寒天コロニー形成，免疫不全動物による造腫瘍性試験など）を実施することが考えられる。「体内動態試験」では，製品を構成する細胞，細胞からの分泌物または導入遺伝子の発現産物について，体内分布などを検討する。また，培養した細胞と細胞以外の原材料（マトリックス，医療材料，スキャフォールド，支持膜，ファイバー，ビーズなど）で最終製品が構成される場合，細胞以外の原材料に関する品質および安全性に関する検討や細胞と細胞以外の原材料の相互作用（互いの機能・性質に影響しないかなど）に関する検討を実施することが考えられる。

　再生医療製品の種類や特性，臨床上の使用方法が多様であるため，非臨床試験として必要とされる試験を一般化することは難しく，製品の特性や使用方法などに合わせたケースバイケースの対応が必要となる。

　非臨床試験の実施に際し，試験に用いる動物種や検体（ヒト由来または動物由来）の選択について考慮する必要がある。動物種の選択については，①選択した動物で製品が効力を発揮し得るか，②免疫反応（拒絶反応）の問題をクリアできるか，③動物と治癒メカニズムの違いなどから，結果をヒトに外挿可能か，④研究されている病態モデルがあるか，などが判断材料になる。検体の選択については，ヒト由来製品または動物由来同等品いずれを用いる場合であっても，その利点と注意点を勘案し選択・判断することになる。ヒト由来製品を用いる場合では，最終製品の評価が可能であるが，種の違いにより，期待する効力または性能の評価に注意が必要となることや免疫反応を惹起することがあることも想定される。一方，動物由来同等品を用いる場合，種の違いによる免疫反応の影響を受けにくいものの，実際の製品とは異なるため慎重な評価が必要となる。

　非臨床試験の実施にあたっては，ヒト（自己・同種）指針[2,3]およびそのQ&A[6,7]，「医療機器の製造販売承認申請等に必要な生物学的安全性評価の基本的考え方について」[8]，「医薬品の製造

(輸入)承認申請に必要な毒性試験のガイドラインについて」の別添「医薬品毒性試験法ガイドライン」[9]なども参考にしていただきたい。

1.4.3 臨床試験成績の審査について

臨床試験は，治療対象となる患者集団および推奨される使用方法での製品の有効性および安全性を評価するための情報を得るために実施される。そのため，臨床試験で情報を得るためには，製品の特性，臨床上の位置付け（対象疾患の範囲，既存療法との関係など）および試験が実施される開発段階（探索的段階，検証的段階）に応じて，臨床試験デザインを選択することが必要になる。例えば，製品を既存治療より優れた第一選択の治療法と位置付ける場合は，既存治療に対する優越性を示すことなど何らかの価値を示す必要があろう。一方，既存治療を適用できない患者や既存治療が奏効しなかった患者に使用する製品と位置づける場合は，プラセボ群または保存治療群に対する優越性を示すという考え方に加え，プラセボ効果が一定と推定される疾患領域などでは，基準値を上回ることを示すという考え方がでてくる可能性もある。また，臨床試験から得られる結果の偏りを最小にし，精度を最大にするために，臨床試験の計画と結果の解析にあたっては，統計的観点からの検討も必要となる。

臨床試験の計画に際しては，再生医療製品の特性を考慮した評価指針・基準などが「次世代医療機器評価指標（重症心不全細胞治療用細胞シート[10]，角膜上皮細胞シート[11]，角膜内皮細胞シート[12]，関節軟骨再生[13]，歯周組織治療用細胞シート[14]）」として取りまとめられているので参考にしていただきたい。また，医薬品を対象とした疾患別の臨床評価ガイドラインや日米EU医薬品規制調和会議（ICH）により取りまとめられた臨床評価に関するガイドラインが多数発出されており，すべてが再生医療製品に適用できるとは限らないが，医薬品開発での臨床試験の原則的，基本的な考え方を得るために参考にしていただきたい。

1.4.4 ベネフィット・リスクの評価

近年，「レギュラトリーサイエンス」という用語が，医薬品・医療機器のみならず，食品や環境中の各種化学物質分野などを対象とした様々な分野で用いられ，重要視されている。この用語は，科学技術基本計画（平成23年8月19日閣議決定）において「科学技術の成果を人と社会に役立てることを目的に，根拠に基づく的確な予測，評価，判断を行い，科学技術の成果を人と社会との調和の上で最も望ましい姿に調整するための科学」と定義されている。

承認審査では，レギュラトリーサイエンスの視点を含めて最終的な判断が行われるが，まずは，データからベネフィットとリスクのバランスを慎重に評価することが必要となる。ベネフィットとリスクの評価の第一歩としては，品質，非臨床試験および臨床試験で得られた製品プロファイルからベネフィットの見積もりとリスクの洗い出しを行うことになる。しかし，治験の中では，検討可能な患者数が限られていることや実際の臨床現場とは異なり患者の組入れ・除外基準や併用禁止薬などが厳密に管理されていることから，リスクの評価に限界がある。したがって，製造販売後の適切なリスク軽減措置・対処法などの方策の可能性を勘案して，そのリスクの評価を行う必要がある。承認審査の最終段階においては，ベネフィットとリスクのバランスに加えて，

第1章 再生医療製品の許認可について

データの信頼性，社会ニーズなど複数の要素のバランスを考慮した判断が必要となる。なお，製造販売後のリスク管理の重要性は高まっており，米国の「リスク評価・リスク緩和戦略（REMS）」やEUの「リスクマネージメントプラン（RMP）」といった制度と同様に，国内ではこれまで実施してきた内容・状況を体系化した「医薬品リスク管理計画」制度の導入が予定されている。この制度により，製造販売業者は，承認審査の段階から，製造販売後の安全対策，管理方法などを定めた計画を策定することが求められるとともに，承認後に当該計画の実施体制を確保することも求められる。

1.5 おわりに

再生医療は新たな治療方法の提供につながる可能性があることから，その実用化が期待されている。しかしながら，日本では重症熱傷の治療に用いる自家培養表皮が承認されている他いくつかの製品が治験段階にあるものの，多くの製品は研究段階にあり実用化の道のりは容易ではないと考える。そのような状況の中，再生医療のいち早い実現化に関して，「再生医療における制度的枠組みに関する検討会」などで議論が行われ，製品の品質，安全性および有効性を維持しつつ，必要な製品が迅速に開発されるための制度改正，支援策などの方策や考え方が示されてきている。実際，PMDAでは，開発初期段階の製品支援のため，評価者の立場からの助言を行う「薬事戦略相談」を実施することになった（http://www.pmda.go.jp/を参照）。当該相談は，大学・研究機関の研究者やベンチャー企業が相談を利用しやすいように国費の補助を受けた事業となっている。再生医療製品の開発にあたっては，「薬事戦略相談」を積極的に有効活用いただきたい。

文　献

〈以下は，厚生労働省法令等データベース「http://wwwhourei.mhlw.go.jp/hourei/」で検索可能〉
1) 厚生労働省医政局長：医療機関における自家細胞・組織を用いた再生・細胞医療の実施について，医政発0330第2号，平成22年3月30日
2) 厚生労働省医薬食品局長：ヒト（自己）由来細胞や組織を加工した医薬品又は医療機器の品質及び安全性の確保について，薬食発第0208003号，平成20年2月8日
3) 厚生労働省医薬食品局長：ヒト（同種）由来細胞や組織を加工した医薬品又は医療機器の品質及び安全性の確保について，薬食発第0912006号，平成20年9月12日
4) 厚生労働省医政局長・医薬食品局長：再生・細胞医療に関する臨床研究から実用化への切れ目ない移行を可能とする制度的枠組みについて，薬食発0428第2号，平成23年4月28日
5) 厚生労働省告示第210号：生物由来原料基準，平成15年5月20日
6) 厚生労働省医薬食品局審査管理課医療機器審査管理室：ヒト（自己）由来細胞・組織加工医薬品等の品質及び安全性の確保に関する指針に係るQ&Aについて，事務連絡，平成20

年3月12日

7) 厚生労働省医薬食品局審査管理課：ヒト（同種）由来細胞・組織加工医薬品等の品質及び安全性の確保に関する指針に係るQ&Aについて，事務連絡，平成20年10月3日

8) 厚生労働省医薬食品局審査管理課医療機器審査管理室長：医療機器の製造販売承認申請等に必要な生物学的安全性評価の基本的考え方について，薬食機発0301第20号，平成24年3月1日

9) 厚生省薬務局審査第一・審査第二・生物製剤課長：医薬品の製造（輸入）承認申請に必要な毒性試験のガイドラインについて，別添「医薬品毒性試験法ガイドライン」，薬審1第24号，平成元年9月11日

10) 厚生労働省医薬食品局審査管理課医療機器審査管理室長：次世代医療機器評価指標の公表について，別添3「重症心不全細胞治療用細胞シートに関する評価指標」，薬食機発0118第1号平成22年1月18日

11) 厚生労働省医薬食品局審査管理課医療機器審査管理室長：次世代医療機器評価指標の公表について，別添4「角膜上皮細胞シートに関する評価指標」，薬食機発0118第1号，平成22年1月18日

12) 厚生労働省医薬食品局審査管理課医療機器審査管理室長：次世代医療機器評価指標の公表について，別添1「角膜内皮細胞シートに関する評価指標」，薬食機発0528第1号，平成22年5月28日

13) 厚生労働省医薬食品局審査管理課医療機器審査管理室長：次世代医療機器評価指標の公表について，別添1「間節軟骨再生に関する評価指標」，薬食機発1215第1号，平成22年12月15日

14) 厚生労働省医薬食品局審査管理課医療機器審査管理室長：次世代医療機器評価指標の公表について，別添1「歯周組織治療用細胞シートに関する評価指標」，薬食機発1207第1号，平成23年12月7日

2 細胞組織医療機器の製造に関する QMS について

栗秋政光*

2.1 はじめに

　再生医療とは，様々な臓器あるいは組織が欠損状態，機能障害，機能不全などに陥った場合に，失われた機能を再生するために，細胞および組織を移植し，臓器および組織機能を再建する医療技術の総称であり，再生医療に用いられる細胞および組織を再生医療製品と呼んでいる。一方，「薬事法」（法律第145号　昭和35年8月10日）では医薬品あるいは医療機器として用いられる細胞および組織は「生物由来製品」および「特定生物由来製品」と定義している。また，「医療機器及び体外診断用医薬品の製造管理及び品質管理に関する省令（略称：QMS省令）」（厚生労働省告示第169号　平成16年12月17日）では，人または動物の細胞または組織から構成される医療機器を「細胞組織医療機器」と定義している。

　本節では，販売を目的として細胞組織医療機器を製造する場合に要求される品質マネジメントシステム（以降，「QMS」と省略する）に係る関係法令について概説する。

2.2 細胞組織医療機器における製造販売業及び製造業に係る規制

2.2.1 一般

　細胞組織医療機器を"業として製造販売する"には，厚生労働大臣が指定する高度管理医療機器の製造販売を可能にする第一種医療機器製造販売業許可，および細胞組織医療機器を"業として製造する"には，生物区分の製造業許可（海外製造所の場合は認定）が必要であり，これらの許可権者は厚生労働大臣である。製造販売業にあっては医療機器の品質管理および製造販売後の安全管理を行わせるために厚生労働省令で定める基準に該当する者を「総括製造販売責任者」として設置し都道府県知事に届けなければならない。また，製造業にあっては製造を実地に管理させるために厚生労働省令で定めるところの「責任技術者」を設置し都道府県知事に届けると共に，厚生労働大臣の承認を受けた医師または細菌学的知識を有する者を製造管理者として設置しなければならない。

　製造販売業者は，細胞組織医療機器を製造販売するために当該医療機器の名称，使用目的・効能または効果，形状・構造または原理，原材料または構成部品，仕様，操作方法および使用方法，製造方法，貯蔵方法または有効期間，製造販売する当該製品の製造所，原材料の製造所などを記した製造販売承認申請書および添付資料を作成し，厚生労働大臣宛に㈱医薬品医療機器総合機構へ申請しなければならない。また，当該医療機器の製造所における製造管理および品質管理の方法並びに構造設備がQMS省令並びに薬局等構造設備基準（厚生省令第2号　昭和36年2月1日）に適合しなければ製造販売承認は与えられない。図1は，細胞組織医療機器を製造販売するにあたり必要な規制の概略図である。

---

　*　Masamitsu Kuriaki　㈱医薬品医療機器総合機構　品質管理部　QMSエキスパート

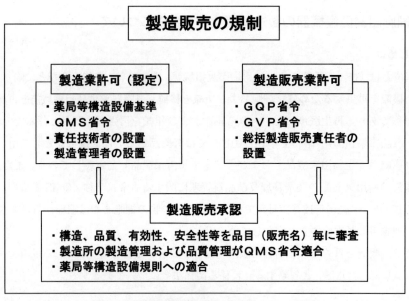

図1 細胞組織医療機器の製造販売における規制

2.2.2 細胞組織医療機器の加工及び製造

通知「ヒト（自己）由来細胞・組織加工医薬品等の製造管理・品質管理の考え方について」（薬食監麻発第0327027号 平成20年3月27日）では，細胞および組織における加工および製造を以下のように定義している。

1) 「細胞・組織の加工」とは，疾患の治療や組織の修復または再建を目的として，細胞・組織の人為的な増殖，細胞・組織の活性化等を目的とした薬剤処理，生物学的特性改変，非細胞・組織成分との組み合わせ又は遺伝子工学的改変等を施すことをいう。組織の分離，組織の細切，細胞の分離，特定細胞の単離，抗生物質による処理，洗浄，ガンマ線による滅菌，冷凍，解凍等は加工とはみなさない。

2) 「製造」とは，細胞・組織の加工に加え，組織の分離，組織の細切，細胞の分離，特定細胞の単離，抗生物質による処理，洗浄，ガンマ線による滅菌，冷凍，解凍等，当該細胞・組織の本来の性質を改変しない操作を含む行為であって，最終製品である細胞・組織加工医薬品等および細胞・組織加工治験製品を出荷するまでに行う行為をいう。

したがって，細胞組織医療機器の製造業に要求される薬事上の規制は，細胞および組織の採取から最終製品の出荷までに係ることになる。また，当該通知はドナーの識別，混同防止，汚染防止のための管理，適切な加工，その他製品標準書などを規定した重要な通知である。

2.3 QMS及びQMS省令について

「QMS」とは，Quality Management System（品質マネジメントシステム）の略称であり，ISO 9001では「品質に関して組織を指揮し管理するため，方針及び目標を定め，その目標を達

成するためのシステム」と定義され,QSM省令ではQMSを「品質管理監督システム」と訳し,採用している。

国際的には医療機器の製造管理および品質管理に適用するために,ISO 9001の独立規格としてISO 13485：1996を発行し,一方,本邦ではISO 13485：2003を踏まえ,国際整合化を図ったQMS省令を2004年12月17日に発出し,2005年4月1日から施行している。

2.4 QMS省令の要求事項
2.4.1 一般

QMS省令は,第一章「総則」(第1～3条)：趣旨,語句の定義およびQMS省令の適用の範囲に関する基準,第二章「医療機器製造業者等の製造所における製造管理及び品質管理」(第4～64条)：品質管理監督システム,管理監督者の責任,資源の管理監督,製品実現(設計開発,購買管理,製造管理など),および測定,分析および改善に関する基準(第二章の工程関連図を図2に示す),第三章「医療機器保管等製造業者等の製造所における製造管理及び品質管理」(第65～72条)：製品の包装,表示,保管および出荷に係る製造所に関する基準,第四章「生物由来医療機器等製造業者等の製造所における製造管理及び品質管理」(第73～79条)：生物由来医療機器製造業者に対する第二章の上乗せ基準,第五章「体外診断用医薬品製造業者等の製造所における製造管理及び品質管理」：体外診断用医薬品製造所に関する基準,および「附則」からなる。

本項では,細胞組織医療機器に係わる第二章および第四章の要求事項のうち,細胞組織医療機

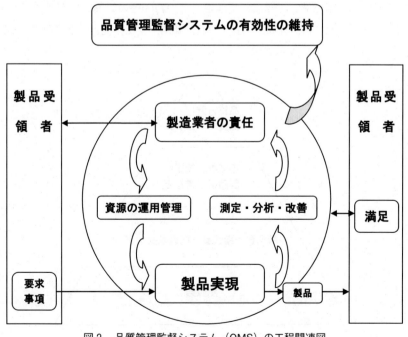

図2　品質管理監督システム（QMS）の工程関連図

器の製造および品質管理において注視すべき条項および要求事項に絞って解説する。

2.4.2 医療機器製造業者等の製造所における製造管理及び品質管理（QMS省令第二章）

(1) 通則（第一節：第4条）

厚生労働省告示第84号（平成17年3月18日）に定める処により，高リスク医療機器あるいは高度な技術を要する医療機器は，QMS省令の第30条から第36条の設計開発に関する条項が適用される。細胞組織医療機器は一般的に高リスクの医療機器と判断され当該条項が適用となり，第30条から第36条の要求事項を遵守しなければならない。

(2) 品質管理監督システム（第二節：第5～9条）

QMS省令第二章は，ISO 13485：2003に準拠して定めた省令の根幹の章である。ここでは，QMSの基本的な要求事項に絞って解説する。

1) QMSを確実に実施するために，製造業者は品質方針および品質目標を表明し，文書化しなければならない。また，品質管理監督システム基準書，手順書，製品標準書，指図書などを制定し，これらの手順に基づいた業務の結果を記録し，保管しなければならない。

図3は，QMSの管理レベルに応じた管理文書および記録の体系を示したものである。

2) 品質管理監督システム基準書（品質マニュアルともいう）とは，製造業者がQMS省令に基づき経営者の責任（品質方針の制定，品質目標の設定，管理監督者照査など），資源の運用管理（設備，職員，作業環境など），製品実現（設計開発，購買，製造，トレーサビリティ，機器の校正など），測定，分析および改善（製品の監視測定，内部監査，分析，是正・予防措置など）における全工程の手順や運用を簡潔に定めた最上位の管理文書をいう。

3) QMS省令では，表明書，基準書，手順書などの約50種の管理文書が要求され，それらの管理文書を作成するために，作成，照査，更新，識別，変更，廃止，保管期間などについて定

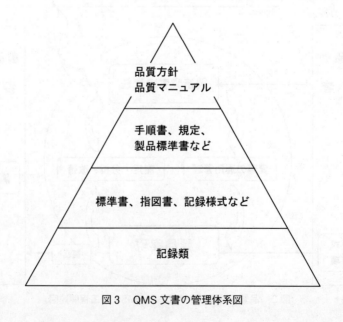

図3　QMS文書の管理体系図

第1章　再生医療製品の許認可について

めた手順書を規定する必要がある。また，記録類として約40種の記録が要求され，「特定生物由来医療機器」の記録書は作成の日から当該機器の有効期間に30年を加算した期間の保存，また，生物由来医療機器では10年を加算した期間の保存が定められている。当該記録に係る管理文書類の保管は，当該記録が利用できる期間，保存しなければならない。ただし，教育訓練に係る記録および文書にあっては5年間，保管しなければならない。

(3) **管理監督者の責任**（第三節：第10～20条）

管理監督者（ISO 13485のトップマネジメントに相当）とは，製造管理および品質管理に係る業務を行う役員などの製造所を管理監督する最高責任者をいう。管理監督者は，製品受領者（製造販売業者など）の重視，品質方針の表明および周知，品質目標の設定および評価，業務部門およびその責任者の責任と権限，責任技術者の責任と権限，QMSの妥当性および実効性の維持確認の照査などに関与しなければならない。

(4) **資源の管理監督**（第四節：第21～25条）

資源とは，職員，業務運営基盤，購買物品などの供給者，予算，情報などをいう。

職員にあっては，製品の品質に影響を及ぼす業務に従事する全職員（監督者，作業員，臨時作業員など）は，手順書に基づき当該業務に係る教育訓練を受け，所要の技能および経験を有した者でなければ当該業務を行ってはならない。業務運営基盤にあっては，作業室，水道などの設備，防塵，ソフトウェアおよび情報などのサービスにおける業務に係る手順を規定し管理しなければならない。作業環境にあっては，職員および製品の作業環境，クリーンルームなどの作業環境の管理に係る手順を規定し，運営・管理しなければならない。

また，細胞組織医療機器の製造所は，「薬局等構造設備規則」（厚生省令第2号，昭和36年2月1日）の当該機器に該当する条項を遵守しなければならない。

(5) **製品実現**（第五節：第26～53条）

製品実現とは，製品要求事項および製品受領者とのコミュケーション，設計開発，構成部品などの調達に係る購買，製造およびサービスに係る管理，設備および機器の管理など，製品の実現に向けた一連の業務をいう。なお，細胞組織医療機器の製造の場合は，QMS省令のほか，「ヒト（自己）由来細胞・組織加工医薬品等の製造管理・品質管理の考え方について」（薬食監麻発第0327027　平成20年3月27日）および「生物由来原料基準」（厚生労働省告示第210号，平成15年5月20日）など関連規定の遵守が求められる。

ここでは，製品実現の業務のうち設計開発工程，購買工程，製造工程および滅菌工程バリデーション（妥当性確認），識別およびトレーサビリティ，並びに設備および器具の管理に絞って解説する。

① **設計開発工程**（第30～36条）

設計開発工程では，当該工程実施のための手順書および設計開発計画書を策定し，当該工程に係わる部門および職員の責任と権限を明確にした上で実施しなければならない。図4に示すように各開発段階の間に照査，検証および設計開発バリデーションを計画的に実施し，また，設計移

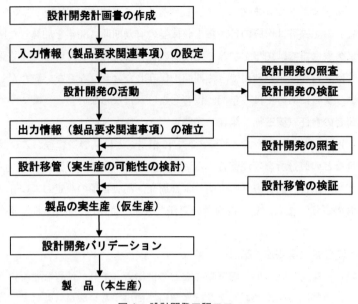

図4　設計開発工程フロー

管業務により実際の製造に見合うものかを検証しなければならない。

　設計開発に係る入力情報としては，効能，効果，安全性などの製品要求事項，リスクマネジメント工程からの出力情報，法令などがある。設計開発活動により得られた出力情報は前述の入力情報と対比した形式により検証すべきであり，その出力情報は購買，製造およびサービスに係る工程の重要な情報となる。また，製品の性能，使用目的，効能・効果などの要求事項への適合性を確認するために設計開発バリデーションを行わなければならない。なお，当該バリデーションは基本的に製造所からの製品出荷前までに完了する必要がある。

　細胞組織医療機器の基礎研究，研究開発などで用いた試験検査方法やその記録が，設計開発工程に係るQMS文書あるいは記録となる場合は，当該条項の要求事項を満足する必要があると共に，前述したように長期間の保存が要求される。

② 購買工程（第37～39条）

　購買物品には構成部品，製造用物質，資材，サービスなどがあり，要求事項に適合する購買物品の購入のために手順書を作成し，製品の製造工程または製品のリスクに応じた管理を行わなければならない。購買物品の供給業者に対しては判定基準により供給能力を評価し，選定しなければならない。また，要求事項には供給業者のQMS，出荷判定基準，設備，職員の適格性などを含まなければならない（合意書を取り交わし要求を満たしてもよい）。購入物品は要求事項に照らし，適合していることを検証し受け入れなければならない。

　細胞組織医療機器の研究開発，臨床試験などで用いた特殊な物品（フィーダー細胞など）が実際の製造に用いられる場合は，購買管理手順に則り取り扱わなければならない。

第1章 再生医療製品の許認可について

③ 製造工程及び滅菌工程のバリデーション（第45～46条）

製造工程の中で出力されるデータが監視測定で検証できない場合は，その工程の出力データのバリデーションを手順書に基づき行わなければならない。バリデーションが必要な工程では，手順書に基づき実地要領を策定しバリデーションを行わなければならない。なお，ソフトウェアの場合も同様に要求される。

滅菌を行う製造業者は，「薬事法及び採血及び供血あっせん業取締法の一部を改正する法律の施行に伴う医薬品，医療機器等の製造管理及び品質管理（GMP／QMS）に係る省令及び告示の制定及び改廃について」の一部改正について（薬食監麻発0330第5号　平成23年3月30日）に基づき滅菌工程のバリデーションに係る手順書を作成の上実施しなければならない。

④ 識別及びトレーサビリティの管理（第47～50条）

製品実現の全工程にわたって製品の識別表示を行うために手順を定め，適切に製品の識別を行わなければならない。識別表示の対象は，製品のほか，構成部品など，中間製品，製造用物質などがある。また，追跡可能性の確保（トレーサビリティ）では，構成部品等，製造用物質などの受入から製造所からの製品出荷までの履歴，適用または所在を追跡できる手順を定め，製品ごとに記録を取り，トレーサビリティの確保を図らねばならない。

⑤ 設備及び器具の管理（第53条）

監視および測定結果の妥当性を確保するために監視測定に用いられる設備および器具は，校正または検証，所要の調整または再調整，校正の状態の識別表示などを定めた手順書により管理しなければならない。また，校正などの不適合が判明した場合は，従前の監視測定結果の妥当性の評価並びに不適合で影響を受けた製品について適切な措置を採らなければならない。

研究開発などで用いられた監視および測定用の装置および器具が，実際に製造する製品に影響を及ぼす場合，従前通りの校正記録などは当該製品の品質保証のために重要な情報となることから適切に管理しなければならない。

(6) 測定，分析及び改善（第六節：第54～64条）

製品規格の適合性の実証，QMS適合性の確保およびその実効性の維持に関する監視測定手順，または分析および改善に係る手順を定め，当該業務を実施しなければならない。ここでは，内部監査，製品の監視測定，不適合製品の管理，是正および予防措置に絞って解説する。

① 内部監査（第56条）

内部監査では，監査計画，監査の判定基準，範囲，頻度，方法，内部監査員の選定などについて定めた手順書に基づき，QMS省令および当該製造所のQMS要求事項に対する適合性について監査しなければならない。当該監査で発見された不適合，その改善および検証の結果については文書をもって管理監督者へ報告しなければならない。

② 製品の監視測定（第58条）

製品の監視測定では，製品要求事項への適合性を検証するための手順を定め，製造所からの製品の出荷にあっては出荷可否決定基準への適合性の証拠となる監視測定記録などを執り，保管し

なければならない。また，中間製品などを次の工程へ進める許可をする者また製造所からの製品の出荷の可否を決定する者を特定し，記録書などに記入しなければならない。

③ 不適合製品の管理（第60条）

不適合製品とは，製品，構成部品等，製造用物質などの規格不良品，表示物の表示内容不良品などをいう。不適合製品は，識別，処理，責任および権限などについて定めた手順書により管理しなければならない。不適合製品は，識別表示により区分し，廃棄，特別採用，修正，手直しなどの処理をしなければならない。

④ 是正及び予防措置（第63～64条）

是正措置とは，発見された不適合の再発防止のために手順書を規定し採る措置であり，一方，予防措置とは，起こり得る潜在的な不適合を防止するために採る措置である。当該措置に係る手順書では，不適合の照査，原因の究明，再発防止措置および当該措置の評価，当該措置の実効性の検証などの要求事項について定めなければならない。

2.4.3 生物由来医療機器製造業者等の製造所における製造管理及び品質管理（QMS省令第四章：第73～79条）

この章は，第二章の上乗せ基準であるが，ここでは細胞組織医療機器の製造業者が遵守すべき要求事項に絞って解説する。

① 特定生物由来医療機器製造業者等の製造所における業務運営基盤（第73条）

細胞組織医療機器の製造用の蒸留水の供給設備は，異物または微生物の汚染を防止できる構造を有し，また，当該医療機器の材料受入れ，加工処理，製品保管などを行う区域は，製造中のコンタミなどの危険を排除するために製造区域とは区分しなければならない。

② 製造管理及び品質管理に係る文書及び記録（第74条，第78条及び第79条）

細胞組織医療機器のQMSに係る文書および記録の管理では，当該医療機器の製品標準書の記載事項としてQMS省令で要求する事項に加え，特に構成部品等の欄では使用するヒトあるいは動物から得られた細胞または組織の名称，本質，性状，その他の規格などを記載すると共に，製造または試験検査に使用する動物について明記しなければならない。

また，細胞組織医療機器のQMSに係る記録および管理文書は，2.4.2(2)「品質管理監督システム」の3）で示した期間，保管しなければならない。

③ 工程管理（第75条）

細胞組織医療機器の作業所は，従事する者以外の立入を制限し，職員は消毒した作業衣，はき物，作業帽およびマスクを着用すると共に6ヶ月を超えない期間ごとに健康診断を行わなければならない。また，材料または製品に微生物汚染をもたらすような健康状態あるいは採取または加工前に細胞または組織に汚染の恐れのある微生物を取り扱っていた職員は，当該作業に従事させてはならない。

当該工程では，製品標準書や手順書に基づきドナーから採取した細胞または組織の混同または交叉汚染の防止のための措置を採り，また，原料または材料となる細胞または組織の受入時の記

録確認やドナースクリーニングなどはあらかじめ指定された者が行わなければならない。

当該医療機器に係る記録は，生物由来原料から製品までの一連の記録であり，またトレーサビリティの確保に耐えるものでなければならない。

④ 試験検査（第76条）及び教育訓練（第77条）

細胞組織医療機器の試験検査は，製品標準書に基づき適切に実施し，特に受入時の試験検査はあらかじめ指定した者が行わなければならない。また，参考品として，所定の試験検査に必要な2倍量以上の生物由来原料をQMS省令に定める期間，保管しなければならない。

教育訓練としては，特に，手順書に基づき微生物学，医学または獣医学などに係る教育訓練，微生物からの汚染防止に必要な措置に関する教育訓練を実施しなければならない。

2.5 おわりに

本節では，販売を目的として細胞組織医療機器を製造する場合に要求されるQMSに係る関係法令，特にQMS省令を中心に概説した。

本節が，細胞組織医療機器の研究開発，商品開発，販売，製造，教育訓練などの業務を行う上で役立ち，再生医療の発展に貢献でき得るならば幸甚である。

3　再生医療・細胞治療の規制と開発支援に関する国際比較

草川森士[*1], 佐藤陽治[*2]

3.1　はじめに

再生医療・細胞治療への応用を目的として，細胞・組織に加工（培養，薬剤処理，生物学的特性改変，遺伝子改変など）を施した医薬品ないし医療機器，いわゆる「細胞・組織加工製品」は，細胞という動的で複雑な成分を含むと同時に，製品の態様や特性，臨床上の適用法は多種多様であり，また，その臨床応用に関して限られた経験と知識しか存在しないため，科学的根拠に基づいた品質や安全性などの確保のあり方や開発の合理的な進め方が課題となっている。比較的進んでいると言われる欧米においても規制当局は，細胞・組織加工製品の実用化を促進するための試行を繰り返しながら規制の枠組みの整備を進めている。

3.2　リスクベースアプローチ

米国およびEUにおける細胞・組織加工製品の規制の原則は「リスクベースアプローチ」（risk-based approach）と呼ばれている[1,2]。リスクベースアプローチとは，審査対象となる各製品の性質に固有，かつその品質・安全性・有効性に関連するリスクファクターの分析をベースにし，その影響の度合いを科学的に評価することにより規制の方針・内容を定めるアプローチ方法である。細胞・組織加工製品は品目ごとの多様性が高く，原材料，製造工程，最終製品の形態，使用法などに製品ごとに大きな差がある。それゆえにリスクの所在やその重大性，品質評価・品質管理のポイントも製品ごとに固有なものとなる。したがって，製品ごとにリスクファクターとその重みづけを科学的に評価して，リスクのプロファイルを得ることが必要と考えられている。

日本では，細胞・組織加工製品を医薬品・医療機器として開発することを目的として薬事法に則って実施される「治験」と，細胞・組織加工製品を用いた治療法の開発を目的として医療法・医師法のもとで行われる「臨床研究」という異なる規制の枠組みが存在する。一方，欧米ではリスクベースアプローチの原則に基づき，商業目的かどうかに関わらず，原則的には同一の規制がかかる。すなわち，大学病院などによる非商業目的の「臨床研究」においても，国への臨床試験申請並びにICHのGCPへの準拠が要求される点で，日本よりも厳しい制度となっている。ただ，日本と比較した場合には，より多くの研究費・開発資金が確保できること，臨床試験のコストが低いこと，臨床試験の公的ネットワークによる臨床試験支援体制およびコンサルタント・

[*1]　Shinji Kusakawa　㈶先端医療振興財団　先端医療センター　再生医療研究開発部門　研究員；
　　　国立医薬品食品衛生研究所　遺伝子細胞医薬部　協力研究員

[*2]　Yoji Sato　国立医薬品食品衛生研究所　遺伝子細胞医薬部　部長；
　　　㈶先端医療振興財団　客員研究員；
　　　名古屋市立大学　大学院薬学研究科　医薬品質保証学分野　客員准教授

第1章　再生医療製品の許認可について

CROなどの支援企業が充実していることの他，規制当局が開発早期から開発者と情報を共有し，製品の目的に沿った柔軟な対応が可能となっていることなど，様々な利点がある。

3.3　米国の規制

米国ではヒト細胞・組織を利用した製品は，加工の有無に関わらず，遺伝子治療薬と併せてHCT/P（human cell, tissue, and cellular/tissue-based products）と総称される。HCT/Pの中で，細胞・組織に一定以上の加工を施したヒト細胞治療薬（生物製剤または医療機器）や遺伝子治療薬などは，公衆衛生サービス法351条に基づく規制を受けるため351HCT/Pと呼ばれる（表1）。州を越えて351HCT/Pを流通させるには，安全性と有効性を示す臨床試験成績をFDAに提出し，販売承認を受けなければならない。351HCT/Pは，主たる作用様式に従って，生物製剤か医療機器かに分類される[3]。主たる作用様式が細胞・組織の生化学的・免疫学的または代謝的機能に基づく場合には生物製剤，細胞・組織の物理的または構造的機能の場合には医療機器としての規制を受ける。製品の分類が不明確な場合には開発者はコンビネーションプロダクト課（Office of Combination Products）に判断を仰ぐ。本稿執筆の時点（2012年1月）で4品目が生物製剤，5品目が医療機器としてFDAの販売承認を受けている。

3.4　米国での351HCT/Pの開発支援

米国では製品化を目的とするかどうかに関わらず，販売承認を受けていない351HCT/Pの臨床試験を行う場合には，FDAに申請して試験開始の承認を得る必要がある。対象となる351

表1　欧米における細胞・組織加工製品

米国	EU
351HCT/P (Human Cells, Tissues and Cell/Tissue-Based Products Regulated under Sections 351 & 361 of PHS Act and/or FD&C Act)	ATMP (Advanced Therapy Medicinal Products)
・ヒト細胞・組織を加工した生物製剤 　作用様式：細胞・組織の生化学的・免疫学的・代謝的機能 　（例：リンパ球免疫療法，カプセル化膵島細胞）	・体細胞治療薬 　目的：細胞・組織の薬理学的，免疫学的または代謝的活性を通じた疾病の治療，予防または診断
・ヒト細胞・組織を加工した医療機器 　作用様式：細胞・組織の物理的・構造的機能 　（例：培養皮膚）	・組織工学製品 　目的：ヒト組織の再生，修復または置換
・遺伝子治療薬	・遺伝子治療薬
・その他 　（親族ではないヒト由来の造血幹細胞など）	注：上記3品目はすべて「医薬品」としての扱い

再生医療製品の許認可と組織工学の新しい試み

HCT/P が生物製剤の場合にはこれを IND（Investigational New Drug Application），医療機器の場合には IDE（Investigational Device Exemption Application）という。いずれも原則として初回審査期間は30日であり，GCP の遵守が原則である。

　生物製剤の場合，企業による製品開発のための臨床試験の申請を Commercial IND，医師や大学の研究者が研究目的で行う臨床試験の申請を Non-commercial IND と呼ぶ。医療機器は，患者や使用者に影響を及ぼすリスクの程度によってクラスⅠ，Ⅱ，Ⅲに分かれており，351HCT/P の場合，そのほとんどが最も規制が厳しいクラスⅢに属すると考えられ，IDE の申請の必要がある。生物製剤と同様，企業が主体の場合は Commercial IDE，研究者主導の場合は Investigator IDE と呼ばれる。近年の351HCT/P の臨床試験申請の過半数は大学などによる非商業目的のものであるが，FDA は臨床試験の申請前に非公式な相談を無料で行う他，各種の開発段階において相談制度を設けて351HCT/P の開発を支援している。

　生物製剤の場合，開発者と FDA との相談は大きくタイプA，B，Cの3種に分けられる。タイプAは見解の相違や試験中断などに関する緊急時の相談，タイプBは製品の開発段階に応じて設定される相談，タイプCはそれ以外の相談である。

　タイプ B には Pre-IND，第1相終了時，第2相終了時，販売申請前の4種類がある。Pre-IND 相談は非公式なもので，IND の内容を簡略化した資料を FDA に提出，IND 本申請におけるポイント，質問事項，問題点を相談できる制度である。第1相終了時相談以降の相談は，データを検討して次の開発ステップの計画についての相談・合意のために実施される公式なものである。また，がん原性試験，最終製品の安定性試験，ないし主要な第3相試験のプロトコールについて，試験開始前に相談できる制度として特別プロトコール評価（special protocol assessment : SPA）がある。SPA では，申請者と当局との間で合意に至った事項などが明記された文書が作成される。SPA で合意されたプロトコールは販売承認審査で効力がある。なお，Pre-IND のさらに前段階として，製品の品質や非臨床試験に関する一般的な話題についての非公式な相談も受け付けている。これを Pre-Pre IND という。

　医療機器の場合，開発者と FDA とが臨床試験に関して行う相談には Pre-IDE 非公式相談，決定相談，合意相談の3種類がある。Pre-IDE 非公式相談の目的は，製品を上市するためのプランを共同で編み出すことであり，申請書に盛り込む非臨床データ，臨床試験プロトコール，評価指標・エンドポイント，手続き，審査スケジュールなどが議題となる。決定相談は，製品の有効性を示すためにはどういった科学的根拠が必要かを当局が決定し，申請者に示すために実施される。合意相談は，臨床プロトコールなど，開発の主要な点について申請者と当局とが合意するために実施される。なお，生物製剤と同様に Pre-IDE の前に，承認に必要な科学的データとして何が必要かなど，より一般的な話題を議論する非公式相談も FDA は受け付けている。これは通称，Pre-Pre IDE と呼ばれている。

第1章　再生医療製品の許認可について

3.5　EU の規制

　欧州連合（EU）では細胞・組織加工製品は，製品中に含まれる細胞の作用様式に基づき，体細胞治療薬（薬理学的・免疫学的または代謝的機能）または組織工学製品（ヒト組織の再生・修復または置換）に分類される（表1）。従来，体細胞治療薬は遺伝子治療薬とともに ATMP (advanced therapy medicinal products) という医薬品の一類型に分類されていたが，2008年12月の制度改正により，組織工学製品も ATMP として医薬品の規制を受けることになった[4]。これと同時に，ATMP の販売承認については，加盟国における審査を経ずに欧州医薬品庁（EMA）による中央審査によって行われるようになっている。ATMP を EU 域内で流通させるには，EMA による販売承認が必要であり，そのためには製品の品質・安全性・有効性を明示することと同時に，市販後の監視・調査が要求される。また，細胞・組織加工製品は患者の身体の一部になるという特性を有することから，有効性・副作用に関するフォローアップおよびリスクマネージメントが重要視されている。

　なお，2008年12月30日よりも前に EU 内で流通が承認された ATMP に関しては経過措置が取られる。組織工学製品ではない ATMP の場合には3年の移行期間（2011年12月末まで），組織工学製品である場合には，4年の移行期間（2012年12月末まで）が与えられており，それまでに ATMP としての再承認を受ける必要がある。期間内に再承認を受けない場合には，EU 市場での承認は取り消される。本稿執筆の時点（2012年1月）で，EMA に販売承認申請のあった ATMP は計7品目で，培養軟骨製品1品目が販売承認を受けている。その他の内訳は審査中1件，申請却下2件，差戻し1件，申請者による取下げは2件となっている。

3.6　EU における ATMP の開発支援

　EMA は，EU の医薬品産業の強化に必要な新技術の開発支援に積極的な姿勢を示しており，医薬品の製品開発に関する科学的助言やプロトコール支援を開発者に提供している。ATMP の開発者は中小のベンチャー企業など（small and medium-sized enterprise：SME）が多いことから，SME が ATMP についての科学的助言を必要とする場合，通常の手数料の90％割引で相談に応じている。相談者が SME で，対象となる ATMP が公衆衛生上の特別な利益となることが証明できる場合には，さらなる割引が考慮される。なお，それ以外の開発者でも対象品目が ATMP ならば，通常の65％割引で相談に応じている。また，オーファン医薬品の場合のプロトコール支援は無料である。ATMP に関する場合には，上記相談以外に，より非公式な制度として技術革新タスクフォース（Innovation Task Force：ITF）との相談も利用可能である。ITF は EMA 内の多部局からなるグループで，先端的治療・技術について規制面での問題点を討議することを目的としている。この制度は，ITF から助言を受けるというよりも意見交換の意味合いが強い。ITF との相談は無料であるが，論議内容の法的拘束力はない。さらに，これらの制度とは別に EMA は，開発者の品目が ATMP に該当するか否かの助言を無料で行うとともに，大企業への技術移転促進を意図して，SME の非臨床試験・品質試験のデータの科学性に関する審

査とその暫定認証（公式には治験届や承認申請での効力はない）を，臨床試験開始・承認申請の有無に関わらず随時，無料で行っている。またEMAは，2009年6月に培養軟骨製品の販売承認が下りると，即座にその審査経験をもとに培養軟骨製品の承認審査における留意点をまとめた文書を公表したり[5]，研究開発が進むiPS細胞などの多能性幹細胞を加工したATMPに関する特別な留意点をまとめた文書を公表したりする[6]など，製品開発の道筋を示す活動も精力的に行っている。また，リスクベースアプローチに関して，より具体的な解説を準備中である[7]。

　加盟各国の規制当局もそれぞれ独自に，商業目的・非商業目的に関わらず，臨床試験開始前の開発早期から相談を安価ないし無料で受け付けるなど，ATMPの開発支援に積極的である。例えばイギリスでは，国内でATMPの開発を目指す場合には，医薬品庁（MHRA）と面談して科学的助言を得ることができる。相談内容としては例えば，品質，非臨床試験，臨床試験，市販後調査，規制面などが挙げられる。なお，MHRAからの科学的助言は，将来の製品の諸申請とは法的には繋がりを持たないが，face-to-faceの相談であることとEMAよりも安価であるという利点がある。ドイツでは，ATMPを管轄するポールエールリッヒ研究所（PEI）に，ATMPの開発推進を目的としたイノベーション・オフィスが設置されている。イノベーション・オフィスは，大学や臨床研究グループ，中小企業および独立事業部門などの民間セクターを対象に，医療製品開発の非常に初期の研究段階（製品分類，リスク分析の方法論，臨床試験前の相談）から，国内製造承認，臨床試験申請やEMAへの販売承認申請まで，ATMPの開発を包括的に支援している。フランスでATMPを管轄する保健製品衛生安全庁（AFSSAPS）も，ATMPの開発を支援する目的で開発者との相談制度を設け，科学的見地からの助言を提供している。相談は，製品開発のどの段階でも構わない。相談相手として，AFSSAPS内の審査員だけでなく関連分野の外部専門家が選ばれることもあり，製品の品質，安全性，製造，臨床試験などについて無料で討議される。

3.7　未承認の細胞・組織加工製品へのアクセスルート

　欧米のように使用目的に関わらず臨床試験はGCP準拠となることは，公衆衛生の視点からは合理的といえる。ただし，それには資金・労力面で膨大なコストがかかる。先端医療のための細胞・組織加工製品を開発する主体となっている大学，研究機関，中小ベンチャー企業にとって，GCP準拠という条件は非常に厳しい[8]。一方，細胞・組織加工製品の対象となる疾患・障害は，重篤・致死的・希少または代替治療法のない場合が多く，そうした疾患・障害を持つ患者の目線からすれば，新しい医療にいち早くアクセスできるルートの確保は，生命やQOLに直結する大きな問題である。そこで欧米の規制には，通常の臨床試験または販売承認なしに細胞・組織加工製品を臨床利用できる以下のような例外規定が設けられている。

3.7.1　米国

　生物製剤の場合，IND申請を行う時間がない緊急性を要する使用におけるEmergency Use INDや，未承認生物製剤を臨床試験プロトコール外で例外的に使用する際のTreatment IND，

第1章　再生医療製品の許認可について

特定の個人患者への人道的使用のための Individual Patient IND などの指定が受けられる。

　治療法のない重篤ないし致死的な状態にある患者の治療のため，販売未承認の医療機器の使用が必要となる場合においても，こうした状況にある患者・医師は，FDA が規定する Emergency Use，Treatment Use，Continued Access などの道筋を通じ，臨床試験中の医療機器にアクセスすることができる。Emergency Use は臨床試験に参加していない医師が試験中の医療機器を緊急に使う必要が生じた場合，Treatment Use は有望な臨床試験データが出た際に重篤ないし生命の危機にある患者を追加する場合，Continued Access は臨床試験の終了後かつ販売承認前に当該機器が公衆衛生上必要となる場合の道筋である。

　また，患者数が少ない（年4,000人以下）場合で，他に有効な製品がない病態の治療・診断に用いるための医療機器は，人道用機器（Humanitarian Use Device：HUD）と呼ばれ，この場合は臨床試験以外のアクセスを許容するのではなく，想定されるベネフィットが病態のリスクを上回ることと製品自体の安全性が示されれば，有効性データがなくとも販売承認を与えるという措置が取られている。これを人道機器免除（Humanitarian Device Exemption：HDE）という。

3.7.2　EU

　EMA はあくまで販売承認審査を行う機関であり，EU では臨床試験の開始・実施に関する手続きは加盟国の管轄となっている。EU 各国における ATMP の臨床試験は，商業目的か非営利目的かに関わらず，臨床試験申請の審査は EMA のガイドラインに従って行われる。臨床試験における GTP や GMP については，EMA 販売承認後の GTP ないし GMP と比較した場合，状況によってはデータの例数が少なくとも許容されるなどの量的緩和はあり得るが，質的緩和は原則的にはないとされている。

　臨床試験以外に，患者が EU 未承認の ATMP にアクセスできる道筋としては大きく分けて，Reg（EC）No 1394/2007 Article 28 に基づく「病院免除」（Hospital Exemption），Reg（EC）No 726/2004 Article 83(1) に基づく「人道的使用」（Compassionate Use），Dir 2001/83/EC Article 5(1) に基づく「特別免除」（Special Exemption）の3種類がある。「病院免除」は，販売未承認の ATMP について，①特定の一患者向けの特注品の処方箋に従って，②明確な品質基準に基づき，③非反復的に製造され，④医療従事者の職務責任の下，⑤同一加盟国内で，⑥単一病院において使用される，という条件を満たす場合には EMA の中央審査の対象とならないという規定である。ただし，この枠組みにおいても，使用国における製造・品質に関する承認，ファーマコビジランス，トレーサビリティの確保が要求される点で注意を要する。「人道的使用」は，慢性的もしくは重度の衰弱をもたらす疾患や生命に関わると考えられる疾患を持ち，かつ既存の製品では十分な治療ができない患者群に対して未承認医療製品を使用することとされる。このルートの適用を受けることが可能な製品は，EMA への販売承認申請予定の品目もしくは臨床試験中の品目に限られる。「特別免除」は，「患者からの全くの自発的な要望に応じて供される医療製品で，医療資格者が作成する仕様に基づいて調製され，医療資格者が自らの直接的かつ個人的な責任において使用するためのもの」については販売承認を受ける必要がないという制度であり，個人向

けの人道的使用と考えることもできる。

3.8 おわりに

　欧米の細胞・組織加工製品の開発に関する環境は，資金面，インフラ面の他，上に挙げたように規制に関しても日本とは大きく異なっている部分がある。商業目的か非商業目的かに関わらずICH-GCPが要求される点などは，日本の再生医療・細胞治療の開発環境よりも厳しい公衆衛生的観点からの規制がかかっているといえる。しかし彼らは同時に，患者側の観点にも配慮し，重篤ないし生命の危機にある患者が未承認の新規製品にアクセスすることを可能とし，かつその使用状況を監視できる様々な仕組みを設け，「公衆衛生」と「患者」の2つの観点との間の微妙なバランスを取ることに腐心している。

　開発環境に差があるとしても，細胞・組織加工製品を効率的・効果的・合理的に実用化するためには，必要な技術的要件や方策を，出口である行政側がガイドラインや相談制度などを通じて開発早期から提示し，研究者・開発企業・規制側が認識を共有することが不可欠であることは論を待たない。ただ，欧米では非商業的臨床試験に対しても規制当局の相談窓口が開かれているのに対し，日本の「臨床研究」では開発早期には製品化・実用化に向けた規制当局との「治験相談」ができないという点が従来問題とされてきた。また，これまで日本では，新規の細胞・組織加工製品の治験を開始する前に，製品の安全性と品質の確認を厚生労働省から受ける必要があったが（確認申請制度），時間がかかるなどの問題が指摘されていた。そこで厚生労働省は2011年7月，確認申請制度を廃止し，新たに医薬品・医療機器薬事戦略相談（薬事戦略相談）を導入している。薬事戦略相談では，医薬品医療機器総合機構（PMDA）によって，先端的医薬品・医療機器の開発初期段階から，品質・安全性に関わる相談に加え，承認に必要なデータの範囲や治験計画策定などについての指導・助言が対面で行われる。細胞・組織加工製品は，この対面助言制度の優先分野の1つであり，また，大学・研究機関，ベンチャー企業でも利用しやすいように相談料は安く設定してあることもあり，臨床試験・製品開発の活発化，迅速化に向けた今後の運用が期待されている。その際にも今回紹介したような欧米の規制や臨床応用促進策は大いに参考となるものと考えられる。

文　　　献

1) "A Proposed Approach to the Regulation of Cellular and Tissue-based Products" The Food and Drug Administration, February 28, 1997 [Docket Number 97N-0068]
2) Commission Directive 2009/120/EC of 14 September 2009 amending Directive 2001/83/EC of the European Parliament and of the Council on the Community code relating to medicinal

products for human use as regards advanced therapy medicinal products
3) "Definition of Primary Mode of Action of a Combination Product" (PMOA final rule) The Food and Drug Administration, Federal Register (Vol. 70, No. 164), August 25, 2005 [Docket No. 2004N-0194]
4) Regulation (EC) No 1394/2007 of the European Parliament and of the Council of 13 November 2007 on advanced therapy medicinal products and amending Directive 2001/83/EC and Regulation (EC) No 726/2004
5) Reflection paper on *in-vitro* cultured chondrocyte containing products for cartilage repair of the knee EMA/CAT/CPWP/568181/2009
6) Reflection paper on stem cell-based medicinal products EMA/CAT/571134/2009
7) Draft guideline on the risk-based approach according to Annex I, part IV of Directive 2001/83/EC applied to Advanced Therapy Medicinal Products EMA/CAT/CPWP/686637/2011
8) AD. McMahon, DI. Conway, TM. MacDonald, GT. McInnes, *PLoS Med*, **6**(11), e1000131 (2009)

4　再生医療製品に使用される間葉系幹細胞の安全性評価の実際

澤田留美*

4.1　はじめに

様々な原因により機能を失った組織の修復や再生を目指す「再生医療」は，これまで治療法がないとされていた多くの難病をも救うことができる新たな治療法となり得ると大きな期待が寄せられている。その実現化，実用化に向けて我が国でも現在，産・官・学が手を結び，また官も省庁の枠を超えて国を挙げての様々な取り組みがなされている。

再生医療製品とは，本人または他人の細胞や組織に培養などの加工を施して製品とし治療に用いられるものであり，製品の形態としては，細胞のみを用いたものだけでなく細胞と足場材料とのコンビネーション製品も考えられるが，その中で幹細胞は再生医療製品において重要な役割を担うと考えられる。現在，研究などで用いられている幹細胞には，①体性幹細胞，②胚性幹（ES）細胞，③人工多能性幹（iPS）細胞が挙げられる。体性幹細胞とは，あらゆる組織や臓器に存在する多能性幹細胞であり，現在様々な分野での臨床研究なども進み，上記3種類の幹細胞の中で最も再生医療製品への応用が現実的な幹細胞であろう。ちなみに，2010年に東北大学の出澤教授らのグループが発見したヒト多能性幹細胞である Muse 細胞（Multilineage-differentiating Stress Enduring Cell）[1]は，体性幹細胞の一部と考えられている。一方，ES 細胞は初期胚から人工的に作製された幹細胞であるため，体を構成するあらゆる種類の細胞を作り出す能力があり万能細胞とも呼ばれる。しかしながら，受精卵を用いることから倫理的な問題があり，実用化に向けては大きな壁となっている。さらに，2007年に京都大学の山中教授らのグループがその開発技術を発見し世界中の注目を集めた iPS 細胞[2]は，細胞をいくつかの方法により初期化することによって得られる，ES 細胞と同様にあらゆる細胞へ分化する能力を持つ万能細胞であり，現在では様々な体細胞から作製できることが報告されている。iPS 細胞は，ES 細胞のような倫理的問題がなく，さらに再生医療分野における有効性については体性幹細胞よりも大きな可能性を秘めているが，現時点では，iPS 細胞作製段階での安定性など検討課題もいくつか残されており，今後の研究の発展に期待したい。

再生医療の実用化に向けて，再生医療製品の安全性評価法の確立は最優先されるべき検討事項であろう。そこで本節では，特に，再生医療製品に使用される幹細胞，その中で臨床応用がすでになされ現時点では実用化に最も近いと思われる体性幹細胞について，その安全性の評価法の確立のために我々がこれまでに取り組んできた研究内容についていくつか紹介したい。

4.2　*in vitro* 培養期間中の間葉系幹細胞の変化について

間葉系幹細胞は，骨，軟骨，脂肪，筋肉などへの分化能を持つ細胞であり[3~7]，さらに神経細胞[5]や肝細胞[3,8]，心筋[9,10]，皮膚など胚葉を越えた分化も可能なため幅広い医療分野での臨床研

＊　Rumi Sawada　国立医薬品食品衛生研究所　医療機器部　第三室　室長

第1章 再生医療製品の許認可について

究がすでに行われている。現在，骨髄，脂肪組織，臍帯血由来の間葉系幹細胞が，その採取技術および in vitro での培養技術も確立されており，それぞれの由来によって分化能を含む細胞の性質の違いなども示されてきている[11]。幹細胞は多分化能と同時に自己複製能を持つ細胞である[12]ため，正常細胞でありながら増殖能力を持つ。幹細胞を再生医療製品に利用するためには，細胞を生体内から取り出して in vitro で培養して増殖させるという工程を経る場合が多い。しかし，この in vitro 培養中の自己複製能（細胞増殖能）が正常に制御されていないとがん化のような望まない変化が起きる可能性も否定できない。実際，2005年に脂肪細胞由来のヒト間葉系幹細胞を長期間（4～5ヶ月）in vitro で培養すると自然に形質転換（がん化）する細胞が確認されたという報告[13]がなされた際には注目されたが，2010年にその報告は取り下げられている[14]。しかしながら一方で，別のグループによって骨髄由来間葉系幹細胞について同様の報告[15]もされているため，幹細胞を用いた再生医療製品の実用化に向けて，幹細胞の in vitro 培養中の性質の変化について観察し，その特性を知ることは重要であろう。

我々はこれまでに，ヒト骨髄由来間葉系幹細胞（hMSC）を用いて in vitro 培養期間中の変化について，特に遺伝子発現の変化に着目して検討を行ってきた。hMSC を in vitro で継代培養を続けていくと，通常は徐々にその増殖能力が低下していく。図1に7ドナー分の hMSC の増殖曲線を示した。それぞれのドナーによる増殖能に違いは見られるものの，そのほとんどが培養期間50日程度で増殖は低下し始め，100日を越えるとほとんど増殖しなくなってくる。また図2に示すように，細胞の形態は培養期間28日頃まではあまり変化がみられないが，50日辺りでは細胞が少し広がり扁平化しているのが観察された。さらに，増殖能が低下した hMSC には，Senescence associated β-galactosidase（SA-β-Gal）staining によって老化している細胞が含まれていることも確認している[16]。このように，hMSC は通常はがん細胞のように無限増殖能を有するわけではなく，in vitro で培養し続けるとその増殖能力は低下し老化を伴う変化が生じる。その際の遺伝子発現の変化を調べたところ，hMSC を in vitro での培養を続けることによって，TGFβシグナル伝達系，p16などの細胞周期制御因子の遺伝子発現の変化（上昇）を伴って細胞

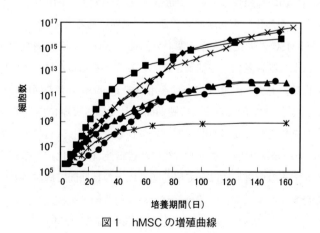

図1　hMSC の増殖曲線

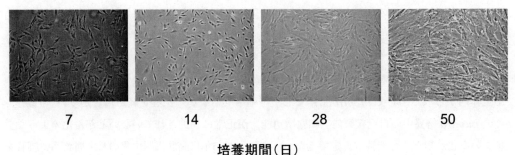

図2 *in vitro* 培養中における hMSC の形態の変化

周期が停止する方向へ変化することが判明した[16]。hMSC の *in vitro* 培養中の p16遺伝子発現の変化は顕著なものであった。さらに，FGF-2が *in vitro* 培養時に hMSC の TGFβ2や p16などの細胞周期制御因子の発現を抑えることにより TGFβ シグナル伝達系を介した細胞周期や細胞老化を制御している可能性を見出した[16]。

4.3 *in vitro* 培養期間中の間葉系幹細胞の品質評価について

再生医療製品は，患者本人または他人から細胞または組織を取り出し培養などの加工を施すが，患者に使用される際の細胞などの安全性を担保する方法の確立は最重要課題の1つである。前述のように，hMSC は *in vitro* 培養中に老化などの変化を示すが，培養前後での細胞の変化について正しく把握し，再生医療製品としての使用に妥当かどうかについて判断しなければならない。

4.3.1 *in vitro* 培養中の遺伝子発現の変化

hMSC の *in vitro* 培養中の p16遺伝子発現の変化は顕著なものであり，無限増殖能を持つがん細胞ではほとんど発現が認められないため，がん化の1つの指標となり得るのではと着目した。しかしながら，がん細胞の中にはヒト子宮頸がん由来株化細胞である HeLa S3のように無限増殖能を持ちながらも p16が高発現している細胞も存在するため，p16単独での発現解析によって幹細胞の異常な変化（がん化）を判断することには限界があると考える。一方，Shibataら[17]により，p16遺伝子が hMSC の老化に大きく関わり，そのプロモーター領域のメチル化によってその機能（発現増加による細胞老化）が制御されていることも明らかにされている。

我々はさらに，複数のドナー由来の hMSC を用いて *in vitro* 培養期間中の遺伝子発現の変化について網羅的な検討を行ってきている。培養期間としては，実際に再生医療製品の材料としてhMSC を用いる場合を想定し，妥当な期間内（多少長めに設定し50日程度）で検討した。ちなみに，間葉系幹細胞を *in vitro* で培養すると自然に形質転換（がん化）する細胞が確認されたという報告[15]においても，その形質転換は全て培養50日以上の長期間で確認されている。培養期間3日，20日，50日で発現レベルに変化が認められなかった遺伝子を抽出し，さらに全てのドナーでの共通性から絞り込んだところ，幹細胞の自己複製制御や発がん制御に関与する c-myc, Bmi-1,

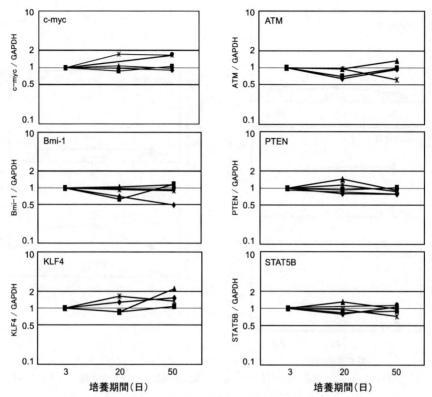

図3　hMSC の *in vitro* 培養中における c-myc, Bmi-1, KLF4, ATM, PTEN, STAT5B の遺伝子発現の変化
　　　3日間培養時を1として

KLF4, ATM, PTEN, STAT5B などが見出された。定量的リアルタイム PCR にて発現レベルを測定したところ，いずれも複数のドナーに共通して培養期間50日内の発現レベルにほとんど変化がないことが確認された（図3）。このことから，上記の遺伝子の mRNA 発現レベルは50日間の培養の前後において通常は有意な変化が見られないと考えられ，もしも培養前後において発現レベルに大きな差が見られた場合には細胞の培養中に何か変化が起こった可能性が示唆される。以上の結果から，*in vitro* 培養前後における上記遺伝子の発現を確認することは，培養中の細胞の変化を探る1つの判断基準となり得るかもしれない。幹細胞の培養過程における安全性について，遺伝子発現の確認など簡便に評価できる系の確立をめざして，現在もさらなる検討を続けている。

4.3.2　FISH による染色体異常解析

hMSC の *in vitro* での培養中における染色体異常解析について検討するために，c-myc をターゲットとして遺伝子発現解析と同時に FISH によるコピー数異常解析を行った[18]。図4に5ドナー由来の hMSC（hMSC-A〜E）を用いて c-myc の mRNA 発現レベルと染色体レベルでの変化について検討した結果を示した。hMSC-A〜D では，培養50日以内における c-myc の mRNA

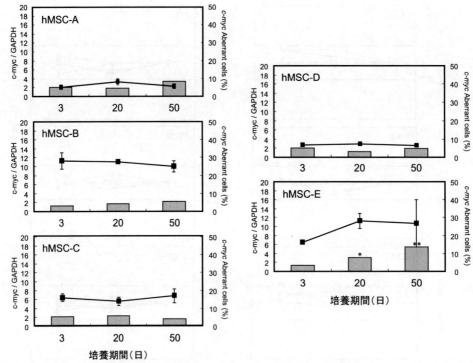

図4 hMSC の *in vitro* 培養中における c-myc の遺伝子発現レベルと染色体レベルでの変化[18]
**p＜0.01, *p＜0.05：3日間培養と比較して

発現レベルとコピー数には有意な変化は認められなかった。一方，hMSC-E においては，c-myc コピー数異常細胞率が培養日数の経過に伴い有意に増加していたが，mRNA レベルについては増加傾向が見られるものの統計学的には有意な差は認められなかった。このことから，染色体レベルでの異常細胞率が15％程度（つまり正常細胞が85％程度と数としては異常細胞よりもかなり多く含まれている状態）の細胞では，mRNA 発現レベルにおいて有意な変化を検出するのは難しい可能性が示される一方で，hMSC の培養中の変化についての観察の手法として FISH による染色体異常解析の有用性が示された。

4.3.3 様々な培養条件が細胞に与える影響

in vitro での様々な細胞培養条件は，幹細胞の性質に影響を及ぼす。用いる培養液の種類もその1つであろう。再生医療製品に用いるための間葉系幹細胞の培養には一般的に牛血清または自家ヒト血清が培地に添加されるが，牛血清使用による病原性ウイルスやプリオンなどの混入の危険性やヒト血清使用のための患者への身体的負担などの回避のために無血清培地を用いる方法も検討されており，間葉系幹細胞の増殖培養に適した無血清培地も研究開発されている[19,20]。そこで我々は，間葉系幹細胞の増殖培養用に開発された無血清培地 STK2 を用いて hMSC に与える影響について検討したところ，牛胎児血清を用いた従来の培地2種と比較して STK2 を用いた培養によって hMSC の増殖能が高まることを確認した[21]。さらに，培養50日以内の hMSC の遺伝

第1章 再生医療製品の許認可について

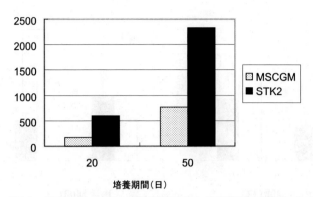

図5 hMSC の in vitro 培養開始時における遺伝子発現レベルと比較して有意に変化した遺伝子数
MSCGM：牛胎児血清を10%含む hMSC 増殖用培地
STK2：hMSC 増殖用無血清培地

子発現の変化について網羅的に解析した。培養開始時と比較して20日後と50日後の遺伝子発現が有意に変化した遺伝子数は，培養20日および50日ともに STK2 の方が多く，培養50日では2,000以上の遺伝子の発現レベルが培養開始時と比較して有意に変化した（図5）。有意に発現が変化した遺伝子について解析したところ，IGF-1, FGF, TGF-β, EGF, HGF, PDGF, MYC, JUN, SMAD3, TP53など，様々な成長因子や細胞増殖または細胞周期などに関わる遺伝子の発現が変化しており，多くのシグナル伝達系が STK2 培養によって変化していた[22]。無血清培地 STK2 は，短期間で多くの hMSC を得られるという利点はあるが，より多くの細胞を得るために培養期間を延長した場合には細胞の性質が変化する可能性についても注意を払う必要がある。

細胞培養条件の1つとして，酸素濃度にも着目した。通常の培養条件では大気中の酸素濃度と同様に20%であるが，生体内における酸素濃度は2～5%であると言われている。そのため，通常の培養条件では酸化ストレスを受けている可能性も否定できず，その影響で培養期間が長くなるにつれて増殖能が低下し細胞が老化するのかもしれない。そこで，hMSC を通常の培養条件（20% O_2）下と生体内環境に近い培養条件（5% O_2）下でそれぞれ50日程度培養し，増殖や老化および細胞周期制御に関わる遺伝子の発現レベルなどを比較した。hMSC の増殖，DNA 複製能，老化については，50日程度の培養期間中において培養中の酸素濃度による有意な違いは認められなかった。一方で，細胞周期制御に関わる p16, p21, TGFβ1, TGFβ2 の遺伝子発現レベルは，20% O_2 条件下においては，培養初期と比べて50日培養後にはいずれも上昇したが，5% O_2 条件下においては p21, TGFβ1, TGFβ2 の発現上昇が有意に抑えられ，p16 も同様の傾向が見られた（図6）。また，Jin ら[23]が hMSC を 1% O_2 条件下で長期培養し 20% O_2 条件下と比較した結果，20% O_2 条件下では100日以上の培養で細胞老化が認められたが，1% O_2 条件下では p16 の遺伝子発現の上昇が抑えられ細胞老化を防ぐことを見出している。また，ヒトやマウスの iPS 細胞の樹立の際に 5% O_2 条件下で行うことでその効率が改善されることも報告されている[24]。このことから，培養中の酸素濃度は様々な幹細胞の品質に影響を及ぼす重要な要素の1つ

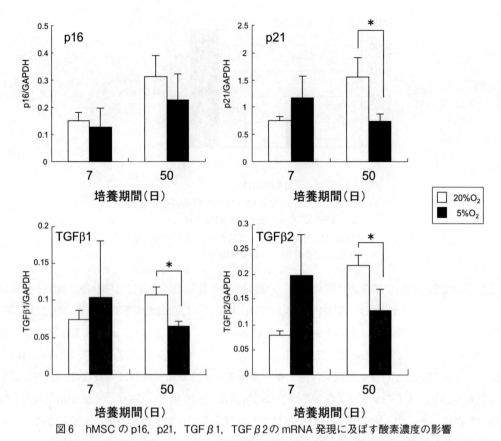

図6 hMSC の p16, p21, TGFβ1, TGFβ2 の mRNA 発現に及ぼす酸素濃度の影響

であると考えられる。

その他，幹細胞を再生医療製品として用いるために行う過程として凍結保存が挙げられる。特に細胞のバンク化などを目指す場合には，その凍結保存技術の安定性は細胞の品質評価に関わる重要な課題となってくる。現在は，凍結保存前後における細胞の生存率による評価が一般的であるが，今後は増殖能や分化能などを含めた細胞の品質について総合的に評価できる試験系の開発が必要となってくるであろう。

4.4 免疫不全動物を用いた造腫瘍性試験への取り組み

造腫瘍性試験のガイドラインとして，ICH-Q5D（生物薬品製造用細胞基材の由来，調製および特性解析についてのガイドライン）や WHO-TRS878 が参考とされる場合が多いが，WHO-TRS878の2010年7月の改正案では，患者に移植する動物由来生細胞および細胞・組織利用製品の原料となる細胞は「対象外」であるとされ，現段階では，再生医療製品を対象とした造腫瘍試験のガイドラインは実質存在しないと考えられる。それをふまえた上で，我々がこれまでに免疫不全動物を用いて行った皮下移植試験について以下に紹介する。

4.4.1 ヌードマウスを用いた hMSC 皮下移植試験

雄性のヌードマウスを用いて背部皮下に hMSC を 3×10^6 細胞移植し，移植部位の腫瘍形成について16週間観察した。ポジティブコントロールとしてヒト子宮頸がん由来の HeLa S3 を用いて比較検討した。それぞれの細胞を移植して1週間後に，HeLa S3 群では全てのマウスに腫瘍形成が認められたが，hMSC 群では腫瘍形成は認められなかった。さらに16週間後まで hMSC 移植群での腫瘍形成は認められなかった。

4.4.2 3種類の免疫不全マウスを用いた皮下移植による腫瘍形成の比較[25]

3種類の免疫不全マウス：ヌードマウス（T 細胞欠損），NOD/Shi-*scid*（SCID）マウス（T および B 細胞欠損），NOD/Shi-*scid* ILsRg^{null}（NOG）マウス（T，B および NK 細胞欠損）それぞれ雄性5匹，雌性5匹，計10匹を用いて，背部皮下に HeLa S3 をそれぞれ 1×10^2, 10^3, 10^4, 10^5 移植し，1×10^3, 10^4, 10^5 移植群は22日間，1×10^2 移植群は43日間観察した。その結果を表1に示す。細胞移植後22日後において，ヌードマウスは，1×10^5 移植群でのみ腫瘍形成が認められたが，その形成率は10匹中8匹で80％であった。また，SCID マウスは，1×10^4 移植群での腫瘍形成が認められたが20％であり，1×10^5 移植群で90％であった。一方，NOG マウスでは 1×10^4 移植群では100％で，1×10^3 移植群でも60％であった。そして，移植後43日後までに，1×10^2 移植群でも60％のマウスで腫瘍形成が認められた。さらに，10^1 移植群でも78日後までに 5/10（50％）の腫瘍形成が確認されている[25]。このように，NOG マウスはがん細胞の皮下移植による腫瘍形成について他の免疫不全マウスよりも感受性が高いことがわかり，より少ない細胞数，観察期間

表1　ヌードマウス，SCID，NOG マウスに HeLa S3 を移植した際の腫瘍形成について[25]

*p＜0.05：SCID マウスと比較して，**p＜0.01：ヌードマウスと比較して，$^{\#}$p＜0.05：ヌードマウスおよび SCID マウスと比較して，$^{\#\#}$p＜0.01：ヌードマウスおよび SCID マウスと比較して

細胞数	性	腫瘍形成が認められたマウス数（％）		
		ヌードマウス	SCID	NOG
1×10^2	雄	—	0/ 5 （ 0％）	3/ 5 （ 60％）
	雌	—	0/ 5 （ 0％）	3/ 5 （ 60％）
	全	—	0/10 （ 0％）	6/10 （ 60％）*
1×10^3	雄	0/ 5 （ 0％）	0/ 5 （ 0％）	3/ 5 （ 60％）
	雌	0/ 5 （ 0％）	0/ 5 （ 0％）	3/ 5 （ 60％）
	全	0/10 （ 0％）	0/10 （ 0％）	6/10 （ 60％）$^{\#}$
1×10^4	雄	0/ 5 （ 0％）	2/ 5 （ 40％）	5/ 5 （100％）**
	雌	0/ 5 （ 0％）	0/ 5 （ 0％）	5/ 5 （100％）$^{\#\#}$
	全	0/10 （ 0％）	2/10 （ 20％）	10/10 （100％）$^{\#\#}$
1×10^5	雄	5/ 5 （100％）	5/ 5 （100％）	—
	雌	3/ 5 （ 60％）	4/ 5 （ 80％）	—
	全	8/10 （ 80％）	9/10 （ 90％）	—

で試験を行うことができる可能性が示された。

4.5 おわりに

2007年のiPS細胞をはじめ2010年のMuse細胞など，世界初で「日本発」の新しい技術が次々と開発され，その再生医療への応用が大いに期待されている。しかしながら，その新しさ故にその評価法が未だ定まっていない部分もあることも否定できない。特に，生きた細胞を治療に用いる際にはその安全性の担保が必須となってくる。本節では，再生医療製品に使用される間葉系幹細胞の安全性評価法の確立に向けての我々の取り組みについていくつか紹介した。

ヒト由来の細胞・組織を加工した医薬品または医療機器の品質および安全性を確保するための基本的な技術要件は，平成20年2月8日付け薬食機発第0208003号厚生労働省医薬食品局長通知および平成20年9月12日付け薬食機発第0912006号厚生労働省医薬食品局長通知に定められており，両通知を含めた現在の我が国における規制については前節までを参照されたい。また，ヒト間葉系幹細胞を加工した医薬品または医療機器について対象疾患別に作成された評価指標の内容については，次節にてその詳細が紹介されているので参考にして頂きたい。

文　　献

1) Y. Kurokawa, M. Kitada, S. Wakao, K. Nishikawa, Y. Tanimura, H. Makinoshima, M. Goda, H. Akashi, A. Inutsuka, A. Niwa, T. Shigemoto, Y. Nabeshima, T. Nakahata, Y. Nabeshima, Y. Fujiyoshi and M. Dezawa, *Proc. Natl. Acad. Sci. USA*, **107**, 8639 (2010)
2) K. Takahashi, K. Tanabe, M. Ohnuki, T. Ichisaka, K. Tomoda, S. Yamanaka, *Cell*, **131**, 1 (2007)
3) Y. Jiang, B. N. Jahagirdar, R. L. Reinhardt, R. E. Schwartz, C. D. Keene, X. R. Ortiz-Gonzalez, M. Reyes, T. Lenvik, T. Lund, M. Blackstad, J. Du, S. Aldrich, A. Lisberg, W. C. Low, D. A. Largaespada and C. M. Verfaillie, *Nature*, **418**, 41 (2002)
4) N. Rosenthal, *N. Engl. J. Med.*, **349**, 267 (2003)
5) M. Korbling and Z. Estrov, *N. Engl. J. Med.*, **349**, 570 (2003)
6) K. Hishikawa, S. Miura, T. Marumo, H. Yoshioka, Y. Mori, T. Takato and T. Fujita, *Biochem. Biophys. Res. Commun.* **317**, 1103 (2004)
7) E. M. Horwitz, P. L. Gordon, W. K. K. Koo, J. C. Marx, M. D. Neel, R. Y. McNall, L. Muul and T. Hofmann, *Proc. Natl. Acad. Sci. USA*, **99**, 8932 (2002)
8) B. E. Petersen, W. C. Bowen, K. D. Patrene, W. N. Mars, A. K. Sullivan, N. Murase, S. S. Boggs and J. S. Greenberger, *Science*, **284**, 1168 (1999)
9) A. A. Mangi, N. Noiseux, D. Kong, H. He, M. Rezvani, J. S. Ingwall and V. J. Dzau, *Nat. Med.*, **9**, 1195 (2003)

10) B. E. Strauer, M. Brehm, T. Zeus, M. Kostering, A. Hernandez, R. V. Sorg, G. Kogler and P. Wernet, *Circulation*, **106**, 1913 (2002)
11) S. Kern, H. Eichler, J. Stoeve, H. Kluter and K. Bieback, *Stem Cells*, **24**, 1294 (2006)
12) R. Pardal, M. F. Clarke and S. J. Morrison, *Nat. Rev. Cancer*, **3**, 895 (2003)
13) D. Rubio, J. Garcia-Castro, M. C. Martin, R. Fuente, J. C. Cigudosa, A. C. Lloyd and A. Bernad, *Cancer Res.*, **65**, 3035 (2005)
14) R. Fuente, A. Bernad, J. Garcia-Castro, M. C. Martin and J. C. Cigudosa, *Cancer Res.*, **70**, 6682 (2010)
15) G. V. Røsland, A. Svendsen, A. Torsvik, E. Sobala, E. McCormack, H. Immervoll, J. Mysliwietz, J.-C. Tonn, R. Goldbrunner, P. E. Lønning, R. Bejerkvig, and Schichor, *Cancer Res.*, **69**, 5331 (2009)
16) T. Ito, R. Sawada, Y. Fujiwara, Y. Seyama, and T. Tsuchiya, *Biochem Biophys Res Commun.*, **359**, 108 (2007)
17) K. R. Shibata, T. Aoyama, Y. Shima, K. Fukiage, S. Otsuka, M. Furu, Y. Kohno, K. Ito, S. Fujibayashi, M. Neo, T. Nakayama, T. Nakamura, and J. Toguchida, *Stem Cells*, **25**, 2371 (2007)
18) R. Sawada, A. Matsuoka, Y. Matsuda and T. Tsuchiya, *YAKUGAKU ZASSHI*, **128**, 1851 (2008)
19) F. Mannello and G. A. Tonti, *Stem Cells*, **25**, 1603 (2007)
20) C.-H. Liu, M.-L. Wu, S.-M. Hwang, *Biochem. Eng. J.*, **33**, 1 (2007)
21) I. Ishikawa, R. Sawada, Y. Kato, K. Tsuji, J. Shao, T. Yamada, R. Kato and T. Tsuchiya, *YAKUGAKU ZASSHI*, **129**, 381 (2009)
22) R. Sawada, T. Yamada, T. Tsuchiya and A. Matsuoka, *YAKUGAKU ZASSHI*, **130**, 1387 (2010)
23) Y. Jin, T. Kato, M. Furu, A. Nasu, Y. Kajita, H. Mitsui, M. Ueda, T. Aoyama, T. Nakayama, T. Nakamura and J. Toguchida, *Biochem Biophys Res Commun.*, **391**, 1471 (2010)
24) Y. Yoshida, K. Takahashi, K. Okita, T. Ichisaka and S. Yamanaka, *Cell Stem Cell*, **5**, 237 (2009)
25) K. Machida, H. Suemizu, K. Kawai, T. Ishikawa, R. Sawada, Y. Ohnishi and T. Tsuchiya, *J. Toxicol. Sci.*, **34**, 123 (2009)

5　次世代医療機器評価指標作成事業―再生医療分野―

松岡厚子[*1], 澤田留美[*2], 加藤玲子[*3]

5.1　はじめに

　疾病の治療法は，各種技術革新に伴う新規医薬品および新医療機器の開発によって，飛躍的な進歩を遂げている．加えて，ここ10年間では，生きている細胞を使って，ヒトの失われた構造または機能の代替を行う治療法が現実のものとなってきた．いわゆる再生医療である．

　再生医療で使用される製品（細胞・組織加工製品）という観点から見ると，生きている細胞からのみ構成される製品だけではなく，各種医用材料と組み合わせて構成される製品も考えられる．従来の，医薬品あるいは医療機器とは多くの点で異なる製品である．

　当該製品が薬事法の規制に該当する製品か否かについては，使用細胞の由来，製品の適用範囲などによって議論のあるところであるが，本節では，生きているヒト細胞を含む細胞・組織加工製品を薬事法のもとで規制する（患者への使用にあたって，承認審査を要する）必要がある場合について，行政の一施策を紹介する．当該施策は，経済産業省と厚生労働省の合同事業の一部であり，最初に合同事業の概要を，その後，厚生労働省側の分担（次世代医療機器評価指標作成事業）のうち再生医療分野について紹介する．

5.2　合同検討会（医療機器開発ガイドライン評価検討委員会（経済産業省）および次世代医療機器評価指標検討会（厚生労働省））の概要

　医療機器の開発の特徴は，その基盤技術の多様性，開発・改良のスピードの速さなどがあげられるが，この特徴に応じた薬事法における承認審査制度を確立することが，有用性の高い医療機器をいち早く患者に届けるために必要である．このため，数年後に実用化が期待される新しい医療機器（次世代医療機器）を対象として，開発の迅速化および薬事審査の円滑化を目指して，平成17年度より経済産業省と厚生労働省が合同で検討会を開始した．両省が合同で検討することにより，医療機器の開発段階から承認審査までを見通した，医療現場への迅速な導入を目指したものである．

　具体的には，㈱産業技術総合研究所が事務局を務める開発作業部会（開発WG）と，国立医薬品食品衛生研究所が事務局を務める審査作業部会（審査WG）が，それぞれ専門家を集めたWGを運営し，前者は「医療機器開発ガイドライン」を，後者は「次世代医療機器評価指標」を作成する．合同検討会では，実現可能性や臨床現場におけるニーズなどに着目して対象となる医療機器を選定し，対象機器について両WGが作成したガイドラインなどを承認する．承認された医療機器開発ガイドライン（以下，開発ガイドライン）は経済産業省のHPにて公開され，承認さ

[*1]　Atsuko Matsuoka　国立医薬品食品衛生研究所　医療機器部　部長
[*2]　Rumi Sawada　国立医薬品食品衛生研究所　医療機器部　第三室　室長
[*3]　Reiko Kato　国立医薬品食品衛生研究所　医療機器部　主任研究官

第 1 章　再生医療製品の許認可について

れた次世代医療機器評価指標（以下，評価指標）は厚生労働省医薬食品局審査管理課医療機器審査管理室長通知として発出されている。

5.2.1　開発 WG

経済産業省の委託を受けて，㈱産業技術総合研究所が，事務局を担当している。開発 WG の委員構成は，医学系学会，工学系学会および関連企業からの専門家である。今後実用化が期待される先進的な医療機器について，医療機器開発や薬事審査の円滑化・迅速化に資する医療機器開発ガイドラインを厚生労働省との連携の下，産学の協力を得て策定している。

これまでに，12件の開発ガイドラインが作成されており[1]，再生医療に関連するものは 3 件ある。

作成した開発ガイドラインの国際標準化も，製品の国際市場での実用化に向けた開発 WG の活動の 1 つである。

5.2.2　審査 WG

厚生労働省の担当部局である医薬食品局審査管理課医療機器審査管理室からの委託（次世代医療機器評価指標作成事業）を受けて，国立医薬品食品衛生研究所医療機器部が事務局を担当している。

審査 WG の委員構成は主に大学の臨床医からなり，平成17年度から平成22年度までに，のべ21の WG を立ちあげ，そこにはのべ147名の委員に参画いただいた。承認前例のない次世代医療機器では審査側の審査経験も乏しく，画期的な新医療機器の発展を妨げずに審査の迅速化に資する評価指標を作成するために，柔軟に議論をかわしている。審査の迅速化という観点から，どの事項が審査のクリティカルパスになるか，非臨床から臨床への移行に際してどのようなエンドポイントを確認しておく必要があるか，に着目して評価指標を作成している。医療機器全体を対象としており，その中の 1 分野として細胞・組織加工製品を扱っている。これまでに，14件の評価指標を発出してきており，再生医療関連では5件の評価指標がある。

ところで，医療機器は，不具合が生じた場合の人体へのリスクの程度に応じて，Ⅰ（リスクが極めて低い）からⅣ（生命の危険に直結するおそれがある）までの 4 段階に分類されている。製造販売規制も，クラスに応じて届け出（クラスⅠ），認証（クラスⅡ），承認（クラスⅢおよびⅣ）と，異なる。認証，承認過程では，審査の透明性，公平性を保つためにそれぞれ，認証基準，承認基準が作成され，それに従って審査を行う。しかし，承認前例のない次世代医療機器（審査時には新医療機器となる）では，該当する基準などはなく，審査が遅滞する原因の 1 つともなり得る。そこで，次世代医療機器の審査の道しるべとして，評価指標は作成されている。図 1 の上部に，医療機器の開発から製造・販売までに関連する薬事の流れを簡単に示している。評価指標は，次世代医療機器の承認審査で活用されることが期待されるものである。

通知「次世代医療機器評価指標の公表について」には，以下の記載がある。

「評価指標とは，承認申請資料の収集やその審査の迅速化の観点から，製品の評価において着目すべき事項（評価項目）を示すものである。評価指標は，法的な基準という位置付けではなく，

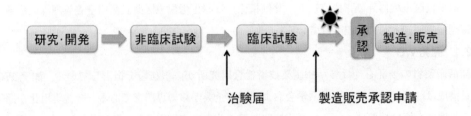

図1 評価指標はどこで使われるか？

技術開発の著しい次世代医療機器を対象として現時点で考えられる評価項目を示したものであり，製品の特性に応じて，評価指標に示すもの以外の評価が必要である場合や評価指標に示す評価項目のうち適用しなくてもよい項目があり得ることに留意すること。」

　加えて，評価指標は，医療機器の開発者にとっても審査での評価項目がわかれば，その項目に注意して機器の設計，開発を行えばよく，開発の迅速化にも寄与すると考えられる。

　医療機器は多種多様であり，評価指標に記載される「評価にあたって留意すべき事項」も機器によって大きく変わる。評価指標を踏まえて，審査側がどのように審査したかは，PMDAのHPに掲載されている審査報告書[2]が参考になる。国産の植込み型補助人工心臓2件が同時に，平成22年12月8日に製造販売承認を取得したが，この承認を後押しした要因の1つが，「次世代型高機能人工心臓の臨床評価に関する評価指標」[3]で，審査の迅速化に寄与したものと考えられる。現在承認審査中の自家培養軟骨では，「関節軟骨再生に関する評価指標」[4]が参考となると思われる。

5.2.3 これまでに公開された医療機器開発ガイドラインおよび発出された次世代医療機器評価指標（平成23年12月現在）

(1) 医療機器開発ガイドライン[1]

① 再生医療分野
　ヒト細胞培養加工装置についての設計ガイドライン
　除染パスボックス設計ガイドライン

② 整形外科分野
　ハイブリッド型人工骨・骨補填剤
　次世代（高機能）人工股関節

第1章 再生医療製品の許認可について

  カスタムメイド骨接合材料
③ 神経外科分野
  植込み型神経刺激装置
④ 胸部外科分野
  高機能人工心臓システム
⑤ ナビゲーション医療
  ナビゲーション医療分野共通
  骨折整復支援システム
  脳腫瘍焼灼レーザスキャンシステム
  ナビゲーション医療機器の位置的性能の品質担保
⑥ 体外診断装置
  DNA チップ

(2) 次世代医療機器評価指標
① 再生医療分野
  重症心不全細胞治療用細胞シート[5]
  角膜上皮細胞シート[5]
  角膜内皮細胞シート[6]
  関節軟骨再生[4]
  歯周組織治療用細胞シート[7]
② 整形外科分野
  整形外科用骨接合材料カスタムメイドインプラント[4]
  整形外科用カスタムメイド人工股関節[7]
③ 神経外科分野
  神経機能修復装置[4]
④ 胸部外科分野
  次世代型高機能人工心臓の臨床評価[3]
⑤ ナビゲーション医療
  骨折整復支援装置[5]
  関節手術支援装置[5]
  軟組織に適用するコンピュータ支援手術装置[6]
  コンピュータ診断支援装置[7]
⑥ 体外診断装置
  DNA チップを用いた遺伝子型判定用診断薬[3]

5.3 再生医療分野の評価指標

これまでに再生医療分野では，5件の評価指標を発出してきている。5件の対象製品の共通点は生きているヒト細胞をその構成に含み，全体としてある形状を呈しているということである。したがって，「ヒト（自己）由来細胞・組織加工医薬品等の品質及び安全性の確保に関する指針」[8]（以下「ヒト自己指針」という。）および「ヒト（同種）由来細胞・組織加工医薬品等の品質及び安全性の確保に関する指針」[9]（以下「ヒト同種指針」という。）が評価指標運用の基本となっている。5件の評価指標すべてにおいて，「1．はじめに」には，「ヒト自己指針」および「ヒト同種指針」に記載の技術要件に加えて，当該製品特有の留意すべき事項を示している，という共通の記載がある。また，「3．本評価指標の位置付け」も，「細胞・組織加工医療機器の種類や特性，臨床上の適用法は多種多様であり，また本分野における科学的進歩や経験の蓄積は日進月歩であることから，本評価指標が必要事項すべてを包含しているとみなすことが必ずしも適切でない場合もある。」という記載は共通である。

使用細胞については，現時点ではまだ，ES細胞，iPS細胞は対象とはしていない。

評価指標では，「評価にあたって留意すべき事項」が記載されているが，大きく3つの項目にわかれる。品質管理，非臨床試験，および臨床試験（治験）である。品質管理では，*in vitro* で実施可能な評価項目があげられ，非臨床試験では疾患モデル動物を用いる製品の有効性，安全性の確認が記載されている。これらは，5件の評価指標いずれも同程度の記載がある。しかし，臨床試験では，具体的な観察・測定項目，観察期間，臨床評価まであげたものから，具体的な記載にまで言及できなかったものまで，5件の評価指標の間でも差がある。

以下に，3件の評価指標について当該WGの活動も含め，対象製品の特色に焦点をあてて，概要を紹介する。

5.3.1 重症心不全細胞治療用細胞シート[5]

平成17年度から19年度にかけて審査WGを運営し，自己骨格筋芽細胞シートに関する調査，有害事象としての不整脈について，また有害事象が起きた場合の対応についての討議から始めた。細胞としては，自己および同種を，また，骨格筋芽細胞だけでなく，間葉系幹細胞も対象とした。適応疾患は単に重症心不全とするのではなく，例えば，NYHA分類でIII度以上，左室駆出率35％未満，心臓移植以外に治療手段がないなど，具体的な基準を設定することを，評価指標は勧めている。

評価指標に集約した文章を作成するまでに至った過程，すなわち，それまでの各種調査報告などはWGの報告書[10]に記載されており，そこに，評価指標にあげた，1行の項目に関連することが詳細に解説されている。例えば，平成18年度の報告書には，以下の3件の調査報告が掲載されている。

① 細胞シート製造過程について
② 細胞シートにかかる動物実験に関する指針
③ 臨床段階（移植後，有効性など）について

第1章　再生医療製品の許認可について

評価指標にある「催不整脈性の評価」,「心機能,血流評価」,臨床試験における「被験者心筋と細胞シートの細胞間の適切な電気的結合の欠如等による不整脈の誘発」などの,心筋に特化した留意点は,これら調査報告書に解説されている。

細胞シートの作製を,温度応答性培養皿を用いることを前提として討議を開始したため,温度応答性培養皿そのものについての留意事項を,WG の平成19年度報告書に記載した。

5.3.2　関節軟骨再生[4]

平成21年度に審査 WG を運営した。関節軟骨の変性を主体とする病変である変形性関節症の潜在患者数は全世界で数千万人とも推定され,本症による中高年者の日常生活動作（ADL）や生活の質（QOL）の低下は大きな社会問題となりつつあり,軟骨の有効な治療法の開発が急務であるという背景のもとに活動した。

本評価指標では,損傷関節軟骨などの治療を目的として適用される製品を対象とし,使用細胞は自己および同種とも,ヒト軟骨細胞および間葉系幹細胞を対象とした。

軟骨再生に関する当時の世界の動向をふまえつつ,FDA の文書「Guidance for Industry Preparation of IDEs and INDs for Products Intended to Repair or Replace Knee Cartilage」や EMEA の文書「Assessment Report for ChondroCelect and Annex I」などを参考にした。実施した調査については,以下の表題で報告書[10]に記載した。

① 関節軟骨再生評価指標調査報告
② 関節軟骨再生製品についての生体適合性を含めた生物学的安全性評価の考え方
③ Mechanical testing（侵襲的方法も含む評価法全般）について
④ 実験動物・疾患モデルの選択について
⑤ 臨床研究に関する報告

評価指標には,損傷関節軟骨などの治療目的であることから,製品に必要とされる特有の項目として「力学的適合試験」があげられている。最終製品の態様によっては,力学特性を,耐荷重性,摺動特性,粘弾性などについて評価する必要がある場合があることが記載されている。さらに「細胞の造腫瘍性・過形成」の項において,免疫不全動物における腫瘍形成能試験において,移植した細胞が体内で軟骨を形成した場合も一見,腫瘍のように見えることがあるので,形態的特徴だけでなく組織病理学的特徴による評価も検討すること,という記載がある。

5.3.3　歯周組織治療用細胞シート[7]

平成22年度に審査 WG を運営した。本評価指標では、歯周組織破壊を伴う歯周疾患（歯周炎）などの治療を目的として適用されるヒト骨膜細胞加工医療機器、ヒト歯根膜細胞加工医療機器、ヒト骨髄由来間葉系幹細胞加工医療機器およびヒト脂肪由来間葉系幹細胞加工医療機器のうち細胞シート状の製品（支持体が含有された製品を含む）を対象とした。使用細胞としては、自己および同種を対象とした。

委員会には、骨膜シート、歯根膜シートおよび細胞やサイトカインを利用した歯周病治療の開発に携わっておられる臨床の先生方にご参加いただき、複数の視点から討議いただいた。その結

果、評価指標の「用語の定義」には、10件の用語（歯周組織、硬組織、歯周基本治療、細胞シート、支持体、組織付着療法、臨床的アタッチメントゲイン、歯槽骨、プロービングデプスおよび歯肉退縮）が掲載されているが、歯周病学会用語集から抜粋したものを、委員に一般向けに加筆修正していただいたものである。「非臨床試験」の項では、歯周組織治療用細胞シートの有効性評価のための欠損モデルとして大型動物が用いられることが記載されている。その有効性評価は、X線的ならびに組織学的に歯槽骨、歯根膜、セメント質の形態計測などによることが記載されている。また、臨床試験の評価項目については、複数の具体的な項目が委員より提案され、討議された。委員全員の合意を得られた評価項目は評価指標の本文に、また、それ以外の項目については、評価指標 6．参考情報 の項に Appendix として掲載され、「臨床試験（治験）」の項は充実した記載となっている。

一方、報告書には、以下の6件の調査報告を掲載した。
① 歯科再生治療の現状：組織修復と臓器置換型再生治療
② 骨の再生について
③ 歯周組織再生治療における細胞移植について
④ 自己骨髄幹細胞移植による歯周組織再生治療と課題について
⑤ リコンビナントサイトカインを用いた歯周組織再生誘導
⑥ 細胞シートの内外の動向について

上記3件も含めて、細胞・組織加工製品の臨床研究の実施にあたっては、「ヒト幹細胞を用いる臨床研究に関する指針」[11]の対象となる可能性が高く、研究体制、細胞調製、移植、および倫理などについてこの指針を遵守する必要がある。ただし、この指針は、薬事法における治験は対象外としている。

5.4 細胞・組織加工製品の実用化のための今後の課題

細胞・組織加工製品の薬事規制のうち、㈳医薬品医療機器総合機構（PMDA）の「確認申請」制度は平成23年6月に廃止され、平成23年7月より開設された「薬事戦略相談」[12]に包含される形になった。薬事戦略相談は、大きく医薬品、医療機器、細胞・組織加工製品の3つにわけられている。

表1は、これまで確認申請を終了した製品の一覧である。全9件のうち5件は医薬品に、4件は医療機器に分類された。製品がどちらに該当するかは厚労省医薬食品局審査管理課医療機器審査管理室に相談することを、評価指標は勧めている。製品中の細胞が産生するサイトカインなどによる効能効果を謳う場合には医薬品へ、物理的に治療部位に留置されることが使用目的の場合は医療機器に振り分けられるようである。いずれに振り分けられても、細胞・組織加工製品はPMDA生物系審査第二部を中心に審査が行われる。

参考までに、医薬品の審査手数料は、最も高額な例（新医薬品）で30,347,700円、医療機器の審査手数料は最も高額な例（新医療機器、クラスⅣ）で9,370,000円である[13]。

第1章　再生医療製品の許認可について

　表1のうち，現在までに，製造・販売承認取得に至った製品は，J-TEC社の自家培養表皮だけである。同社の自家培養軟骨は，現在承認審査中である。自己活性化樹状細胞2件は，事業中止が伝えられている。

　一方，海外に目を転じてみると，平成22年10月から，世界で初めて，ES細胞による脊髄損傷の臨床試験を始めた米国バイオ企業ジェロン社がある。しかし，同社は平成23年11月15日に，その中止を発表した。新聞からの情報をまとめると，副作用（有害事象）が認められたわけではないが，治療効果（有効性）も認められなかったとのことである。

　生きている細胞をその構成に含む細胞・組織加工製品は，厳密にいえばその性状は刻々と変化している。従来の医薬品，医療機器とは，明らかに異なる。その実用化には，従来の医薬品，医療機器よりもさらに高いハードルがあるようにも思える。

　細胞・組織加工製品の開発を妨げず，かつ有効性，安全性を確保するための規制のあり方は？自己および同種製品の安全性評価は，全く同じ基準で行う必要があるのか。いいかえれば，自己製品について，同種製品に対するのと同程度の厳密さが要求されるべきか？など。これらを解決するには，日本再生医療学会をはじめとする関連学会，産業界および行政が連携してその道筋を

表1　細胞・組織加工医薬品等の確認申請終了製品

平成23年2月現在

製品	適用	申請者	分類	申請日	確認終了日
自己活性化樹状細胞	前立腺癌	キリン	医薬品	H12.10.24	H13.10.30
自己活性化樹状細胞	多発性骨髄腫	キリン	医薬品	H12.10.24	H13.10.30
自家培養表皮	重篤な広範囲熱傷	J-TEC	医療機器	H12.12.18	H14. 3 .26
自家培養軟骨	関節軟骨損傷	J-TEC	医療機器	H13. 9 . 7	H16. 2 .19
自家培養皮膚	皮膚欠損創を有する重症熱傷	BCS（→セルバンク）	医療機器	H15. 3 .15	H20. 1 .22
自家骨格筋芽細胞	左室梗塞巣を有する虚血性心疾患	テルモ	医薬品	H16. 6 .25	H18. 4 .28
同種間葉系幹細胞	移植片対宿主病（GVHD）*	JCR	医薬品	H16. 6 .25	H19. 6 .21
他家培養角膜上皮細胞シート	角膜上皮幹細胞疲弊症	アルブラスト	医療機器	H20. 3 .28	H21. 6 .25
自家骨格筋芽細胞シート	重症心不全	テルモ	医薬品	H22. 1 .29	H23. 1 .31

＊　骨髄移植に代表される造血幹細胞移植時の合併症

整備する必要があり，今後の各方面の協力が期待される。

　評価指標は，PMDA での承認審査時の道しるべとして作成しているが，開発担当者も審査での評価項目がわかれば，その項目に注意して機器の開発，設計を行えばよく，開発の迅速化につながる。また，PMDA での各種相談時，あるいは臨床医がヒト幹細胞を用いる臨床研究を開始する時にも利用されていると聞いている。将来的には，これから申請されてくる製品の審査過程からのフィードバックなどを得て，各評価指標をより充実させることも検討したい。

文　　献

1) http://www.meti.go.jp/policy/mono_info_service/service/iryou_fukushi/index.html
2) http://www.info.pmda.go.jp/approvalSrch/ApprovalSrch
3) 平成20年4月4日付け薬食機発第0404002号
4) 平成22年12月15日付け薬食機発1215第1号
5) 平成22年1月18日付け薬食機発0118第1号
6) 平成22年5月28日付け薬食機発0528第1号
7) 平成23年12月7日付け薬食機発1207第1号
8) 平成20年2月8日付け薬食発第0208003号厚生労働省医薬食品局長通知
　　ヒト（自己）由来細胞・組織加工医薬品等の品質及び安全性の確保に関する指針
9) 平成20年9月12日付け薬食発第0912006号厚生労働省医薬食品局長通知
　　ヒト（同種）由来細胞・組織加工医薬品等の品質及び安全性の確保に関する指針
10) 次世代医療機器評価指標作成事業；http://dmd.nihs.go.jp/jisedai/
11) 平成22年厚生労働省告示第380号　ヒト幹細胞を用いる臨床研究に関する指針
12) 薬事戦略相談；http://www.pmda.go.jp/operations/shonin/info/consult/yakujisenryaku.html
13) 審査等手数料；http://www.pmda.go.jp/operations/shonin/info/fee.html#1

第2章 再生医療とビジネス

1 生体吸収性高分子を用いた医療機器, 再生医療材料の開発

松田晶二郎[*1], 鈴木昌和[*2]

1.1 はじめに

　体の中で分解吸収される高分子材料を用いたさまざまな医療機器が開発されている。生体内で吸収されるという特徴は, 吸収されて異物として残らないというだけでなく, さまざまなメリットを生み出している。例えば, 使用した医療機器を抜去するための再手術が不要である, 体内での強度の低下に伴って周囲の組織に力学的な負荷をかけることができる, また, 一時的にバリアとして働くといったメリットがある。分解速度や物性など, 素材がもつ特徴を活かし, いろいろな加工が施され, さまざまな用途に使用されている。生体吸収性高分子からなる医療機器の開発が進む中, 足場として生体吸収性高分子と細胞を組織再生の利用する Tissue engineering と呼ばれる技術が開発され, 再生医療を現実の治療とするための研究も盛んに行われている。本節では, 生体吸収性高分子とその医療機器および再生医療への応用について紹介する。

1.2 医療機器用途に使用される生体吸収性高分子

　高分子が生体環境下で体内に吸収されるためには, 不溶性の高分子が分解（低分子量化）され,

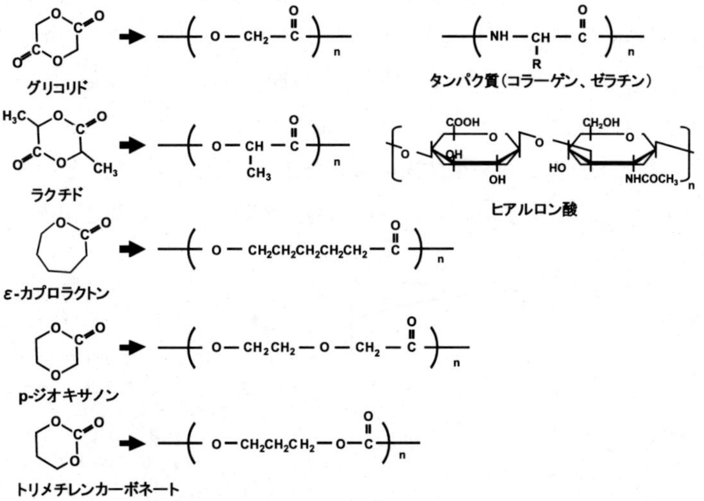

図1　医療用途に用いられる生体吸収性高分子の化学構造

[*1] Shojiro Matsuda　グンゼ㈱　研究開発部　マネージャー
[*2] Masakazu Suzuki　グンゼ㈱　研究開発部　研究開発部長

可溶化される，あるいは，細胞に取り込まれるサイズまで小さくなる場合と，水溶性の高分子が溶解し吸収される場合がある。前者は分解，後者は溶解であるが，最終的に消失することから，どちらも吸収という用語が用いられる。図1に生体吸収性高分子の化学構造式を示した。体内で加水分解される結合には，ペプチド，エステル，グリコシドなどがあり，これらの結合を主鎖にもつ生体吸収性高分子として，タンパク質，α-ヒドロキシ酸のポリエステル，多糖類がある。タンパク質，多糖類など，もともと生物の体内に存在する高分子を天然高分子と呼び，人工的に合成された高分子を合成高分子と呼ぶ。天然高分子の多くは，体内に存在する分解酵素の働きにより速やかに加水分解される。合成高分子であるα-ヒドロキシ酸のポリエステルは，体内に分解酵素はなく，酵素を介しない加水分解を受ける。

1.2.1 合成高分子

ポリ-α-ヒドロキシ酸のうち，図1に示したようなグリコリド，L-ラクチド，p-ジオキサノンの開環重合によって得られるホモポリマー，共重合体，さらに，DL-ラクチド，ε-カプロラクトン，トリメチレンカーボネートを加えたモノマー群の共重合体が医療用途に使用されている。これらのポリマーの分解性は，水の存在下での主鎖のエステル結合の切れやすさによって異なる。空気中でも分解は進み，湿度が高く，温度が高いほど分解は速い。そのため，製品はできるだけ湿度が低く，温度が低い場所で，保管しなければならない。図2に各種ポリ-α-ヒドロキシ酸からなる繊維の37℃リン酸緩衝液中での引っ張り強度変化を示した。ポリグリコリド（PGA）の加水分解は速く，およそ2〜3週間で強度が半減する。ポリ-L-ラクチド（PLLA）の分解は遅く，およそ1年から1.5年で強度が半減する。ポリ-p-ジオキサノン（PDS）の分解速度は，PGAとPLLAの中間であり，およそ8週間で強度が半減する。組成比にもよるが，一般に共重合体の分解は，ホモポリマーよりも速い。グリコリドとL-ラクチド（PGLA），グリコリドとε-カプロラクトン（PGCL）の共重合体は，およそ2週間で強度が半減する。L-ラクチドとε-カプロラクトンの共重合体（PLCL）は，およそ8週間で強度が半減する。

これらのポリ-α-ヒドロキシ酸を生体内のような湿潤環境に暴露すると，加水分解を受ける。まず，分子鎖が切断され，分子量が低下し，次いで強度が低下する。強度がほぼゼロになった後，

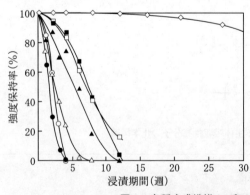

図2　各種合成繊維の37℃リン酸緩衝液中での強度変化

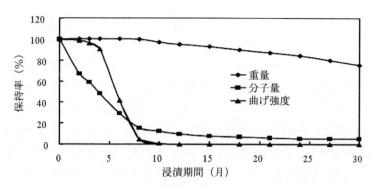

図3　PLLA成型品の37℃リン酸緩衝液中での重量，分子量，強度の変化

物理構造が崩壊し，重量が減少する。図3にピン形状のPLLA成型品の37℃リン酸緩衝液中の分解曲線を示した。分子量は，浸漬後すぐに低下し，およそ4カ月で半減するのに対し，強度は，3カ月間はほとんど変化せず，およそ6カ月後に半減する。重量は，強度がほぼゼロになった8カ月後から減少し始め，2年後に80％程度になる。図4に37℃リン酸緩衝液に浸漬したPGA生地の形状変化を示した。4週間後に，繊維に亀裂が入り始め，12週後に，粉体になっていることが分かる。

また，水溶性高分子であるポリエチレングリコールをラクチドと共重合させることにより，水に不溶性の共重合体が得られる。エステル結合部分が加水分解を受けると，水溶性となり，体内に吸収される。親水性が高く，細胞の接着性が低いという特徴があり，癒着防止材に用いられている。

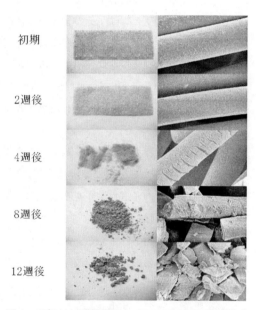

図4　37℃リン酸緩衝液中でのPGA繊維の形状変化
左：外観，右：SEM像

1.2.2　天然高分子

医療機器に使用されるタンパク質には，コラーゲン，ゼラチン，フィブリン，アルブミンなどがある。コラーゲンは，牛や豚の皮膚，骨，腱などの組織から酸処理により抽出され，人工皮膚や止血材の原料として用いられている。抽出部位により20種以上のタイプの異なるコラーゲンがあるが，もっとも量の多い皮膚や腱由来のType Ⅰコラーゲンがよく使用される。コラーゲンは，グリシン—X—Yの繰り返し配列からなる3本のポリペプチド鎖が螺旋構造をとっているものであり，分子量は30万程度である。酸性溶液に溶解し，繊維，スポンジ，フィルム，ハイドロゲルに成形できる。タンパク質の中では，成形性，物性に優れる，取り扱いやすい材料である。

ゼラチンは，古くから食品，薬用カプセル，写真用材料として用いられている。医療機器としては，癒着防止材や生体組織接着材，人工血管のシール材として使用されている。牛の骨からアルカリ抽出されたものが広く使われてきたが，狂牛病騒動以来，豚皮由来のもの，より精製度の高いものが使用されるようになった。アルカリ処理でプリオンは死滅するとされ，ゼラチンにより狂牛病，クロイツフェルト・ヤコブ病が発生したという事実はない。日本ではアルカリ処理ゼラチンは，高度精製品に分類され，生物由来製品とは区別されている。ゼラチンは，コラーゲンの3重螺旋構造が分離し，1本鎖になっているものであり，分子量は10万程度である。ゼラチン水溶液は，約40℃以上で液体となり，それ以下の温度ではハイドロゲルとなる。高濃度の水溶液を作ることができ，コラーゲン以上に取り扱いやすい材料である。繊維，スポンジ，フィルム，粒子，ハイドロゲルに成形することができる。

コラーゲンやゼラチンは，そのままでは体内での分解吸収が速く，グルタルアルデヒド，ホルムアルデヒド，カルボジイミドなどによる化学架橋，紫外線架橋，熱脱水架橋などにより，適切な分解性にコントロールされ使用されることが多い。図5に紫外線架橋したゼラチンフィルムのラット腹腔内での重量変化を示した[1]。5時間紫外線照射したフィルムは，腹腔内で1日以内に吸収され消失するが，40時間照射したフィルムは，分解が遅く，1週間後でも重量が50％残存している。

多糖類の中で医療機器に使用されているものに，ヒアルロン酸，キチン・キトサン，酸化セルロースなどがある。ヒアルロン酸は，側鎖にカルボキシル基をもつグリコサミノグリカンであり，保水力に富むハイドロゲルを形成する。関節の潤滑性を高める薬剤や癒着防止材に使用されている。キトサンは，キチンのアセチル基が部分的にアミノ基に変換されたものであり，癒着防止材，止血材に応用されている。酸化セルロースは，セルロースの水酸基がカルボキシル基に酸化されたものである。繊維化，フィルム化され，癒着防止材，止血材として使用されている。

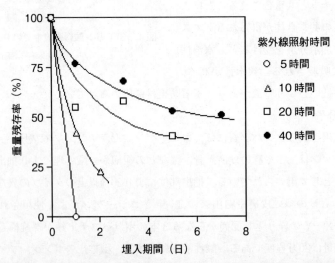

図5　紫外線架橋したゼラチンフィルムのラット腹腔内での分解性

第 2 章 再生医療とビジネス

1.3 生体吸収性高分子を用いた医療機器

1.3.1 吸収性縫合糸

生体吸収性高分子の最大の医療用途は，縫合糸である。体内で分解吸収されるため，糸を抜く必要がない，異物として残らないというメリットがある。用途に応じて分解速度の異なる縫合糸が使用される。弾性率の高い PGA，PLLA，PGLA は，マルチフィラメント糸として使用され，弾性率の低い PDS，その他の共重合体は，モノフィラメント糸として使用される。マルチフィラメント縫合糸には，しなやかで結節しやすい，結び目がほどけにくいという特徴があり，モノフィラメント縫合糸には，感染を起こしにくいという特徴がある。

1.3.2 吸収性繊維布

手術時の生体組織の一時的な補強を目的とした，PGA，PGLA 繊維からなる編織布が製品化されている。生体吸収性繊維と非吸収性繊維の交編布も製品化されている。吸収性繊維布は必要な期間，補強あるいは隔離の役割を果たした後，分解吸収される。肺からのエアリークや膵臓からの出血を止めるため，PGA の編織布とフィブリンのりを併用する手法が広く浸透している。組織の癒着防止を目的とした再生酸化セルロースの編織布も製品化されている。これらの製品には，しなやかで，強度が高く，伸縮性に富むという編織布の特徴が活かされている。

1.3.3 癒着防止材

外傷や手術により，組織が損傷を受けると，損傷組織が修復する過程で周囲の組織と癒着することがある。腹部の手術の後，腸管に癒着が起きると，腸管が閉塞することがある。また，指の手術の後，腱や神経が癒着すると，可動域が制限されたり，疼痛を起こしたりすることがある。心臓外科手術など，初回の手術侵襲により癒着が生じると，2回目の手術では，その癒着を剥離しなければならない。手術時間が伸び，癒着剥離に伴う出血など手術の危険性が増すという問題がある。損傷組織が治癒し，癒着組織を形成しなくなるまでの期間，損傷組織と他の組織との接触を遮り，癒着を防止する医療材料を癒着防止材とよぶ。組織によって損傷治癒に要する期間が異なり，また，材料が長期間残存すると材料を核とする癒着が形成されることもあるため，分解性の適切なコントロールが必要になる。もちろん，材料や材料の分解産物が治癒を阻害してはならない。再生酸化セルロースの編布，ヒアルロン酸とカルボキシメチルセルロースの複合体フィルム，L-ラクチド-エチレングリコール共重合体のフィルム，ゼラチンのフィルムなどが，癒着防止材に使用されている。

1.3.4 生体組織接着材

手術時に，微小血管からの出血を止血したり，肺からの空気漏れを防止したり，脳硬膜の縫合部分からの髄液漏れを防止するといった目的で用いられる材料を生体組織接着材，あるいは，止血材，シーリング材とよぶ。体内の組織の表面は，水分に富んでいるため，水分を含む表面と接着する必要がある。また，血圧や呼吸圧に耐える界面接着強度と材料強度が必要である。特に，噴出性の出血を止めるためには，速やかな接着と高い接着強度が必要である。現在，2種類の液体を患部で混合し，ゲル化する二液性接着材が広く使用されている。水溶性の高分子が，生体に

害を与えない化学反応によって架橋され、不溶化（ゲル化）する原理が用いられる。フィブリンのりという、フィブリノーゲンとトロンビンによる血液凝固反応を利用した二液性接着材が最もよく使用されている。ゼラチンやアルブミンの水溶液をホルムアルデヒド、グルタルアルデヒドで架橋する生体組織接着材もある。アルデヒドを用いた接着材は、強いゲルが形成されるため、動脈瘤の塞栓、破裂防止の目的で使用されている。フィブリンのりは、ヒトまたは動物の血液製剤であるため、合成材料による代替品の開発が進められてきた。N-ヒドロキシスクシンイミド（NHS）の活性基をもつ分子の水溶液とそれと反応するアミノ基などをもつ分子の水溶液からなる二液性接着材が開発されている。NHS活性化ポリエチレングリコール製の接着材は、シーリング材として、フィブリンのりと遜色ない性能を有している。

　生体組織接着材にとって、操作性が良いことも重要な要求性能である。コラーゲンのスポンジにフィブリノーゲン、トロンビンを複合化し乾燥させたシート状の接着材も開発されている。出血が激しい場合など、速やかに患部に接着し、ゲル化させたい時に使用されている。

1.3.5　吸収性骨接合材

　骨は、骨折などで離断しても、離断面を合わせておけば、やがて元通りに治癒する。骨を固定する際に、プレート、ネジ、ピンなどの吸収性骨接合材が使用されている。従来、金属製の骨接合材が使用されていたが、治癒後、金属製の接合材を抜去する手術が必要であり、患者の負担が大きいという問題があった。吸収性骨接合材は、金属よりも強度が劣るものの、抜去のための手術が不要であり、大荷重がかからない部位や再手術が困難な部位に広く使用されている。おもに、整形外科、顎顔面外科、胸部外科、形成外科で使用される。

　骨の修復にはおよそ3カ月程度かかるため、その間、強度が十分に高い必要があり、骨接合材には、分解の遅いPLLAが使用される。強度の高い延伸加工品や、X線造影性をもつヒドロキシアパタイト（HAp）添加品も開発されている。

1.4　生体吸収性高分子の再生医療への応用

　再生医療には、細胞、成長因子、足場（Scaffold）の3つの要素が大きな役割を果たす。生体吸収性高分子は、足場材料に使用される。足場とは、細胞が組織を構築する際に、構築される組織の骨格となったり、構築される組織のガイドとなったりする材料である。前者の場合、骨格材料に細胞が接着し、骨格の間を埋めるように細胞間マトリックスを分泌しながら細胞が増殖し、3次元の再生組織を構築する。後者の場合、ガイド材料の表面に細胞が接着し、その表面を覆うように細胞が増殖し、シート状の再生組織を構築する。吸収性足場材料は、組織構築が進んだ後、生体内で分解吸収され、それに伴い再生組織が生体環境の力学的負荷を受けて成熟していく。また、生体吸収性高分子は、足場材料以外にも、成長因子の徐放担体、あるいは、細胞の移植担体としても使用される。

1.4.1　皮膚再生基材

　化学架橋により分解性を制御したコラーゲンスポンジ（図6）を、皮膚欠損部に貼付すること

で，直径数百ミクロンのスポンジ空隙に線維芽細胞と毛細血管が侵入し，真皮様組織が再生する。この手法は，一般的な治療法として定着しており，再生医療足場製品の成功例といえる。一方，コラーゲンスポンジに線維芽細胞を播種し，培養してから使用する培養皮膚の研究も行われている[2]。これは，体内でおこる組織の進入，真皮組織の再生という反応を体外で進めておこうとするものである。コラーゲンスポンジは細胞接着性に優れ，再生医療足場基材としてよく使用される。

コラーゲンスポンジを用いた治療の場合，肉芽形成までに数週間を要する。そのため，糖尿病性下腿潰瘍，褥瘡など感染のリスクの高い症例への適用は難しい。難治性潰瘍への適用を目指し，血管新生を促す塩基性線維芽細胞増殖因子（bFGF）を徐放可能な皮膚再生基材の研究も行われている[3]。この基材は，組織形成の足場と，薬剤の徐放という2つの役割を同時に果たす。

1.4.2 軟骨再生基材

Tissue engineering という言葉が生まれた研究に使用された材料が，PGA の不織布である。Vacanti らは，PGA 不織布を耳の形に成形し，PLLA 溶液で固定した材料に軟骨細胞を播種し，マウスの背中に耳の形をした軟骨を再生させることに成功した[4]。臨床的には，耳，鼻，気管，関節などの軟骨の再生が求められている。足場材料だけでの再生は難しく，細胞と PGA 不織布やコラーゲンスポンジの足場を複合化させた研究が多い。PGA 不織布は，繊維構造のため細胞の接着性に優れ，細胞が進入して組織を形成する適度な空隙ももっている。さらに，分解が速く，再生した組織が成熟しやすいことが，足場材料として適している理由と考える。

1.4.3 骨再生基材

皮膚や軟骨に比べ，硬組織である骨の再生には時間がかかる。そのため，骨再生基材には，コラーゲンや PGA よりも分解の遅い材料が使用される。また，生体吸収性高分子だけでなく，HAp やリン酸三カルシウム（TCP）など，骨組織を形成するためのセラミック材料が使用されることが多い。PLLA のメッシュ，TCP 粒子，自己骨片，自己骨髄を用いた顎骨の再生[5]，HAp 粒子を含む PLCL スポンジを用いた眼窩底骨の再生[6]が報告されている。また，吸収性材

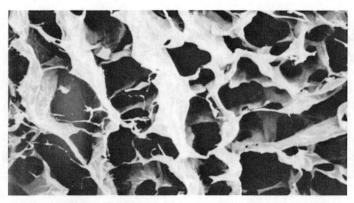

図6　皮膚再生基材に用いられるコラーゲンスポンジの SEM 像

料からなる足場ではなく，体内で材料が吸収されてできる TCP の多孔体を足場とする骨の再生の研究も行われている[7]。

1.4.4. 血管再生基材

再生医療材料も一般の医療材料と同じように，足場，吸収性という機能以外に，医療材料としての機能が求められる。例えば，血管再生基材は，生体血管に縫合固定できなければならない。足場機能と縫合性を両立させるため，多孔体と繊維を複合化することがある。繊維が縫合性を担保し，多孔体が足場機能を果たす。図7にスポンジと繊維の複合足場の SEM 像を示した。新岡らは，PGA 繊維と PLCL スポンジの複合体からなる吸収性基材に自己細胞を播種し，自己の血管を再生させることに成功している[8]。自己組織からなる血管が再生することで，①抗凝固剤の継続的な投与が不要となる，②身体の成長に伴って血管の直径が適応する，③異物として残らず，石灰化などの副作用を引き起こしにくく，血管を取り換えるための手術が不要になる，などのことが期待されている。

1.5 生体吸収性高分子を用いた医療機器，再生医療材料の開発の道筋

筆者らは，生体吸収性高分子を用いた医療機器，再生医療材料の開発に携わってきた。生体吸収性高分子以外の製品開発との相違について十分な理解はないが，筆者らが行ってきた製品開発の道筋について紹介する。

1.5.1 コンセプト設計

コンセプト設計の段階では，医療現場が求めるニーズに対して，まず，生体吸収性であるメリットをどう活かすのかを考える。求められる分解速度，求められる材料物性，構造，形状を考慮し，最適な素材を選び，最適な加工法を設計する。医療機器の場合，安全性が最優先であり，できるだけ臨床使用実績のある素材を選択する。物性や加工性をコントロールする際も，安全性の確立されていない添加剤を用いることはない。

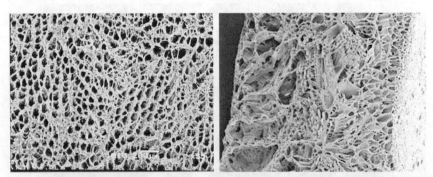

図7 血管再生基材に用いられるスポンジと繊維の複合足場の SEM 像（左：表面，右：断面）

第 2 章　再生医療とビジネス

　分解性以外の基本スペックの評価については，生体吸収性でない医療機器と同様に評価する。天然高分子については，分解酵素を用いて，分解性を評価する。ポリ-α-ヒドロキシ酸製の材料の分解性は，37℃のリン酸緩衝液中に浸漬し，物性の変化を評価する。この条件下で体内と同等の速度の加水分解を受けることが分かっている。また，空気中の水分によって加水分解を受けるため，保管安定性は，包装の条件，保管温度の影響を大きく受ける。

1.5.2　前臨床

　コンセプト設計を終え，試作品を作製すると，動物実験で評価を行う。まずは，コンセプトの検証を行うための性能評価の動物実験を行う。医療機器の開発では，ヒトでの使用を想定，模倣した試験を行うため，ある程度以上の大きさの動物を使った評価を実施することが多い。治癒や再生のメカニズムを調べるための実験や病態モデルでの性能の確認が必要となることもある。動物実験では，材料が完全に分解消失した後まで経過観察する必要がある。また，一般の医療機器と同様に，必要な生物学的安全性試験を行う。この時，材料の抽出物での評価だけでなく，分解産物の毒性を評価することもある。

1.5.3　臨床開発

　臨床開発には，多大の費用がかかる。臨床試験に進んだものの，有効性，安全性が示されず，製品化につながらなければ，大きな損失になるため，非常に慎重に臨床試験の計画を練る必要がある。どんな疾患を対象とし，何を対照群とし，何を評価し（エンドポイント），症例数を何例に設定するか，といった臨床試験のプロトコールデザインがきわめて重要である。医学専門家や統計専門家と連携し，客観的，科学的，かつ，倫理的に妥当性のあるプロトコールを設計しなければならない。特に，生体吸収性医療機器の場合，対照群は，吸収されない医療機器であったり，医療機器を使用しない別の手術手技であったり，医薬品であったりするため，エンドポイントの設定に熟慮を要することが多い。また，この設計の段階で，規制当局の薬事相談制度を活用し，承認申請に耐える臨床データの採取に対する最大限のアドバイスを受けておくことが大事である。臨床開発のステップにおいて，臨床試験を速やかに開始し，速やかに進捗させ，速やかに終了させるためには，プロジェクトの進捗を総合的に管理する有能なプロジェクトリーダーの存在が不可欠である。

　臨床試験で良い結果が得られれば，製造承認申請を行う。申請書の作成，当局の指摘事項への回答など，薬事業務を速やかにこなすことができるかどうかが承認のスピードに大きく影響する。また，製造承認を受けた後も，市販後調査や保険収載のための対応などの開発薬事の要素が残っている。

1.6　おわりに

　再生医療材料も含め医療機器の開発には，科学的で信頼性の高い，有効性，安全性の評価が不可欠である。そのため，製品の評価試験，動物実験，臨床試験を積み重ねるだけでなく，その評価の信頼性（質）の高さが問われる。また，生体吸収性高分子を用いる場合，吸収された後の評

価が必要であり，評価に時間がかかる。このように，質の高い，数多くの評価を，長期間に渡って行う必要があり，開発投資は，必然的に大きなものとなる。薬事法改正以降，この考え方がより深く浸透し，医療機器の開発費用が高騰しているという現実がある。一方，医療技術の進展とともに，医療機器も高度化し，一般的に広く使用できる医療機器は少なくなり，個別疾患の治療に特化した医療機器が求められる傾向がある。つまり，患者さんが少ない，使用される数が少ない，市場の小さい製品のニーズが高い。また，開発された製品が患者さんの治療に有効かどうかだけでなく，患者さんや国の医療費負担に対してコストベネフィットがあるかどうかも重要である。治療効果があっても，あまりに治療費用がかかりすぎる製品は浸透しない。このように，マーケットが小さく，完成までに長期間を要する製品開発に，開発が頓挫するリスクを背負い，高額な開発費を投入しなければならないという構図になっており，医療機器開発がビジネスとして成立するかどうか，厳しい状況にあるといわざるを得ない。吸収性材料が，医療へ貢献できる可能性は高いと考えるが，開発投資をいかに効率化できるかどうかが開発の成否に直結するものと考える。

文　　献

1) S. Matsuda, N, Se, H. Iwata, Y. Ikada, *Biomaterials*, **23**, 2901 (2002)
2) N. Morimoto, Y. Saso, M. Ohta, S. Suzuki, *J Surg Res.*, **125**, 56 (2005)
3) N. Morimoto, K. Yoshimura, M. Niimi, T. Ito, H. Tada, S. Teramachi, T. Murayama, C. Toyooka, S. Takemoto, K. Kawai, M. Yokode, A. Shimizu, S. Suzuki, *Am. J Transl. Res.*, **4**, 52 (2012)
4) W. C. Puelacher, D. Mooney, R. Langer, J. Upton, J. P. Vacanti, C. A. Vacanti, *Biomaterials*, **15**, 774 (1994)
5) Y. Kinoshita, M. Kobayashi, S. Fukuoka, S. Yokoya, Y. Ikada, *Tissue Eng.*, **2**, 327 (1996)
6) S. Asamura, Y. Ikada, K. Matsunaga, M. Wada, N. Isogai, *J. Craniomaxillofac. Surg.*, **38**, 197 (2010)
7) A. Kasuya, S. Sobajima, M. Kinoshita, *J. Orthop. Res.*, 10. 1002/jor. 22044 (2011)
8) N. Hibino, E. McGillicuddy, G. Matsumura, Y. Ichihara, Y. Naito, C. Breuer, T. Shinoka, *J. Thorac. Cardiovasc. Surg.*, **139**, 431 (2010)

2 閉鎖式血清採取用デバイスの開発

山田　亮*

2.1　株式会社ジェイ・エム・エスと再生医療
2.1.1　会社概要

㈱ジェイ・エム・エス（以下，JMSと称す）は旧社名を日本メディカルサプライといい，その英語名 Japan Medical Supply の頭文字3文字から，JMS という名前が由来している。注射器や輸液セット，手術用手袋などの使い捨て医療機器の製造メーカーとして，1965年に広島で設立され，現在は製品の設計から最終製品まで一貫して製造販売する総合医療機器メーカーである。JMS の主力製品は，上述したディスポーザブル製品の他に，血液透析や腹膜透析関連製品，人工心肺関連製品やカテーテルなどがある。

2.1.2　JMSの再生医療への取り組み

JMS は，将来テーマの1つとして，10年以上前から再生医療にも取り組んでいる。再生医療とは，人間が本来持っている再生力（自然治癒力）を利用して損傷臓器や機能低下した器官を治療する療法であり，それを実現する1つの方法である組織工学では，①増殖性の未分化細胞である幹細胞と②幹細胞の栄養源（食料）である増殖因子と③幹細胞の住居である足場（スキャフォールド）とが必要な3要素といわれている。

JMS が再生医療関連事業に参入するに当たり，以下の考えを基本的な開発コンセプトとした。第1に，JMS の蓄積した基盤技術が活用できる製品を開発すること，第2に，歯・目・皮膚・軟骨・骨などから心臓・肝臓・神経・脳まで，幅広い組織再生に普遍的に使える汎用製品を開発することである。これらの基本方針に基づいて長年試行錯誤をしてきたが，現在は主として2つのテーマについて研究を進めている。

1つは，生体吸収性ポリマーの開発である。増殖した幹細胞を効率よく体の損傷部位や欠損部位に移植するために，細胞が流失しないで移植部位に留まり，そこで細胞が増殖し，さらに細胞本来の機能が発揮できる，細胞にとって居心地の良い住居の開発である。そして，時間が経つと住居である材料が自然に消えてなくなり細胞組織に置き換わる，そのような生体吸収性ポリマーの足場材料（スキャフォールド）を目指している。足場材料の開発では，生体吸収性高分子の初歩的な合成から着手し，現在は，分子量・柔軟性・生体吸収時間などを自由自在にコントロールできる合成技術や，フィルム・チューブ・スポンジなどへの独自な加工技術を開発している。

もう1つは，血清を閉鎖的に採取するデバイスの開発である。弊社は古くから血漿や赤血球・血小板などの輸血用血液製剤を調製する"血液バッグ"という製品を製造販売してきた。JMS 閉鎖式血清採取用デバイスは，この"血液バッグ"をベースに開発着手した。開発までの経緯は後述するが，本デバイスで採取された血清は，例えば，ドライアイの自己血清点眼治療法や，皮膚再生治療法など，血清を必要とする様々な用途への応用が期待されている。

---

*　Ryo Yamada　㈱ジェイ・エム・エス　研究開発統括　中央研究所顧問

再生医療製品の許認可と組織工学の新しい試み

本節では，紙面の制限から，上述した２つのテーマのうち，閉鎖式血清採取用デバイスの開発について紹介する。

2.2 血清と血漿

JMS閉鎖式血清採取用デバイスの製品概略を述べる前に，血清と血漿の違いについて簡単に説明する。

血液を試験管に入れ放置すると，凝固して沈殿物（血餅）と液体（血清）とに分かれる。血餅は赤血球，白血球，血小板などの細胞成分と繊維素（フィブリン）とからなり，これを遠心分離すると血清と血餅とを分離できる（血清中には，凝固の過程で活性化された血小板から放出された増殖因子が含まれている）。一方，血液にクエン酸塩などの抗凝固剤を加えると凝固は起こらず，それを遠心分離すると，下層に細胞成分が，上層に血漿が分離する（血漿中にはフィブリンの前駆体であるフィブリノーゲンが入っている）。

2.3 JMS閉鎖式血清採取用デバイスの開発

2.3.1 バッグタイプデバイスの開発

閉鎖式血清採取用デバイスとしてバッグタイプとチューブタイプとの２規格を開発した（図１，図２）。

(1) バッグタイプデバイスの開発経緯

弊社は古くから血漿や赤血球・血小板などの輸血用血液製剤を調製する"血液バッグ"という製品を製造販売してきた。弊社"血液バッグ"は，①強い遠心条件でも破損しない，②血液および血液成分の保存性に優れている，などの特性を持っている。そこで，バッグタイプデバイスは

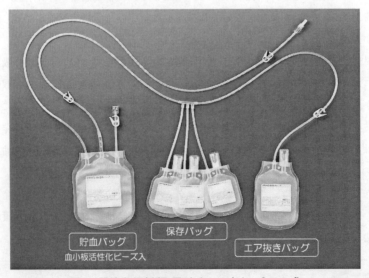

図１　閉鎖式血清採取用デバイス（バッグタイプ）

第2章 再生医療とビジネス

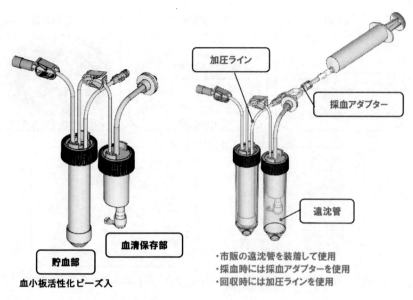

図2 閉鎖式血清採取用デバイス（チューブタイプ）

この"血液バッグ"を基に開発した。

血液は長い時間放置すれば凝固するが，短時間だと凝固が不完全なため，遠心分離しても血清と血餅とがきれいに分離できない。また，バッグからチューブを介して血清を他容器に移す場合に，血清中に浮いているフィブリン塊がチューブの中で詰まることもある。これらの問題を解決するために，血小板活性化ビーズを考案した。血液を血小板活性化ビーズと接触させると，血小板活性化ビーズが凝固の核となり，その周りで血液凝固が起こり，遠心分離すると血清と血餅とが短時間できれいに分離できる。

(2) 使用方法

バッグタイプデバイスの使用方法を図3に示す。

まず，①ドナーから血液を落差により貯血バッグに採血し，貯血バッグの重さを測定して採血量を決める。②採血後，30分間振盪して血液凝固を促進させ，③遠心分離（2,000× g，7分間）する。④遠心分離後，貯血バッグを分離板にセットし，⑤遠心上清の血清を3つの保存バッグに分注する。

血清保存バッグはチューブシーラーによりそれぞれ分離され，−30℃や−80℃で冷凍保存できる。また，保存バッグはバッグのまま補体系の非働化（56℃，30分間：水浴中）を行うことができる。

2.3.2 チューブタイプデバイスの開発

(1) チューブタイプデバイスの開発経緯

バッグタイプデバイスは大量の血清が必要な場合に有用だが，基礎研究では小容量用のデバイスが望まれる。また，バッグタイプの遠心分離には血液センターで用いる特殊な大型の遠心分離

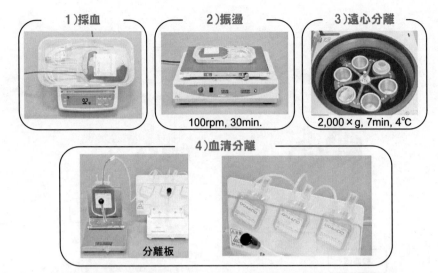

図3 閉鎖式血清採取用デバイス（バッグタイプ）による血清の調製方法

機が必要で，一般の研究室では使用できない。

そこで小容量用デバイスの開発に際し，①デバイスの構成と材質はバッグタイプと同じにすること，②一般の研究室にある汎用の小型遠心分離機で血清分離できること，の2点に留意した。まず，バッグタイプをそのままスケールダウンした形状を試作したところ，バッグが肉薄で柔らかいため，遠心分離するとバッグが遠心管の底部でつぶれた。そこで，材質は同じで少し硬めのグレードを選別し，小型の遠心機に挿入できる肉厚で縦長のチューブ形状とした。すなわち，図2に示すように，貯血部を汎用の50 mL容コニカルチューブ（以後，遠沈管と称する）に装着し，それを小型遠心分離機にセットして遠心分離できる形状とした。

(2) 使用方法

まず，①チューブタイプの貯血部と血清保存部とに遠沈管をそれぞれ装着し，スタンドにセットする。②採血アダプターを装着し，ドナーに採血針を穿刺後，③シリンジで吸引して採血する。④採血後，血液凝固を効率よくするために30分間振盪し，⑤遠心分離（$2,000 \times g$，7分間）する。⑥遠心分離後，加圧ラインにシリンジをセットし，加圧して貯血部上清の血清のみを血清保存部に移す（図2）。

血清保存部はチューブシーラーにより分離され，遠沈管を付けたまま−30℃や−80℃で冷凍保存できる。非働化（56℃，30分間：水浴中）もバッグタイプと同様に可能である。

2.4 JMS閉鎖式血清採取用デバイスの特徴

本デバイスの特徴について以下にまとめた。

(1) 完全閉鎖式

バッグタイプのデバイスは，図1に示すとおり，血液を貯留する「貯血バッグ」，分離した血

第2章　再生医療とビジネス

清を分取・保存する「保存バッグ」，不要な空気を回収する「エア抜きバッグ」とから構成され，各容器はすべてチューブで接続されている．このため，血液の採取・貯留から血清の分離・保存までの一連の操作を外気に触れることなく行えるため，細菌汚染のない血清が本デバイスにより調製・保存できる．チューブタイプのデバイスもバッグタイプと同様に完全閉鎖式である．

(2) 血小板活性化ビーズ

貯血バッグには，本製品の最大の特徴である血小板活性化ビーズが入っている．貯留した血液がこの血小板活性化ビーズに接触すると，血小板活性化ビーズが凝固の核となり，その周りで血液凝固が起こり，さらに遠心分離すると，血清と血餅とが短時間できれいに分離する．また，血小板がビーズに粘着することで血小板の活性化が促進され，血小板のα顆粒に含まれている様々な増殖因子が放出される．バッグタイプと同様に，チューブタイプのデバイスにも貯血部に血小板活性化ビーズが入っている．

(3) 大容量規格と小容量規格

バッグタイプのデバイスは，70～200 mLの全血から約30～100 mLの血清が一度に調製できる．一方，チューブタイプのデバイスは，15～20 mLの全血から約7～10 mLの血清が調製できる．

2.5 閉鎖式血清採取用デバイスの応用例
2.5.1 調製された血清の応用について

JMS閉鎖式血清採取用デバイスは，細菌汚染のない安全な血清を短時間で調製するデバイスである．また，血小板活性化ビーズにより，血清中には多種多様な増殖因子が含まれていることが社内評価によりわかっている．このような特徴を有する血清は，例えば，ドライアイの自己血清点眼治療法や，美容整形外科領域での皮膚再生治療法など，血清を必要とする様々な用途への応用が期待される．また，近年，ヒト血清による幹細胞の増殖についての研究成果がいくつか報告され[1～7]，再生医療の分野でも応用が期待される．

2.5.2 血小板活性化ビーズと血液との接触時間

血小板活性化ビーズにより血液凝固が促進され，同時に，血小板も活性化されて，その結果，様々な増殖因子を含む血清が短時間で分離される．このような血清を再現よく分離するために，血液と血小板活性化ビーズとの接触時間について検討した．すなわち，血液と血小板活性化ビーズ入りの貯血バッグを振盪させて，血中のフィブリノーゲン濃度・血小板数・各種増殖因子濃度などの経時的な変化を測定した．

図4は，ヒト血液中のフィブリノーゲン濃度・血小板数と振盪時間との関係を示したもので，フィブリノーゲン・血小板ともに振盪時間20分以内で検出限界以下となった．

図5は，血小板から放出される増殖因子 PDGF（platelet derived growth factor）の血中濃度と振盪時間との関係を示したもので，TGF-β1（transforming growth factor）やHGF（hepatocyte growth factor）などの増殖因子もPDGFと同様の放出曲線であった．すなわち，い

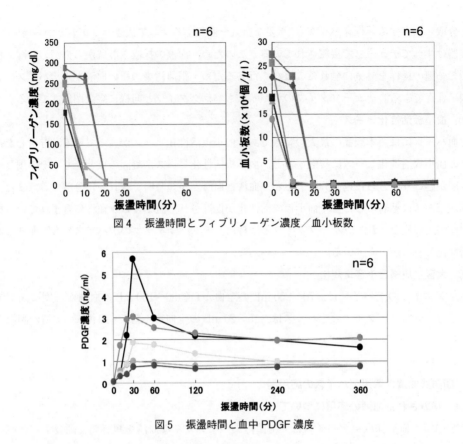

図4 振盪時間とフィブリノーゲン濃度／血小板数

図5 振盪時間と血中PDGF濃度

ずれの増殖因子も振盪時間30分までは血中濃度が増加したが，それ以降の濃度は一定であった。

以上の結果から，血液と血小板活性化ビーズとの振盪時間を30分とした。

2.5.3 本デバイスで調製したヒト血清の性能評価

次に，上記方法で調製した血清を用いて，ヒト間葉系幹細胞を培養し，幹細胞がどのくらい増殖するかについて検討した。なお，血清は健常人ドナーから採血し，図3に示した方法で調製

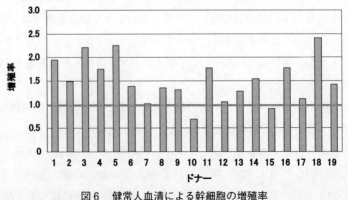

図6 健常人血清による幹細胞の増殖率

した。

　図6は，健常人血清と，ウシ胎児血清（FBS）とによる幹細胞の増殖結果を比較したもので，増殖率という指標で示した（増殖率＝健常人血清による培養後の細胞数÷FBS（3ロット）による培養後の平均細胞数）。図6から，本デバイスで調製したヒト血清はFBSと同等の細胞増殖効果を示した。

2.5.4　本デバイスで調製したヒト血清の長期保存性について

　血清の長期保存について検討した。本デバイスで調製した健常人血清を－80℃で1年間長期凍結保存した後，ヒト間葉系幹細胞の増殖能や血清中の増殖因子濃度などについて，新鮮血清と比較した。

　その結果，本デバイスで調製し1年間凍結保存した血清は，新鮮血清と同様に，ヒト間葉系幹細胞を増殖させることができ，また，新鮮血清とほとんど同じ濃度の増殖因子が維持されていた（社内資料）。

2.6　再生医療用医薬品・医療機器の許認可の状況

　欧州，米国，アジア諸国および日本における再生医療用途の医薬品・医療機器の許認可の状況は，それぞれの国の事情によって多少異なる。欧州のCEマーキング制度のように企業責任における自己認証の色合いの強い地域では，再生医療用途での認可取得はなされているが，その他の地域では，各国の規制の考え方によって異なり，再生医療用途の医薬品・医療機器の認可は，どこまで規制するべきか議論している段階である。

　日本国内でも，再生医療は，今後が大きく期待される分野であるが，未だ研究が主体の段階である。産業として本格的に普及するまでには，まだ解決すべき多くの課題があり，時間がかかりそうである。したがって，現時点では，再生医療用途に特化した医薬品・医療機器の認可は未だ議論を進めている段階にあり，今後，議論が進んでいくことで再生医療用途の医薬品・医療機器の認可がなされるものと考える。

　閉鎖式血清採取用デバイスは血清を安全に大量に調製するデバイスであり，調製された血清は再生医療への応用も期待される。

　JMSは引き続き，公的研究機関と共同で基礎的な学術データを蓄積すると共に，世界各国（特に欧州・米国・アジア）で認可取得を検討している。

文　　献

1) N. Yamamoto, M. Isobe, A. Negishi et al., *J. Med. Dent. Sci.*, **50**, 63 (2003)
2) T. Kobayashi, H. Watanabe, T. Yanagawa et al., *J. Bone Joint Surg.*, **87-B**(10), 1426 (2005)

3) A. Shahdadfar, K. Froensdal, T. Haug et al., *Stem Cells*, **23**, 1357 (2005)
4) L. P. Ang, T. Nakamura, T. Inatomi et al., *Arch. Ophthalmol.*, **124**, 1543 (2006)
5) C. A. Gregory, E. Reyes, M. J. Whitney et al., *Stem Cells*, **24**, 2232 (2006)
6) B. Lindroos, K-L. Aho, H. Kuokkanen et al., *Tissue Engineering Part A*, **16**(7), 2281 (2010)
7) O. Honmou, K. Houkin, T. Matsunaga et al., *Brain*, **134**(6), 1790 (2011)

3 再生医療研究のための培養器材

塚田亮平[*1],佐倉武司[*2]

3.1 ライフサイエンスにおける当社のあゆみ

住友ベークライトは,SUMILON®ブランドで親しまれているプラスチック理化学製品をお客様に提供し始めて30年あまりとなる。また,新たに2009年にS-バイオ事業部を設立し,幅広くライフサイエンスの分野に力を注ぎ,お客様のニーズに則した様々な製品を提供している。

当社は長年,高分子合成技術やプラスチック成型・加工技術を培ってきた。S-バイオ事業部では,これらに生体材料工学や表面処理技術などの技術を融合させ,より付加価値が高く,当社の技術特長を活かした特色ある製品を市場に提供するため,開発に取り組んでいる。

本節では再生医療研究分野について当社の技術・製品を概説し,本分野における当社の取り組みについて紹介したい(図1)。

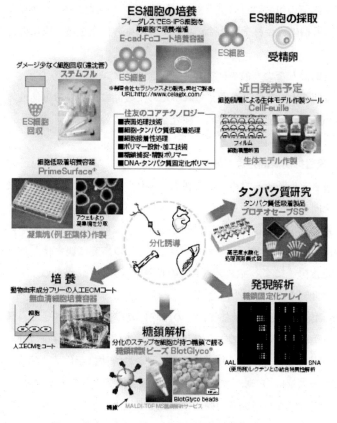

図1 住友ベークライトの再生医療研究支援製品

---

*1　Ryohei Tsukada　住友ベークライト㈱　S-バイオ事業部　研究部　研究員
*2　Takeshi Sakura　住友ベークライト㈱　S-バイオ事業部　研究部　部長

3.2 高水準の品質管理がなされた培養器材

　治療に用いる細胞は，汚染（雑菌，異物の混入，クロスコンタミネーションなど）されていないことが必須であり，汚染を防止するために細胞調製施設（CPC：Cell Processing Center）と呼ばれる高度に管理されたクリーンルームで調製される。

　CPCには高度な清浄度が求められるため，その操作工程で用いられる培養器材や各種周辺器具もそれに応じた品質水準と仕様が求められる。

　当社では，このような背景のもと，培養器材や細胞凍結保存用チューブなどについて，滅菌条件，異物管理などについて高い品質基準を満たした製品をラインアップしている。

　CPCの外部から，実験器材を持ち込む際は，付着の可能性のある汚染物質を除去または不活化（除染）することが必要である。当社の培養器材をはじめとする製品は滅菌されており，無菌であるが，外側の包装材は外気と接触しているため，CPCに持ち込む際は除染作業を行う必要がある。そこで，CPCの運用に合わせ，包装材を多重にした製品をラインアップした。多重に包装することで，内側の包装材は外気と触れず，無菌性が保たれる。そのため，製品をCPCに持ち込む直前に，外側の包装材を取り除くことで，除染の作業を最低限に抑えることが可能となる。

　また，治療を目的としない一般の研究用途では問題とならないような小さな異物の混入でも，細胞治療用途では問題となることが考えられるため，製品に付着する可能性のある異物についても，当社独自の基準を設け，厳重に管理，検査を実施している。

3.3 タンパク質吸着抑制表面処理を施した培養器材

　当社は細胞の接着を抑制するために，超親水性ポリマーによるタンパク質吸着抑制表面処理を施した培養器材を開発した。

　光官能基を側鎖に有する超親水性ポリマーを器材表面に塗付し，紫外線を照射することで，安定な超親水性薄膜が器材表面に形成される（図2）。この高度に親水化された器材表面では，その表面に吸着した水分子によってタンパク質の吸着が阻害される[1]ため，タンパク質の吸着，ひいては細胞接着が抑制される。

　ES細胞やiPS細胞を心筋や神経など目的の細胞に効率よく分化させる過程で細胞凝集塊（胚様体）を形成する手段がある。このような胚様体形成方法として，従来は「ハンギングドロップ法」という方法が用いられていた。しかしながら，この方法は手作業に頼らざるを得ず，作業が煩雑であることから大量に均一な大きさ[注1]の胚様体を作製することが困難である。

　当社はこのような背景から研究者の操作の熟練を必要とせず，ロボット操作が可能で大量に均一な大きさの胚様体を形成できる96マルチウェルプレートを開発した。その工夫として，上述の

注1）　胚様体の大きさはその後の分化に影響することが報告されている[2]。そのため，胚様体の大きさを均一に制御して作ることは重要である。

第2章 再生医療とビジネス

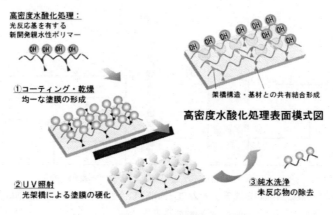

図2 タンパク質低吸着表面の構築

タンパク吸着抑制処理をプレート壁面に施し，さらにヒトES細胞・iPS細胞から効率よく胚様体を形成するために，ウェル側壁の傾斜角を大きくした。このU字形ウェルに細胞懸濁液を分注すると図3のように細胞はタンパク無吸着表面処理と側壁の傾斜により，ウェル壁面に接着することなく底部に集積し，再現良く均一な大きさの胚様体が形成される[3〜5]。

また，細胞回収時の吸着ロスを低減するために，内壁に超親水性ポリマーによるタンパク質吸着抑制表面処理を施したチューブを開発した。超親水性ポリマーをチューブ内壁に塗布することで，チューブへの細胞の接着が抑制されるため，細胞回収率が向上する。体性幹細胞やES，iPS細胞は得られる細胞数が少なく，貴重であるので，このような器材は有効である。

本製品の使用例として，「スフェア法」[6]によって角膜内皮組織から角膜内皮前駆細胞を採取した結果を示す（図4）。本製品を使用することで，壁面への細胞の吸着が抑制され，一般的なプ

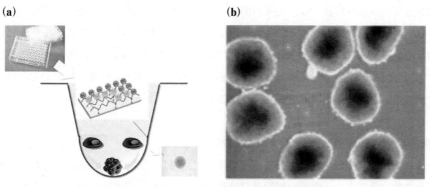

図3 96ウェルプレートを用いた胚様体形成

(a) PrimeSurface®96Mプレート：傾斜のついた側壁形状が，狭い底部に細胞を誘導する。その結果，従来の培養容器よりも狭い範囲に細胞が集まり，細胞どうしの凝集が最大化される。
(b) ヒトES細胞の胚様体の写真（理化学研究所 発生・再生科学総合研究センター 幹細胞研究支援・開発室 提供）

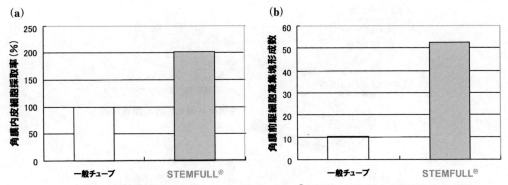

図4　タンパク質吸着抑制処理チューブ：STEMFULL®を使用した角膜内皮前駆細胞の回収

(a) 同一サイズの角膜内皮組織から単離した細胞の回収数
一般的なプラスチック製チューブでは，細胞が壁面に吸着し，採取できる量が低減するが，本製品を使用することで，壁面への細胞の吸着が抑制され，約2倍の細胞を採取することができた。
(b) 角膜内皮組織から回収した細胞10,000個から形成される角膜内皮前駆細胞の凝集塊数
本製品を使用することで，角膜内皮前駆細胞をロスせずに回収できるため，一般的なプラスチック製チューブに対し約5倍の凝集塊が形成した。

（データ提供：東京大学　角膜組織再生医療寄附講座　横尾誠一　先生）

ラスチックチューブと比較して，約2倍の細胞を採取することができた。

また，一般的なチューブと比較して，回収した細胞群から約5倍の前駆細胞の凝集塊を形成し，前駆細胞の回収率を格段に向上させることができた。

3.4　細胞接着タンパク質の活性部位配列ペプチドを修飾した培養器

細胞外マトリックスタンパク質の細胞接着や伸展にかかわる活性部位配列ペプチドを化学合成し，培養基材表面に固定化することによって，安定な細胞接着性を付与した製品を開発した。

本製品（無血清培養容器）は，由来の明確な化学合成物で構成されており，生体由来成分を一切含まないため，再生医療におけるXeno-Free培養系に使用できる。また，培養面に接着因子が固定化されているので，低血清もしくは血清を使用せずとも細胞を接着させることができる（図5）。このため，例えば，医薬品の評価試験においては，細胞に作用させたい薬剤のタンパク結合を低減でき，実験効率の向上が期待される。

3.5　糖鎖を指標とした細胞の品質管理の可能性

本節ではここまで培養器材を主題に述べてきたが，実際の医療現場では培養した細胞の「品質」の評価が非常に重要となるため，細胞品質管理指標としての糖鎖の可能性を紹介したい。

翻訳後修飾の1つである糖鎖修飾はタンパク質の機能に影響を与えることや細胞表面のタンパク質や脂質に結合した糖鎖が，細胞間の情報伝達や毒素，ウイルスなどの外部物質と細胞との相互作用に関与していることが既に知られている[7]（図6）。

細胞表面の糖鎖の修飾パターンは，幹細胞の分化や，細胞のがん化によって変化することが知

(a)
血清濃度
通常の培養容器
無血清培養容器
0%
0.1%
1%
10%
(b)
播種24時間後の細胞数／初期播種数（%）
140
120
100
80
60
40
20
0
0.0
0.1
1.0
10.0
0.0
0.1
1.0
10.0
通常の培養容器
無血清培養器
血清濃度（%）

図５　骨髄由来ヒト間葉系幹細胞の接着

(a)　細胞播種後24時間後の写真。開発した培養器材にはあらかじめ接着因子が修飾されているので，低血清下でも安定な細胞接着が得られる。

(b)　細胞播種24時間後の細胞接着率。通常の培養容器では低血清条件下ではほとんど細胞が接着していないのに対して，本製品では低血清下においても高い細胞接着を得ることができる。

縦軸は播種細胞数に対する播種24時間後の接着細胞数の割合（単位は%）を示す。

細胞：Lonza 社製ヒト間葉系幹細胞

培地：Lonza 社製専用培地キット：MSCGM BulletKit（製品コード PT-3001）
MSCBM（製品コード PT-3238），440 ml + L-Glutamine，10 ml + GA-1000，0.5 ml に血清成分 Mesenchymal Cell Growth Supplement（MCGS）を 0，0.1，1.0もしくは10 vol/vol(%)となるように添加。

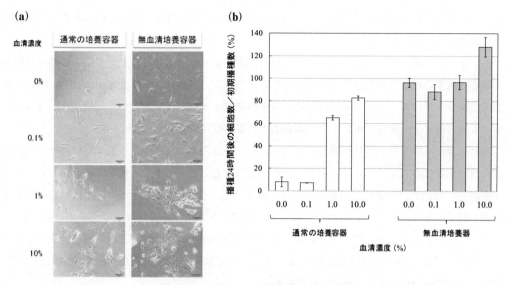

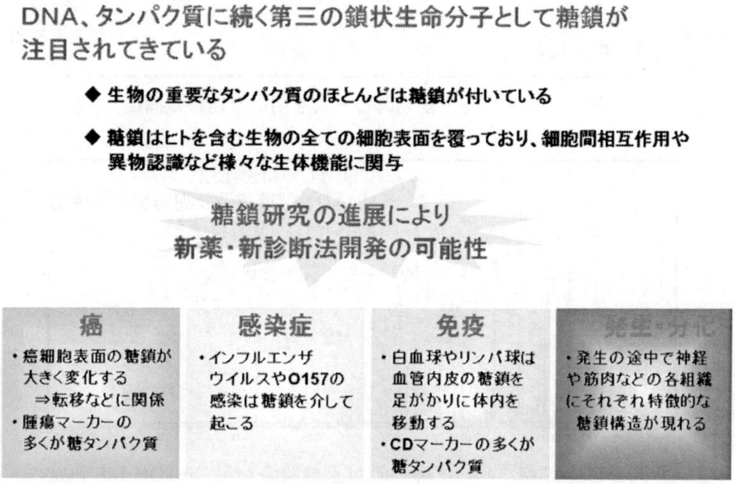

DNA、タンパク質に続く第三の鎖状生命分子として糖鎖が
注目されてきている
◆ 生物の重要なタンパク質のほとんどは糖鎖が付いている
◆ 糖鎖はヒトを含む生物の全ての細胞表面を覆っており、細胞間相互作用や異物認識など様々な生体機能に関与
糖鎖研究の進展により
新薬・新診断法開発の可能性
癌
・癌細胞表面の糖鎖が大きく変化する
⇒転移などに関係
・腫瘍マーカーの多くが糖タンパク質
感染症
・インフルエンザウイルスやO157の感染は糖鎖を介して起こる
免疫
・白血球やリンパ球は血管内皮の糖鎖を足がかりに体内を移動する
・CDマーカーの多くが糖タンパク質
発生・分化
・発生の途中で神経や筋肉などの各組織にそれぞれ特徴的な糖鎖構造が現れる

図６　糖鎖解析研究の用途

られており[8]，幹細胞の品質評価について，遺伝子やタンパク質とともに，糖鎖を切り口とした評価指標の探索研究が行われている[9]。

このような状況の中，糖鎖に着目した幹細胞の評価指標の探索を行う上で，細胞の持つ糖鎖を正確に分析する技術は重要性を増していくと考えられる。当社は，これまで生体試料の糖鎖分析のボトルネックであったサンプル前処理（糖鎖の精製とラベル化）を誰でも，簡便に，5時間程度で実施可能にする糖鎖精製ビーズの開発および製品化に成功した[10]。

本ビーズは，ヒドラジド基が高密度に導入されているため，糖タンパク質から切り出された糖鎖の還元末端に存在するアルデヒド基と共有結合させることができ，夾雑物を多量に含むサンプル中から，糖鎖だけを網羅的に捕捉することができる（図7）。また，ビーズと糖鎖の間に安定な共有結合が形成されるため，糖鎖がビーズに固相化された状態で徹底的に洗浄が可能であり，従来の方法では糖鎖との分離が難しい夾雑物（界面活性剤，ペプチド，イオン性成分など）を容易に除去・精製できる。精製した糖鎖は，種々の測定装置（HPLC，LC-MS や MALDI-TOF-MS など）に適した標識分子を選択可能である。

例として HeLa 細胞 1×10^6 個の N 型糖鎖を糖鎖精製ビーズにより回収し，MALDI-TOF-MS で測定した結果を示す（図8）。細胞表面に発現する複雑かつ多様な構造の糖鎖を特別なテクニックを必要とせずに検出することができた。

本糖鎖精製ビーズを用いることで，細胞間の糖鎖の修飾パターンを容易に比較することが可能

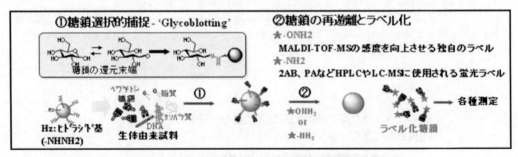

図7　ヒドラジド基修飾ビーズを用いた糖鎖の捕捉

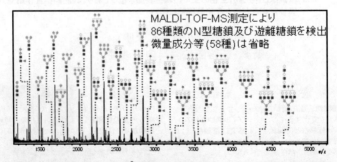

図8　HeLa 細胞（1×10^6 個）の N 型糖鎖の MALDI-TOF-MS 測定結果（構造は m/z 値からの推測）

第2章 再生医療とビジネス

となり[11]，糖鎖による幹細胞の品質評価指標の探索が促進されると考える。

3.6 おわりに

本節で述べた培養器材は，全て高分子材料で作られたものである。高分子材料は，成型加工，高分子材料の特性，表面の改質，など種々の技術の選択と組み合わせにより用途に合わせた機能を付与できる。このため，今後さらに再生医療研究における重要性が増していくと期待している。当社としても，研究者のニーズに合わせ，再生医療研究の一助となる製品を提供していきたい。S-バイオ事業部の製品ならびにサービスの詳細については，下記URLを参照されたい (http://www.sumibe.co.jp/product/s-bio/index.html)。

文　献

1) 明石満，門脇功治，ますます重要になる細胞周辺環境（細胞ニッチ）の最新科学技術, メディカルドゥ, p.37 (2009)
2) Yu-Shik Hwang, B. G. Chung, D. Ortmann, N. Hattori, H. C. Moeller, and A. Khademhosseini, *PNAS*, **106**(40), 16978 (2009)
3) T. Aoki, H. Ohnishi, Y. Oda, M. Tadokoro, M. Sasao, H. Kato, K. Hattori, H. Ohgushi, *Tissue Eng. Part A*, **16**(7), 2197 (2010)
4) Y. Oda, Y. Yoshimura, H. Ohnishi, M. Tadokoro, Y. Katsube, M. Sasao, Y. Kubo, K. Hattori, S. Saito, K. Horimoto, S. Yuba, H. Ohgushi, *J. Biol. Chem.*, **285**, 29270 (2010)
5) S. Yasuda, H. Tetsuya, T. Hosono, M. Satoh, K. Watanabe, K. Ono, S. Shimizu, T. Hayakawa T. Yamaguchi, K. Suzuki and Y. Sato, *Biochem. J.* **437**, 345 (2011)
6) 福田敏雄ほか，細胞分離・操作技術の最前線，シーエムシー出版，p.78 (2008)
7) 谷口直之，わかる実験医学シリーズ　ポストゲノム時代の糖鎖生物学がわかる，羊土社，p.50 (2002)
8) 谷口直之，わかる実験医学シリーズ　ポストゲノム時代の糖鎖生物学がわかる，羊土社，p.37, p.119 (2002)
9) H. Tateno *et al.*, *J. Biol. Chem.*, **286**(23), 20345 (2011)
10) 天野麻穂，三浦嘉晃，西村伸一郎，生化学，**83**(1), p.5 (2011)
11) M. Amano, M. Yamaguchi, S-I. Nishimura *et. al.*, *Mol. Cell. Proteomics*, **9**, 523 (2010)

4 再生医療を目指した自動培養装置の開発

中嶋勝己[*1], 中村 勝[*2]

4.1 実用化における手培養の限界と自動培養装置の必要性

　本節では，進行している再生医療の細胞培養（製造）現場での細胞培養者（手培養）の現状と，その限界について述べ，自動培養装置（自動培養）の必要性について論ずる。

　現在，再生医療に用いられる移植用細胞の培養（製造）は，CPC（Cell Processing Center：細胞プロセッシングセンター）内にてその培養に熟練した作業員が複数名，細胞の製造作業に従事している。培養に関わる人員構成は，①作業者（細胞培養そのものを実施する作業員），②確認者（作業者が行う工程を監視，記録する者），③指示者（作業者への作業内容の指示および，確認者の作成した作業内容書の承認者）が規定されており，CPCの運営には少なくとも3名の人員構成が必要である。製造する細胞数が多い場合，人員の時間が大変長く掛かる作業もあり，製造現場のスループット能力に大きな制約を及ぼしている。

　各種再生医療に必要な細胞数は，10^7～10^9オーダーの細胞数が必要とされるプロトコルが存在する。10^9個までは人が何とか対応可能な範囲である。この場合，1人の患者のための細胞培養に必要な作業者の作業期間は3～4週間，必要な実作業時間は約50時間であり，時間的・物理的負担も大きい。

　自動培養のメリットを以下のように考えている。自動培養では，

① 熟練した細胞培養作業者が必要なくなる。
② 作業者が，培養操作内の環境から隔離されるため，作業者の安全性が確立される。
③ 従来の手作業に関わっていた作業員の時間の節約になる。
④ 人件費が削減でき患者への治療費負担額を削減できる。
⑤ 自動培養により細胞製造能力が大きくなる。
⑥ CPC環境がなくとも，ある程度の空調レベルの環境があれば，装置を設置できる。
⑦ そのため，巨額な費用の掛かるCPCの新設費，運用費が削減できる。

　現在，ヒト骨髄間葉系幹細胞を利用した各種臨床研究の疾患を例に取ると，脊椎損傷（関西医科大学），脳梗塞（札幌医科大学），心筋梗塞（大阪大学，東海大学），肝硬変（山口大学），パーキンソン病（東北大学），軟骨疾患（Act-WEST）などの前臨床試験，臨床試験が進行しており，その需要は大きく伸びると予想される中，患者数が年間多数に及ぶため，手作業による培養では細胞の製造が間に合わなくなるとの指摘がある。

　したがって，自動培養装置の必要性が求められる時代が来ることが予想され，より再生医療の

[*1] Katsumi Nakashima 　川崎重工業㈱　技術開発本部　システム技術開発センター
　　　　　MDプロジェクト室　室長
[*2] Masaru Nakamura 　川崎重工業㈱　技術開発本部　システム技術開発センター
　　　　　MDプロジェクト室

第2章 再生医療とビジネス

事業化に貢献できると想定している。

4.2 自動培養装置の開発コンセプト

　開発すべき自動培養装置は，医療に使用できる細胞の培養が可能な自動培養装置である。再生医療においては，細胞製品が医療機器として承認を受けている。そのことから考えると，自動培養装置は，医療機器の製造装置である。装置そのものは直接の薬事法の承認対象とはならなくても，医療機器を一定の品質で作ることができる製造装置であることが求められ，GMPの対象と考えられる。

　これまで，再生医療の細胞製品は，CPCにおいて手培養で製造されてきた。その場合，培養操作を行う場所はクリーンルーム内の安全キャビネット内であり，安全キャビネット内はグレードAの重要操作区域である。一方，安全キャビネットを設置する部屋は直接支援区域と呼ばれ，グレードBが求められた。このため，CPCの建設費と維持費が多大となり，再生医療のコストに対し，施設の建設費，維持費と人件費が大きな要素を占める。

　自動培養装置は，培養を自動化することで，直接的には関わる人を不要とし，その分の人件費を減らす。しかし，設置環境を安全キャビネットと同じ直接支援区域としたとすれば，CPCが必要となり，施設の建設費，維持費面でのコスト削減ができない。

　そこで，グレードC，あるいは，グレードDの部屋への設置が可能とされるアイソレータと同じ設置条件で使えることを目標とした。

① 除染機能付きパスボックス：装置内に搬入する機材をパスボックス内で除染を可能とする。自動培養装置を設置できる部屋のクリーン度をアイソレータの設置環境と同等並みにできるため，装置を設置する施設の建設費とランニングコストを低減できる。

② 複数患者に対応：1患者の細胞に対する培養操作終了後，培養操作部を除染するとともに，インキュベータ，培地を入れる冷蔵庫は，患者別に装備し，交差汚染を防止する。複数患者に対応することで，1患者当たりの装置費用を低減できる。

③ 観察装置：装置内に観察装置を設け，汚染の危険なく，細胞の顕微鏡観察が可能。研究者の判断支援や自動継代実施が可能とする。細胞を取り出す回数が減るので，人件費が低減できる。

④ 手培養の自動化：2台のロボットを使い，培養操作を自動化。手培養の手法を，できるだけ，そのまま自動化し，自動化への移行が容易にする。培養プロトコルの自動化移行を低減するとともに，変更後の承認取得も容易になると考えられる。

⑤ 人介入用にグローブボックス：マイナーな培養手法や培養目的以外の仕様に対応する。手作業に対応したCPCが不要となり，装置を設置する施設の建設費と維持費を低減できる。

⑥ P2適合：遺伝子治療用の細胞培養のウイルス使用など，封じ込めが必要な負圧使用にも対応を可能とする。多用途の装置を開発することで，装置の販売台数の増加が期待され，装置価格の低減が可能となる。

4.3 試作した自動培養装置

(1) 試作した自動培養装置（R-CPX）

当社が試作した自動培養装置（R-CPX = Robotized Cell Processing eXpert System）の紹介をする。図1に外観写真を示す。向かって左側3分の1に消耗品の入庫や試液調整の行えるパスボックスがあり，右側3分の2が細胞培養を行う空間である装置室がある。装置室には，培養作業の人間の2本の腕のように行うことができるクリーンロボットが2台装備されており，インキュベータ，冷蔵保管庫，室温保管庫などが設置されている。

(2) 過酸化水素滅菌による除染

前項の①②に対応する除染は自動除染が必要なため，本装置では自動機械の自動除染が可能で，医療分野で実績のある過酸化水素蒸気によるガス滅菌を選択した。ガス滅菌は表面滅菌のため，複雑な形状の機械の除染は難しく，また，ネジ機構などの小さな隙間の滅菌もできない。そこで，回転機構のみで構成された6自由度関節型のクリーンロボット2台を使って培養操作を行うこととし，過酸化水素蒸気により滅菌が可能なことを確認した。図2は本装置のパスボックスを使った滅菌試験時の過酸化水素蒸気の噴霧時の写真であり，図3は滅菌工程における過酸化水素蒸気の濃度の時間変化を示したものである。図3の例では，滅菌開始から，内部の過酸化水素蒸気が触媒で無害化されるまでの時間が2時間であることを示している。

(3) ロボットを使った自動培養操作

ロボットを使った培養操作は，基本的に人がクリーンベンチ内で両手を使って行う培養操作を，ロボット2台を右手／左手として置き換えた。そのため，培養容器などは，人が使う容器そのままである。ただし，一部はロボットが操作しやすい機器に置き換えている。図4は2台のロボットを使い，継代培養におけるピペッティングの状況を示している。

図5は装置への細胞の入庫から，培養を終えての出庫まで，自動培養の全体工程を示したものである。この中で，人が行うのは，装置内で使用する器具の入庫，使用済みの器具の出庫，培養

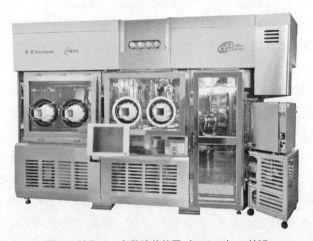

図1　試作した自動培養装置（R-CPX）の外観

する細胞の入庫と培養された細胞の入庫のみであり、他の操作は完全に自動化される。使用されたディスポ器具の廃棄は、装置からの出庫前に外側を過酸化水素で除染する。もし、細胞に患者由来のウイルスなどがあった場合も、作業者に感染する心配がなくなる。

4.4 種々のアプリケーション

自動培養装置の再生医療分野への実用化は、これまでに世界で実用化された例がないことから、各国FDAでの新規の承認を得るために様々な段階が存在すると想定している。

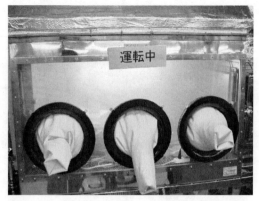

図2 パスボックスにおける過酸化水素蒸気の噴霧

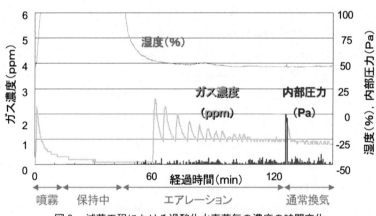

図3 滅菌工程における過酸化水素蒸気の濃度の時間変化

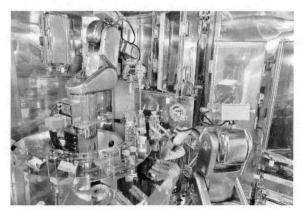

図4 2台のロボットを使ったピペッティング作業

再生医療製品の許認可と組織工学の新しい試み

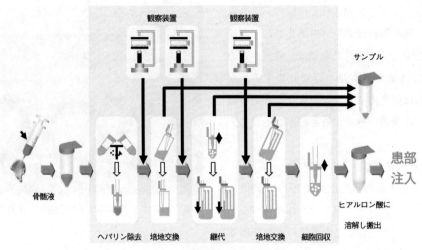

図5 自動培養の全体工程

クリアされるべき課題としては，
① 手培養と自動培養の細胞品質の同等性（Compatibility, FACS法）
② 自動培養装置による細胞製剤の無菌性の証明（無菌試験）
③ 粉塵の混入の否定試験（パーティクルカウンター法）
④ 除染（過酸化水素法，空中浮遊菌・付着菌測定法）
⑤ 取り違え防止法（ID登録法）
この5つの条件が最も重要な課題として我々は認識している。

①の手培養と自動培養による最終製剤の細胞品質の同等性（Compatibility）の証明方法については，両者で得られる細胞の表面マーカー評価（FACS法）と獲得される細胞数・生存率のデータを取得して，その細胞機能評価により両者が同等のものであるかを証明することである。

②の細胞製剤の無菌性証明については，定法に従い無菌試験を施し，無菌性を証明することである。

③の粉塵の混入を否定することも重要である。これは，パーティクルカウンター（空気中を浮遊している粉塵の数を測定する測定器）による測定を施し，クラス100を達成していることを証明することである。

④の除染については，医療分野で実績のある過酸化水素蒸気法（H_2O_2）を採用しているが，除染作業後に空中浮遊菌をエアーサンプラーにて測定し，付着菌には寒天培地法を施し，無菌性を証明することである。

⑤の取り違え防止方法は，全ての培養器具にIDシールを添付し，そのIDコードを常に監視することで取り違えを起こしていないことを証明することである。

以下，これまでに当社が共同研究で関わっている自動培養装置の2つの適用例を示し，同等性をどのように評価しているかを紹介する。

第2章 再生医療とビジネス

(1) 軟骨再生

軟骨再生は，患者自身から採取した骨髄液中の間葉系幹細胞を，約4週間掛け拡大培養すると細胞集団が得られる。これとヒアルロン酸との混合液を調製し製剤化し，その患者に適用するプロトコルである。骨髄液採取は手術室にて医師が行い，自動培養装置にその骨髄液を入庫してから拡大培養終了後の製剤化までの操作を自動で行う。手培養と自動培養の同等性評価は，FACSを用いて，幹細胞マーカーの陽性率で検定する。

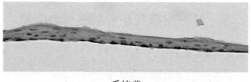
手培養

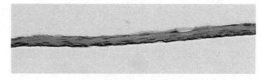
自動培養（R-CPX）

図6 培養した角膜細胞シートの手培養と自動培養の比較

(2) 角膜再生

角膜再生は，口腔粘膜上皮細胞から温度応答性培養皿を使って細胞シートを作り，角膜上皮を再生するプロトコルの自動化である。ドナーから摘出した口腔内組織から上皮細胞を分離する部分は，装置内の手作業で行い，その後，温度応答性培養皿に播種する操作からは自動で行う。細胞シートを作るプロトコルは，フィーダー細胞を使う方法とインサート培養の2通りがあるが，両方可能であり，インサート培養の培地交換では，ロボットがピンセットを使ってインサートを移動させる。図6に培養した角膜細胞シートの手培養と自動培養の比較を示す。同等の出来との評価を得ている。

謝辞

本自動培養装置の開発は，武庫川女子大学 脇谷滋之教授をプロジェクトリーダーとするNEDOプロジェクト「再生・細胞医療の世界標準品質を確立する治療法および培養システムの研究開発」の成果である。ご支援頂いた㈱新エネルギー・産業技術総合開発機構，並びに上記NEDOプロジェクトの共同研究者である脇谷滋之教授，東大医科学研究所 田原秀晃教授，信州大学 下平滋隆准教授，産業技術総合研究所 植村壽公研究グループ長，国立成育医療研究センター研究所 小野寺雅史部長，他の関係者に謝意を表する。

また，種々のアプリケーションで紹介した軟骨再生は，上記NEDOプロジェクトの共同研究者である脇谷滋之教授とともに，大阪市立大学 橋本祐介講師，大阪大学 江副幸子講師，梅垣昌士准教授の成果である。

さらに角膜再生は，大阪大学 澤芳樹教授をプロジェクトリーダーとするNEDOプロジェクト「細胞シートによる多施設臨床研究を目指した基盤システムの構築」の成果である。ご支援頂いた㈱新エネルギー・産業技術総合開発機構，並びに上記NEDOプロジェクトの共同研究者である大阪大学，西田幸二教授，林竜平助教，他の関係者に謝意を表する。

5 幹細胞研究から創薬への応用

岡田光浩[*]

5.1 はじめに

再生医療は次世代移植療法の主たるテーマの1つであるが，実際の再生医療の実現には，多くの解決すべき課題が残されている。Embryonic stem cell（ES 細胞）・induced pluripotent stem cell（iPS 細胞）は，再生医療の細胞源として期待され，この10年間に多くの研究成果が報告されてきた。特に幹細胞の基礎研究は，多能性幹細胞の生物学的特徴を明らかにしつつある。本節では，ES 細胞・iPS 細胞を幹細胞利用の実験モデルとして考え，幹細胞の基礎研究から応用へのトランスレーショナルリサーチについて，医薬品企業の視点から創薬応用への可能性を述べてみたい。

5.2 多能性幹細胞の種類と特徴

多能性幹細胞は，ほぼ無限に増殖可能（自己複製能）であり，身体を構成する多様な種類の細胞に分化できる（多分化能）という特徴を持つ（表1）。

現在，幹細胞のモデル細胞として，ES 細胞と iPS 細胞が存在する。

両者の名称からわかる通り，ES 細胞[1]は受精卵由来の天然型，iPS 細胞[2]は体細胞を再初期化した人工型の多能性幹細胞であり，細胞の樹立（作製）方法が異なる。ES 細胞は，マウス ES 細胞が樹立されて以来，ノックアウトマウス作製の研究ツールとして利用され，ヒトの疾患モデル動物が創薬研究・開発に応用され，医薬品産業に貢献している。

ヒト ES 細胞樹立は，1998年 Thomson ら[3]によって報告され，マウス ES 細胞のアナロジーから分化誘導したヒト組織（細胞）の作製と創薬への利用が期待された。

さらに，マウス ES 細胞から初期化因子が同定され，iPS 細胞作製技術が誕生し，ヒト iPS 細胞が2007年に京都大学で樹立された[4]。

組織由来の多能性を有する細胞群を体性幹細胞と呼ぶが，細胞の自己複製能が低く，細胞増殖

表1 ヒト多能性幹細胞の特徴比較

幹細胞の種類	自己複製能（増殖能）	多分化能	課題	
			倫理面	利用面の問題点
iPS 細胞	有（高）	高	無	規格化 標準化
ES 細胞	有（高）	高	有	入手難
体性幹細胞	限（低）	低	無	入手難

[*] Mitsuhiro Okada　田辺三菱製薬㈱　事業開発部　主幹

第 2 章　再生医療とビジネス

能が限られる（ヘイフリック限界）。また，幹細胞として生物学的に単一細胞腫を定める分子レベルでの同定が難しい。

5.3　幹細胞研究の医療分野への応用（トランスレーショナル）について

　基本概念は「幹細胞を体外で培養し，目的の細胞に増殖・分化させて創薬や医療に応用する」ということである。この概念は，比較的蓄積のある ES 細胞の実験技術やノウハウを iPS 細胞に利用することが可能であるため，産業・応用分野への利用拡大が進むことが期待される（図 1）。

　幹細胞関連技術に関する構成要素の分類
① 　新規な幹細胞
② 　分離・精製・増殖・保存技術
③ 　分化制御技術
④ 　細胞解析技術
⑤ 　細胞改変技術

　幹細胞関連の応用産業としては，
① 　再生医療・細胞治療
② 　医薬品開発（創薬，診断）
③ 　有用物質生産
④ 　遺伝子改変（クローン）動物関連

が対象と考えられる。

5.4　医薬品開発分野への利用と期待

　近年，開発された新技術を用いた研究から，生命のセントラルドグマの各階層を詳しく解析することが可能になった。具体的には，DNA チップ：ヒトゲノム計画の研究成果から組織・細胞レベルでの遺伝子発現プロファイル，プロテインチップ＆2次元電気泳動：タンパク質の分離同定などのプロテオーム技術，X 線＆NMR などのタンパク質構造・機能解析の基盤技術が新薬の

●新規な幹細胞
　新規な組織・細胞、その他・分離・取得方法、精製方法
●細胞培養・増殖技術
　装置・器材、培地成分・添加物、培養条件
●細胞分化制御技術
　細胞改変、分化制御因子（タンパク質・化合物）
　培養の工夫、細胞との接触、物理刺激
●細胞改変技術
　ベクター、遺伝子導入、改変技術
●細胞保存技術
　保存機器、保存液
●足場関連技術
　素材、構造・形態

図 1　幹細胞研究の主な要素技術

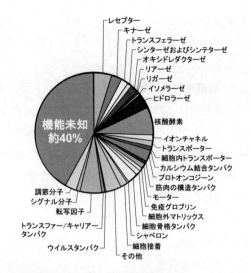

図2 ヒトゲムノ情報と創薬の標的分子

研究にも活用されている。これらの技術は医薬品研究開発の早期ステージで創薬の候補となる標的分子から医薬品開発に役立っている[5]（図2）。

実際の医薬品開発のプロセスでは，新薬の候補化合物をスクリーニングする上で標的分子の妥当性の検証が重要であるが，薬物の評価系の「動物」さらに「ヒト」への有効性や副作用評価の外挿性が問題となっている。

もし，ヒトの多能性幹細胞由来の細胞を現行の創薬プロセスに利用できれば，この外挿性の課題を大きく改善できる可能性があり，その結果，新薬の臨床試験の成功確度が高まると同時に，新薬開発費用と時間の削減にもつながり，それゆえ，ES細胞・iPS細胞を創薬へ利用するトランスレーショナル研究が期待されている。

5.5 幹細胞研究から創薬利用への試み

2007年のヒトiPS細胞樹立の報告後，iPS細胞研究に関する産官学連携の取り組みが始まっている。製薬企業もヒトES細胞・iPS細胞が創薬ツールとして新薬開発プロセスに利用できないかどうか可能性を探っている。

ES細胞・iPS細胞の創薬利用としては
① 薬効スクリーニングと創薬標的バリデーション
② 毒性に関する安全性評価（心，肝，神経毒性，催奇性）

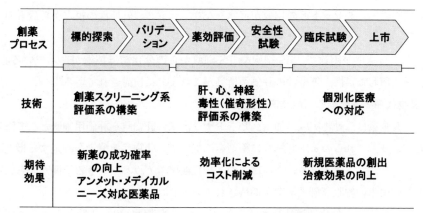

図3　医薬品開発でのヒトES細胞・iPS細胞の期待

③　薬物代謝・薬物動態（ADME）評価。

が考えられる（図3）。

以下に各ステージの利用について記述する。

5.5.1　医薬品候補物質の薬効スクリーニングと標的バリデーション

これまで，企業が入手困難であった患者由来の疾患細胞がそのiPS細胞，さらにiPS細胞由来の分化細胞の作成により容易に利用ができるようになる。この場合，疾患由来iPS細胞が疾患の発症メカニズムあるいは病態解明のための有力なツールとなることが期待されている。これまでに疾患由来のiPS細胞作製の報告は，家族性筋萎縮性側索硬化症（家族性ALS），先天性免疫不全症（ADA-SCID），ゴーシェ病，パーキンソン病などがある[6,7]。

さらに，それらのiPS細胞由来の疾患モデル細胞を利用した薬効評価系の構築ができれば，組織再生（炎症・免疫）や生体組織の加齢変化に関与する機能分子や新たな創薬標的分子を探索でき，新薬スクリーニングへ繋がる可能性がある。ちなみに薬効評価系構築は，各製薬企業の新薬研究開発方針（領域，疾患ごと）により，各社の独自性が現れる部分である。

将来は，生活習慣病や慢性疾患への応用も期待されるが，iPS細胞の初期化に伴うエピジェネティックな不完全性と疾患に関わる環境因子や生物時間を考慮すると当面は対象外と考えられる。現在のところ，iPS細胞の特性やメカニズムが解析途上にあることから，まずは小児期までに発症するような遺伝性疾患での検討が進められると予想される。

ヒトES細胞の場合，分化誘導した心筋細胞を用いた薬効評価系が報告されており[8]，心筋細胞の細胞外活動電位を測定することで，心電図QT延長を簡便に評価できる可能性がある。

5.5.2　安全性評価（心，肝，神経毒性，催奇性）

医薬品の安全性試験では安全性予測向上のためのヒト細胞での評価が求められている。一般的には，ヒトドナー由来の初代肝細胞などが利用されているが薬物代謝酵素の発現／消失のロット間のばらつきが大きいなどの課題があり，それゆえ，ヒトES細胞・iPS細胞由来の肝細胞を安全性評価系へ利用することは，動物細胞を用いた披検物質の細胞毒性や細胞機能データセットと

ヒト機能細胞のデータセットとの比較が可能となり，ヒトへの外挿性の視点から最も期待されている。

特にヒトから採取が困難で，ES 細胞や iPS 細胞からの分化誘導技術が進んでいる心筋，肝，神経細胞を利用した毒性，催奇性の評価系構築がこれまでに検討されている[9]。

5.5.3 薬物代謝・薬物動態（ADME）評価

多くの製薬企業は，動物実験に加え，ヒトドナー由来の肝細胞を評価用細胞として海外から購入利用しており，これらのヒト肝細胞に薬剤を添加して，薬物代謝酵素を測定する機能評価が行われている。しかし，サンプルによるばらつきや代謝酵素でカバーできる範囲が限られているためヒト幹細胞由来の細胞評価系構築が期待されている。

もし，ヒト肝細胞の分化誘導技術が確立され，ヒト ES 細胞・iPS 細胞から成体と同じレベルの生理機能を持つ肝細胞を大量に作製することが可能になれば，ヒト ES 細胞・iPS 細胞由来のヒト肝細胞は，研究用の細胞ソースとして魅力的である。創薬利用においても新しいヒト肝細胞・肝ミクロソームを用いた代謝安定性の評価への応用として創薬プロセスに導入される可能性が高い。

5.6 創薬利用への課題と期待

ヒト ES 細胞と iPS 細胞の創薬利用への期待は上述の通りだが，一方で実用面での問題も残されている。

ヒト ES 細胞の場合，目的とする分化誘導細胞の準備，機能評価系とそれに適する薬剤スループット（例えば High-Throughput Screening：HTS）スクリーニング系の構築，さらに再現性の高い評価系を構築することである。また，ヒト ES 細胞は遺伝的均一性とエピジェネテイック安定性の高さが利点であるが，現在限られた種類のヒト ES 細胞しか利用できず医薬品評価の面から細胞の多様性に乏しいともいえる。

一方，ヒト iPS 細胞の場合は，多様な遺伝的背景を持ったヒト細胞を利用できることが利点であるが，実際に樹立された細胞株の遺伝子発現プロファイルのデータ比較では，細胞株ごとのエピジェネテイックな多様性が大きく，同一の iPS 細胞として定義することが難しい[10]。ヒト iPS 細胞を医薬品の評価に利用するには，スクリーニングに適した複数の（可能であれば）標準株を用意する必要がある。幹細胞研究は ES 細胞から iPS 細胞技術へ発展したが，上記のように創薬ツールとしての特徴は，両者一長一短があり，未だ実用に耐えうるレベルの研究開発ツールには達していない。

5.7 ヒト ES 細胞と iPS 細胞を用いた創薬支援（細胞の開発，製造，販売）

この分野の創薬（支援）型米国ベンチャー企業を表2に紹介する。製薬企業を対象とした日本国内の企業としてタカラバイオ，リプロセル，デイナベックが iPS アカデミアジャパン㈱のライセンスを受けている。

第2章　再生医療とビジネス

表2　創薬（支援）研究型企業

（米国ベンチャー企業例）

企業名	所在地	内容
Fate Therapeutics	CA	iPS細胞を用いた成体幹細胞の誘導／成長を促進する薬品の研究
iPierian	CA	iPS細胞を用いた心血管，神経変性，代謝性疾患を対象
Cellular Dynamics International	Wi	ES・iPS細胞を用いた薬剤スクリーニングのための心筋細胞および心毒性評価系の提供

海外のiPS細胞研究
（NEDO海外レポート No. 1058より）

5.8　おわりに

　細胞，材料と適当な生化学的/物理化学的因子を組み合わせて組織再生と生体機能の改善・代替を図るティッシュ・エンジニアリング（Tissue Engineering）では，少なくとも「幹細胞，足場材料，信号分子」の3要素が必要であると考えられている[11]。しかし，近年の幹細胞研究の知見から，細胞移植による組織再生を担うプレイヤーが，幹細胞が分泌する誘導因子であることが報告されている[12]。このことは，再生医療において幹細胞移植が必須ではなく，細胞相互間の分子シグナルを調整する機能分子（アゴニストとアンタゴニスト）が新薬の標的分子となることを示唆しており[13]，新コンセプトの医薬品が従来の創薬スクリーニング技術とプロセスで開発が可能であることを意味している。

　実際に血液幹細胞分野の研究成果で見出された機能分子 SDF-1/CXCR-4 に対する分子標的薬[注1]が医薬品として認可されている[14]。

　創薬の歴史が物語るように，異分野から医薬分野にバイオ技術が応用され，生体由来の抗体や細胞増殖因子がバイオ医薬品として製品化（G-CSFやEPO）された成功事例があるように，幹細胞研究と新技術（工学系）の融合から新たなコンセプトの医薬品が，日本の医薬品企業からも創製されるかもしれない[16~18]。

　幹細胞の創薬への応用に必要な新技術が未だ研究段階であり，その成熟にはいくつものハードルを越える必要がある。近い将来，当該技術が生み出す研究成果が再生医療のみならず，医薬品開発の創薬ツールとして新薬誕生に貢献することを期待したい。

注1）　Plerixafor（AMD3100 Mozobil）が開発されており，SDF-1/CXCR-4アンタゴニストとして臨床でも末梢血幹細胞動員・採取において有効性が示されている[15]。

文　献

1) M. J. Evans *et al.*, *Nature.*, **292**, 154 (1981)
2) K. Takahashi *et al.*, *Cell.*, **126**, 663 (2006)
3) JA. Thomson *et al.*, *Science.*, **282**, 1145 (1998)
4) K. Takahashi *et al.*, *Cell.*, **131**, 861 (2007)
5) JC. Venter *et al.*, *Science.*, **291**, 1304 (2001)
6) IH. Park *et al.*, *Cell.*, **134**, 877 (2008)
7) AD. Ebert *et al.*, *Nature.*, **475**, 277 (2009)
8) Y. Asai *et al.*, *Curr Stem Cell Res Ther.*, **5**, 277 (2010)
9) 経済産業省「iPS細胞等幹細胞産業応用促進基盤技術開発」2009, http://www.meti.go.jp/policy/mono_info_service/mono/bio/Kennkyuukaihatsu/health/cell/index.html
10) K. Sakurada *et al.*, *ISBT Science Series.*, **4**, 286 (2009)
11) R. Langer *et al.*, *Science.*, **260**, 920 (1993)
12) C. Toma *et al.*, *Circ. Res.*, **104**, 398 (2009)
13) L. Chen *et al.*, *PLoS One.*, **3**, e1886 (2008)
14) D. Link *et al.*, *Nat Med.*, **16**, 1073 (2010)
15) JF. DiPersio *et al.*, *Blood.*, **113**, 5720 (2009)
16) LM. Jakt *et al.*, *Genome Informatics.*, **14**, 276 (2003)
17) LM. Jakt *et al.*, *Cancer Sci.*, **99**(5), 829 (2008)
18) Y. Fukushima *et al.*, *J Clin Invest.*, **121**(5), 1974 (2011)

6 生細胞を用いた再生医療製品の開発と事業化

畠　賢一郎＊

6.1 はじめに

　生きた細胞を使った人工組織がつくられ，これを移植する医療が開発されている。1993年，VacantiとLangerによってTissue Engineering[1]としてこれらの細胞を用いた人工組織が紹介される前から，皮膚や骨を中心に臨床研究が試みられていた。患者自身の細胞を使って，免疫拒絶をきたさない高性能人工臓器・組織への期待が高まったのである。

　当初，これら細胞組み込み型人工臓器・組織は，臨床研究として医師の責任のもとに実施されてきた。少なくとも細胞培養が可能な研究施設を有する医療機関にて実施され，医師と患者の間の信頼関係をもとに，治療が進められた。現在，一般の医療機関においてこれらを普及するための仕組みを模索する段階に入っている。再生医療を対象とする企業が欧米にて起こり，わが国にもこの流れが生じてきた。扱うものの特性上，医薬品や医療機器と同様，薬事法の管轄下に置かれた企業活動が始まったのである。

　本節では，筆者らの経験した，わが国初の自家細胞製品を薬事法のもとで提供する活動について解説するとともに，その問題点について述べる。残念ながら，現時点では，本邦において細胞を用いた再生医療製品と呼べるものは筆者らのもののみである。筆者らの経験が，一般的か否かの異論は当然のことながら，まずはこれをケーススタディとせざるを得ない。これらの活動を通じて，再生医療産業の発展に必要な仕組み作りについて考えてみたい。

6.2 わが国初の再生医療製品，自家培養表皮『ジェイス®』

　筆者らは，2007年にわが国初の再生医療製品である自家培養表皮『ジェイス®』の製造販売承認を得た。さらに2009年には保険収載され，一般の医療機関で使用されることとなった。自家培養表皮『ジェイス®』は1975年に米国のH. Greenらが確立した表皮角化細胞の大量培養方法[2]を踏襲しており，患者自身の表皮細胞を用いて膜状の構造物として得られる（写真1）。Greenらの報告では，切手大の患者皮膚から，約3週間の培養を通じて全身を覆うだけの表皮が完成する。細胞が5層程度に重層化したものであり，きわめて薄く脆弱であるも，大量につくることができるため広範囲の表皮欠損が適応となる。この培養表皮が世界で初めて臨床応用されたのは，1981年のO'Connerらの報告である[3]。彼らは，この培養表皮を広範囲熱傷患者に用いた。さらに，1984年には，彼らは体表面積の95％を超える重症熱傷をきたした男児2名を救命した[4]。後にこの方法により，開発者であるGreenらによって自家培養表皮を提供するための企業が設立された。現在もGenzyme社がEpicelとして提供している。

　一般に，わが国における再生医療製品は，薬事法のもとで医薬品または医療機器として扱われ

＊　Ken-ichiro Hata　㈱ジャパン・ティッシュ・エンジニアリング　研究開発部
　　　　　　　　　　常務取締役，研究開発部長

ている。自家培養表皮『ジェイス®』は医療機器として承認された。適応症は，体表面積の30％以上に及ぶ皮膚が深達性Ⅱ度熱傷（DDB）またはⅢ度熱傷（DB）をきたした症例であり，きわめて重症の熱傷と言える。小量の皮膚から採取した細胞を用いて大量の移植用表皮をつくることができるが，完成までの期間に死亡してしまう症例も少なくない。熱傷のような緊急を要する症例に用いるには，長期にわたる培養期間は課題と言えよう。

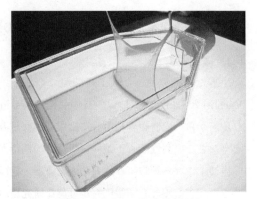

写真1　完成した自家培養表皮
3〜5層程度の重層化した表皮細胞によって，特別な材料を用いることなく剥離に耐え得る膜状の構造物を形成する。

6.3　自家培養表皮の製品開発
6.3.1　製品設計

通常，自家培養表皮を臨床使用する場合，患者への移植直前に細胞培養を行っているインキュベーターから取り出し，ディスパーゼなどの酵素処理にてシャーレから剥離する。シート状に培養した細胞は，シャーレから剥離した段階で徐々に細胞活性を失うとともに移植床への生着能力が減少する。自家培養表皮を製品として提供するためには，製品自体の仕様をいかにすべきか定める必要がある。

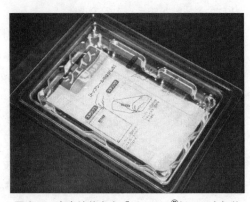

写真2　自家培養表皮『ジェイス®』の1次包装

一般に，医薬品・医療機器を製品として提供するためには製品仕様を決定し，これに応じた出荷規格を設定しなくてはならない。一方，生きた細胞を使ったものを当てはめてみると，細胞を凍結保存する場合を除いて，出荷時の状態と使用時の状態を同じにしておくことは難しい。その間，細胞が培養増殖し，造腫瘍性に疑いをもつ状態や，細胞の脱分化などの問題のある状態になる可能性を否定できない。また，保存状態が好ましくなく細胞活性が低下し，使用時における製品性能を著しく損なう可能性もある。

細胞を培養する工程，ならびに凍結する工程に用いる培地添加物への配慮も重要である。通常，医薬品・医療機器であれば，製品を包装から取り出した後，そのまま適用できる。無論，細胞を用いた製品においても，これを実現することが望ましい。そのため，培養に用いた種々の成分を除く必要がある。凍結保存の場合も同様に，細胞内の氷晶形成を防止するための凍害防止剤の多くは，そのまま体内に用いることを想定していない。ゆえに凍結解凍後に製品（細胞）を洗浄することが必須になる。

細胞を用いた治療方法が確立された後，これらを製品として提供するに当たっての最大の課題

第2章 再生医療とビジネス

は，こうした包装ならびに輸送方法を確立することである。自家培養表皮『ジェイス®』の場合には，ディスパーゼによって培養フラスコから剥離した自家培養表皮を医療用不織布ガーゼでできたキャリアを用いて裏打ちし，同様のガーゼでくるんだものを保存液とともに無菌的に専用の容器にて包装している（写真2）。この場合の保存液は，すべて既知の物質（電解質，糖など）で構成され，規定の保存安定性試験を通じて，その妥当性評価を行った。

これに加えて，製品輸送を適切に行うためには，厳密な温度管理が必要である。自家培養表皮の場合は，実際にさまざまな保存安定性試験を実施し，先に述べた包装形態での貯蔵温度として10～25℃と定めた。これらの温度帯に保管することによって，確実に56時間の製品性能を担保することを明らかにし，これを使用期限とした。実際の輸送に当たっては，軽量真空断熱パネルと保温材を併用し，電気的温度管理に頼らない方法を構築した。機械のトラブルで製品が使用できなくなることを避けたためである。これら容器内において，収納された自家培養表皮の保存時間すべてにわたって，目的の温度を維持する方法を作り上げた（図1）。

6.3.2 製造設備

製品の製造から品質管理，梱包，輸送までを集中的に実施すべく，再生医療製品専用の製造施設を建設した。そこでは，無菌的な製造環境を達成するための独立吸排気システムを構築した。さらに，培養操作を行う場所についてはヒト細胞を操作するための特別な差圧管理を行った。すなわち，定められた清潔環境を維持するための陽圧管理に加え，用いる原材料がヒト組織であるため，外部へのバイオハザード汚染防止である陰圧管理を併用した。具体的には，操作室に入る

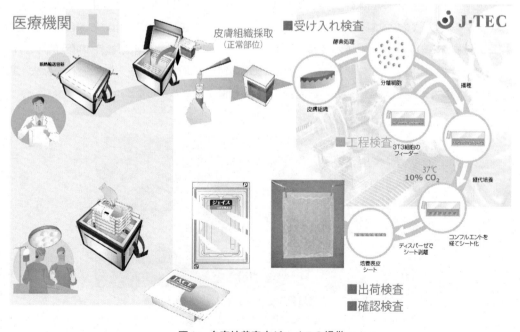

図1　自家培養表皮ジェイスの提供

前室を最も清潔かつ陽圧とし，培養操作エリアの清潔かつ封じ込めを実現している．

以上の概念をもとに，これら施設内でのバリデーション試験を実施した．これらハードウエアならびに手順書などのソフトウエアを適切に構築し，自家培養表皮の製造が安定かつ合理的に達成できることを示すことで，GMP/QMS適合施設の認定を受けた（写真3）．

6.3.3 細胞を用いた製品の安全性確保について

製品の品質を評価するための種々の特性解析試験を実施するとともに，これをもとにした製品規格を設定した．

自家培養表皮は患者自身の細胞を培養するため，当該患者由来の微生物について，そのすべてを完全に排除することは難しい．これらの事実をふまえ，自家培養表皮の安全性確保のために最も考慮した事項は，①培養に使用するマウス3T3細胞に関するもの，②使用した培地（特に血清など動物由来物）に起因するもの，③長期培養中にきたす細胞変化に起因するものである．以下，それぞれの概要を述べる．

3T3-J2細胞は厚生労働省から発出された通知[5,6]をもとに，安全性に関わる試験を実施して用いることとした．具体的には，これらがマウス由来の細胞株であるため，異種移植に関する指針に従い，3T3細胞についてセルバンクを構築し，マスターセルバンク，ワーキングセルバンク，CAL（設定した継代回数を超えて培養した高継代の細胞）について所定の試験を行うとともに，放射線照射にて増殖不能にした3T3細胞（フィーダー細胞）についてレトロウイルス否定試験を行った．加えて，これら放射線照射の効果について検証するため，別途フィーダー細胞の生存期間を測定し，その安全性を担保した（表1）．

一方，使用した培地に起因する感染性因子の否定には，培養時に用いるウシ由来血清，ブタ由来トリプシンなどについて原材料評価を行った．これら生物由来原材料を用いる際には，詳細が厚生労働省からの通知[7,8]として示されている．さらに，これら動物由来原材料の可及的除去は，異種タンパクに起因するアレルギーなどの免疫反応の回避にもつながる．一定の洗浄・除去工程ならびに残留量評価を実施し，できる限りリスクを軽減することとした．

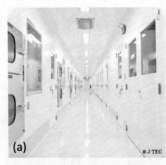 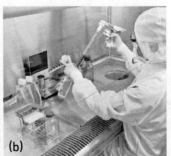

写真3　自家培養表皮『ジェイス®』の製造施設
自家細胞を扱う上で，適切な環境を備えた施設を設計し(a)，GMP/QMSに準拠した管理を行っている(b)．

第 2 章　再生医療とビジネス

表 1　3T3-J2細胞のセルバンク構築のために実施した試験

	マスターセルバンク	ワーキングセルバンク	CAL	フィーダー細胞
・アイソザイム分析	○	○	—	—
・核型分析	○	—	○	○
・軟寒天コロニー形成試験	○	—	○	○
・無菌試験	○	○	○	—
・マイコプラズマ否定試験	○	○	○	—
・ウイルス試験				
感染性試験　　：延長 S + L-アッセイ	○	—	○	○
：延長 XC プラークアッセイ	○	—	○	○
電子顕微鏡観察	○	—	○	○
逆転写酵素活性試験	○	—	○	○
Vero 細胞等を用いた *in vitro* 試験	○	—	○	—
モルモット、ニワトリ受精卵等を用いた *in vivo* 試験	○	—	○	—
マウス抗体産生試験	○	—	—	—
ウシ由来迷入ウイルス試験	○	—	—	—

CAL：設定した継代回数を超えて培養した継代数の細胞

　細胞培養工程における染色体への影響や造腫瘍性について，核型分析試験，軟寒天コロニー試験，免疫不全動物を用いた移植試験を所定の方法にて実施した。本節では，これら試験の概要について割愛するが，核型分析試験では一定の正常組織からも核型異常が検出されること，軟寒天コロニー試験および免疫不全動物を用いた移植試験については，造腫瘍性に対する検出感度が低い可能性があることなど問題を有する。これまでにヒト細胞を用いた移植組織において悪性腫瘍が発生した報告は見られないものの，将来にわたっての造腫瘍性を完全に否定することは，今後の再生医療製品の品質確保の課題である。

6.3.4　細胞を用いた製品の有効性確保について

　細胞を用いた製品の有効性確保については，製品に含まれる生細胞率や生細胞密度がこれに当たる。自家培養表皮においても，これら種々の有効性指標について特性解析を行い，製品の規格とした。特に，生細胞密度や生細胞率の測定値を出荷規格とし，すべての症例について実施している。

　一方，細胞を用いた製品の多くは単一の細胞で構成されていない。そのため，目的の細胞と目的外の細胞とを区別し，目的の細胞がどの程度含まれているかを評価した。すなわち，これらの結果が有効性に対して影響をもたらすと考えたためである。これら細胞含有率について個別に評価する試験は，評価時間が長くなるため，保存期間がきわめて短い自家細胞製品においては現実的でない。そのため，特性解析の一環としてこれら試験を実施し，所定の細胞培養方法において一定の結果が得られることを確認することで，これらの試験を出荷毎に行わないこととした。

　有効性の確保を目的に製品規格を設定する際，とりわけ自家細胞を用いた製品では，合理的な根拠をもった規格値を定めにくい。すなわち，患者から採取した組織の性能はばらつきがあり，

年齢にも影響を受ける可能性がある。そのため，完成した製品の細胞活性など，有効性規格に抵触するようなものも少なくない。一律に出荷規格を設定する作業がきわめて困難であった。

6.3.5 自家培養表皮『ジェイス®』の製品規格

上述のように，安全性および有効性に関する特性解析を実施し（表2），自家培養表皮『ジェイス®』の製品規格を設定した（表3）。品質検査として実施した事項は，患者から得られた組織について，培養を実施する前の「受け入れ検査」，製造中ならびに細胞継代時に実施する「工程検査」，出荷時に実施する「出荷検査」がこれに当たる。さらに，製品の保存期間がきわめて短いため，結果判定に数日間要する試験（マイコプラズマ否定試験や無菌試験など）は出荷直前のサンプルを用いた評価ができない。そのため，これらの試験は，あらかじめ出荷当日に結果が得られるよう製造工程中に実施し，出荷サンプルを用いた試験は出荷後に結果がわかるものとして特別に設定した（確認検査）。結果が得られるのは，製品が適用された後であるものの，有害事象発生時の原因究明や，万一，試験結果が陽性になった場合において医師に特別な注意喚起を促すなど，自家細胞を用いた再生医療特有の対応を行っている。

表2 代表的な特性解析試験

・連続継代試験	・洗浄効率確認試験
・コロニー形成能試験	・細胞凍結解凍確認試験
・表皮細胞含有量定量試験	・マイコプラズマ否定試験
・含有細胞種定量試験	・無菌試験
・サイトカイン産生定量試験	・エンドトキシン定量試験
・フィーダー細胞残存定量試験	・強度試験
・残留抗生物質定量試験	・保存温度設定試験
・残留ウシ胎児血清定量試験	・保存安定性試験
・残留培地添加物定量試験	・長期保存試験
・外観および細胞形態確認試験	

表3 自家培養表皮『ジェイス®』製品規格の概要

【受け入れ検査】	【出荷検査】
・組織運搬状況の確認検査	・生菌数試験
・皮膚組織の外観検査	・マイコプラズマ否定試験
【工程検査】	・外観検査
・3T3-J2細胞の形態観察	・エンドトキシン試験
・フィーダー細胞の形態観察	・生細胞密度確認試験
・表皮細胞の形態観察	・生細胞率確認試験
・細胞増殖能の確認試験	・ウシ血清アルブミン残留量確認試験
・解凍播種時の生細胞率確認試験	・フィーダー細胞残存率確認試験
・剥離・洗浄作業における物性検査	・表皮細胞含有率確認試験
	・物性試験
	【確認検査】
	・マイコプラズマ否定試験
	・無菌試験

通常の医薬品・医療機器と同様に,出荷検査はすべての製品の包装が終了した後に抜き取りで実施している。そのため,これらの出荷検査が完了するまでの時間によって,製品の使用期限が短くなるといった課題が存在する。凍結を行わない細胞製品では,保存期間がきわめて短いため,こうした出荷検査をどのように設定するか,十分に配慮する必要がある。

6.3.6 培養細胞を用いた製品の課題

これまで,筆者らの経験した自家培養表皮『ジェイス®』を例にとって,細胞製品の設計ならびに製品規格を見てきた。その結果,生きた細胞を用いたものを製品として考え,従来の医薬品・医療機器のそれと比較すると,解決すべき課題が明らかとなる。代表的なものとしては,①生きた細胞に起因する不安定要素の存在,②自家細胞を用いた場合の原材料(患者組織)の不均一さ,③有効性規格と安全性規格の適切な設定,が挙げられる。これらについて具体的に述べる。

(1) 生きた細胞に起因する不安定要素の存在

通常,医薬品や医療機器の場合,出荷時の品質と使用時の品質はできる限り同じでなくてはならない。一方,生きた細胞では出荷時の状態と保存後の状態が完全に同じであることの証明はできない。むしろ,生き物であるために何らかの変化をきたしている可能性が高い。包装形態が培養状態に近ければ,細胞は増殖活性を維持することとなり,出荷時の状態よりも増える可能性を否定できない。一方,細胞にとって環境的に不利であれば活性が低下するか死細胞が増加することとなる。

再生医療製品を提供する企業にとって,これらの状況を適切かつ合理的に説明しなくてはならない。すなわち,自家培養表皮『ジェイス®』の包装の例がそうであったように,輸送条件(包装容器を含む)を設定した後,細胞の安定性・同一性を確保する試験を実施することとなる。細胞の劣化や不慮の増殖を防ぐため細胞凍結を前提とするか,凍害防止剤の混入を避けるため,保存期間が短くなるか,今後の細胞製品のあり方に影響をもたらす事項である。医療現場にて使用する際の品質要件を念頭に置き,輸送時の変化を担保した出荷規格の設定が必要となる。

(2) 自家細胞を用いた場合の原材料(患者組織)の不均一さ

再生医療製品の最大の長所として,患者自身の細胞を用いて移植組織をつくることができる。すなわち,従来の臓器移植とは異なり,理論的に免疫拒絶を受けることがない。一方,患者自身の細胞を用いることは,完全なオーダーメイドを意味している。主な原材料が患者組織となるため,年齢や組織の状態などによって培養期間や完成後の性能にも影響をもたらす。製品の安定供給を前提とした実際の企業活動においては,通常の医薬品や医療機器とは異なった工夫や対応が必要となる。

原材料の管理においては,患者の年齢や組織の状態などから原材料受け入れ規格を設定しにくい。通常の医薬品・医療機器とは異なり,自家細胞を用いた再生医療製品提供にはこうした原材料の不均一さを担保する考え方が必要となるであろう。

(3) 有効性規格と安全性規格の適切な設定

先に述べたとおり,生きた細胞を用いた製品の安全性規格については,①感染因子からのクリ

アランス，②アレルギーなど免疫原性の排除，③造腫瘍性の否定，を担保する必要がある。これらのリスク要因についてできる限り分析し，一定の合理的解決を見なくてはならない。とりわけ患者細胞以外の原材料における感染性物質の排除が重要である。

　一方，有効性をもたらす指標としては，安全性とは異なった考えが必要である。すなわち，主たる原材料が患者自身の細胞であるため，必然的にばらつきが生じる。先に述べたとおり，年齢に由来する性能変化は不可避なことが多い。ちなみに筆者らは，自家培養表皮『ジェイス®』について，一律の生細胞率ならびに生細胞密度を出荷規格としているため，特に高齢者からの組織で製造した場合，常に不適合になるリスクをはらみつつ，製品製造を続けている。

　さらに，自家細胞を用いた製品の場合，出荷規格に不適合となったものを廃棄することも容易でない。すなわち，心情的には，患者自身の細胞をあずかっているというのが現状である。そのため，当該組織を廃棄する際には倫理的な配慮も必要である。「自家細胞を使っているのだから，安全性に問題がない限り，何らかの有効性はあるだろう。」，「少しでも細胞が生きていれば，ないよりはましである。」など，医療現場の声は現実的である。有効性に関する出荷規格は，このような意見との矛盾をはらみつつ設定することとなる。大量生産の結果，出荷規格に満たないものを廃棄するような医薬品・医療機器とは，本質的に扱いが異なるものであろう。

6.4　おわりに

　本節では，筆者らの経験してきた自家培養表皮『ジェイス®』の経験をもとに，生きた細胞を用いた再生医療製品の具体的開発事例を示してきた。昨今，欧米ならびに韓国にて再生医療製品に関するさまざまな臨床研究が実施されている。とりわけ，米国では事業として十分成り立っていく程度の売上を上げている細胞組み込み型製品も出てきた。しかし，これらの多くは同種細胞を用いたものであり，一定の品質規格のもと，大量生産したうえで提供される。すなわち，製品としての体裁を整えやすいものが中心であるとも言えよう。

　一方，再生医療製品の最大の長所は自家細胞を用いたものである。患者の多くは，再生医療の響きの中に，自分自身の細胞を増やして自分の臓器や組織をつくることを願っている。今後，レギュラトリーサイエンスがさらに進歩し，新しい概念のもと，より安全かつ有効な再生医療が実現することを願っている。その結果，これらを普及するための事業化の意味も一層深まるのではないだろうか。

文　　献

1) R. Langer, JP. Vacanti, *Science*, **260**, 920 (1993)
2) JG. Rheinwald, H. Green, *Cell*, **6**, 331 (1975)

3) NE. O'Connor, JG. Muliken, S. Banks-Schlegel et al., *Lancet*, **1**, 75 (1981)
4) GG. Gallico, NE. O'Conner, CC. Compton et al., *N. Engl. J. Med.*, **311**, 448 (1984)
5) 「ヒト又は動物細胞株を用いて製造されるバイオテクノロジー応用医薬品のウイルス安全性評価について」, 医薬審第329号 (2000)
6) 「『異種移植の実施に伴う公衆衛生上の感染症問題に関する指針』に基づく３Ｔ３Ｊ２株及び３Ｔ３ NIH 株をフィーダー細胞として利用する上皮系の再生医療への指針について」, 医政研発第0702001号 (2004)
7) 「生物薬品（バイオテクノロジー応用医薬品／生物起源由来医薬品）製造用細胞基材の由来, 調製及び特性解析について」, 医薬審第873号 (2000)
8) 「ウシ等由来物を原料として製造される医薬品, 医療用具などの品質及び安全性確保の強化について」, 医薬発1069号 (2001)

7 再生医療製品と薬事法入門

吉川典子＊

7.1 薬事法は何のためにあるのか

薬事法[1]を大学で学ぶケースは少ない，多くの人々が知りたいと思っているのは，薬事法に基づいて何の手続きをしなければならないか，何をしてはいけないかである。しかしまず，薬事法が何のためにあるかを，十分理解しておきたい。

薬事法の総則（図1）に，重要なことが書かれている。

このように，薬事法の真の目的は，保健衛生の向上である。このために，品質，安全性，有効性に関する規制を行い，医療上特に必要性の高い医薬品，医療機器の研究開発の促進を行うのである。このため，適度に，規制の見直しを行ったり，必要性の高い医薬品，医療機器に関する情報を求めたりする。こうした背景を理解しながら，薬事法を身につけることが望ましい。

薬事法においては，医薬品，医薬部外品，化粧品，医療機器を取り扱う。再生医療に関連する製品の多くは，医薬品か医療機器に該当する。これらについては図2のように定義されている。

このように製品が何を目的として使われるかが重要である。再生医療製品と言えば，細胞組織を用いた製品が真っ先に浮かぶが，医療として一連の流れを考えると，実に様々な製品が登場する。例えば，再生医療を適用するかどうかの判断や，細胞組織を移植した後の経過観察には，診断機器が必要である。最近では，移植時のナビゲーションにも診断機器の技術を応用することが可能となってきている。また，細胞組織を扱うための様々なツール類には，滅菌が必要である。この滅菌を医療現場で行うには，医療機器を用いる。このように周辺機器も含めて薬事法を見つめる必要がある。

もちろん，再生医療の準備から経過までに，医薬品も数多く登場する。また，細胞組織製品も

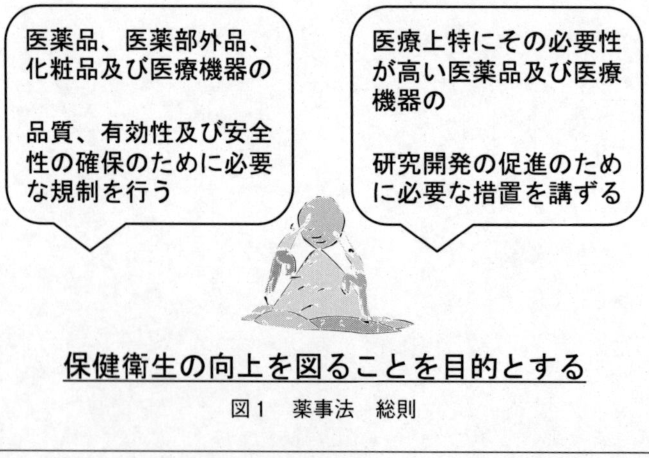

医薬品、医薬部外品、化粧品及び医療機器の品質、有効性及び安全性の確保のために必要な規制を行う

医療上特にその必要性が高い医薬品及び医療機器の研究開発の促進のために必要な措置を講ずる

保健衛生の向上を図ることを目的とする

図1　薬事法　総則

＊　Noriko Yoshikawa　㈶先端医療振興財団　クラスター推進センター
医療機器サポートプラザ

第2章 再生医療とビジネス

医薬品	医療機器
・日本薬局方に収められている物 ・人又は動物の疾病の診断、治療又は予防に使用されることが目的とされている物であって、機械器具等でないもの。（医薬部外品を除く） ・人又は動物の身体の構造又は機能に影響を及ぼすことが目的とされている物であって機械器具等でないもの。（医薬部外品及び化粧品を除く）	人若しくは動物の疾病の診断、治療若しくは予防に使用されること、又は人若しくは動物の身体の構造若しくは機能に影響を及ぼすことが目的とされている機械器具等であって、政令で定めるものをいう。

図2 定義

その在り方によっては，医薬品として判断される。この，該当性の判断については，監視指導の観点から，都道府県庁薬務主管課が窓口となる。明快なものでない場合は，厚生労働省の，麻薬監視指導担当が担当する。こうしたことから，製品の情報を簡潔に示すことが重要であり，特に，どのような目的で使用されるかを重視して，該当性の判断を求めることがコツである。

7.2 薬事法上の業とビジネス

製品の話だけでは，ビジネスにはならない。製品を研究開発，設計製造，流通していく流れが必要である。図3の通り，再生医療製品のビジネスに関する業態をまとめた。

製造業者によって製造されたものを，製造販売業者によって市場へ送り出す。そして販売業により，医療現場へ届ける。こうした流れを構築する必要がある。

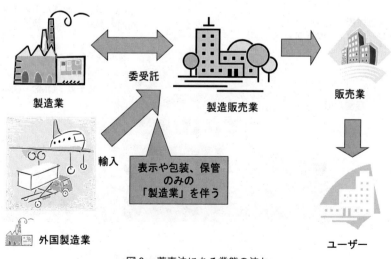

図3 薬事法にある業態の流れ

よくある誤りであるが，製造販売業は，製造業と販売業を一度に取得できる便利な業態ではない。市場責任を負う重い業態である。こうしたことから，それぞれの業態に対して，必要な条件が異なる。製造販売業は，その業務への従事経験を求められ，判断をする力を必要とする。製造業は，その業務への知識を求められる。

医療機器においては，医療現場に届ける手段は，販売業だけではない。レンタル，つまり，賃貸業という手段がある。医療機器のうち，大型機器や，反復して利用する機器において，賃貸業が担うことは多い。管理やリプレイスを考えると病院側にメリットがあるし，企業側にも価格戦略として，新たな道が見出せる可能性がある。

また，医療機器においては，修理業という業態がある。これも大型機器や反復して利用するような機器においては，重要な業態である。顧客への対応の一環として意識した方が良いだろう。

薬事法上の医療機器や医薬品だけが，再生医療ビジネスのフィールドではない。再生医療を支援する様々なシステムも重要である。運搬や環境などの整備ツールが良い例である。こうしたことも整備した上で，良質の再生医療が実現し，産業として安定化が見込める。薬事法総則に示されている「品質」「安全性」「有効性」のそれぞれの関係は，図4のように表すことができるが，継続的に円滑にあり続けるためには，「品質」という枕木を支える，「インフラ」という敷石も重要である。

7.3 薬事法上の製品の扱い

細胞組織を用いる製品であれば，その内包される感染性をはじめとしたリスクから，市場に投入するまでに慎重な審査が必要であるということは想像に難くない。

かつては，このような製品を用いた治験に進む前に，安全性と品質を確認する申請[2]が必要であった。製品の成り立ちに多様性があることや，身体に適用する目的や手技などにも多様性があ

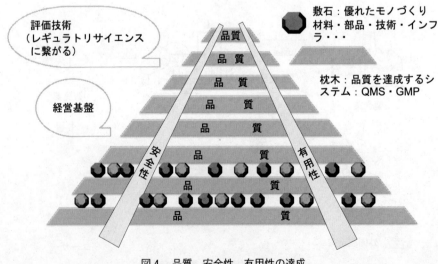

図4　品質，安全性，有用性の達成

第2章 再生医療とビジネス

ることから，ケースバイケースで進める必要があり，また，連続した手続きの煩雑さから，現在は，㈱医薬品医療機器総合機構[3]による薬事戦略相談[4]において対応するシステムに変更された[5]。

しかしながら，ある程度の規格基準といった共通のものさしが用意されている。これを理解するには，「指針」[6]を中心にして，個別に用意された規格基準を参照するとわかりやすい。新しい医療に関するものであるから，規格基準が後追いになる傾向が強いが，最近では，適正な規格基準を設定するために，コミュニケーションを取ることが増えている。例えば，次世代医療機器ガイドライン[7]のワーキンググループ内での議論であり，規格基準を制定する前のパブリックコメント募集システムである。特に新しいため，規格基準が定められるほどの知見は収集できていないが，様々な類似の基準やリスクアセスメントといった手法から，製品の開発と審査に有益な情報をもたらす仕組みとして，次世代医療ガイドラインが機能している。その進捗については公開されるし，まとまったガイドラインも公開されるため，非常によい参考となるだろう。

こうした物差しに対するデータなどをまとめたものを添付資料として，厚生労働大臣に対して「製造販売承認申請」を行う（図5）。

繰り返しになるが，細胞組織を用いた製品のみが再生医療製品というわけではない（表1）。

医用材料に生理活性を付与することにより，身体の中で再生医療を行う製品もある。ドラッグデリバリーシステムとも言える手法である。こうした手法は，再生を誘導するが，製品の多くは医療機器とみなされている。

周辺機器についても言及したい。再生医療は幅が広く，かつ，医療の流れとして考えていく必要がある。そこに多くの医療機器が登場する。再生医療を適用するかどうかを考えるための診断機器，細胞を採取するツール類，移植手技をサポートする様々な製品，経過を観察する機器などである。

こうした医療機器については，様々な形態がある他，それらが持つリスクも様々である。この

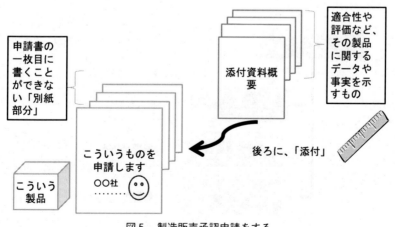

図5　製造販売承認申請をする

ため，リスクの程度に合わせたカテゴリーが定められている（図6）。

リスクの大きなものは，高度管理医療機器となり，市場に送り出すには，厚生労働大臣による「製造販売承認」が必要である。

中程度のものは，管理医療機器であり，市場に送り出すにあたり，2つの道がある。認証基準が定められているのであれば，厚生労働大臣の承認に代えて，薬事法登録認証機関の「製造販売認証」でよい。認証基準が定められていないものであれば，厚生労働大臣による「製造販売承認」が必要である。現在，認証基準の制定に注力されており，ほとんどが「製造販売認証」による市場投入になるだろう。

リスクの低いものは，一般医療機器となり，市場に送り出すには，「製造販売届出」を㈲医薬品医療機器総合機構に提出する。審査を伴わないため，早期に市場にアクセスできるのは魅力的である。

表1　再生医療関連製品と薬事法

再生医療に用いる細胞組織製品	薬事法における医薬品や医療機器
再生医療の手技を支援する各種機器	薬事法における医療機器
再生を誘導する製品	薬事法における医薬品や医療機器
再生医療製品の生産・流通に関連する機器やサービス	システムとして，薬事法の一部を担う

7.4　薬事法に学ぶところ

薬事法については難しくて厳しい法律と言われている。しかしながら，研究開発やビジネスの現場で用いられている考え方と共通している点が多い。そうした点をよく理解していれば，薬事法を活用した効率的開発も手中にすることができる。

わかりやすい例をここで示しておきたい。

医療機器においては，基本要件というものが定められている[8]。これは，essential principleであり，どんな形で製品を実現すべきか，書かれている。

リスクとベネフィットのバランスを取るということにおいて，患者以外の周囲まで配慮するこ

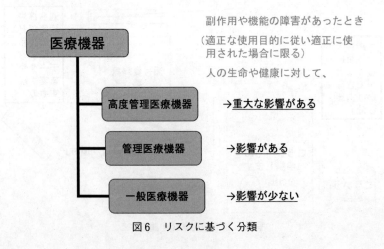

図6　リスクに基づく分類

とが示されている。そのバランスを取るにあたっては、前提とも言える条件がある。

誰が、どこでその医療機器を用いて医療を行っていくのか、条件の種類を示している。製品そのものに含まれるリスクも重要だが、使用する医療従事者の技術経験も重要である。このため、トレーニングや認定制度の整備が必要なことがある。また、性能や安全性を高めることも期待される、「ユーザビリティ」という視点も必要になってくる。その製品を間違いなく、有効性、安全性、品質を損ねることなく、使用してもらえるようにする非常に重要な工夫と言える。

そして、基本要件（図7）においては、「設計及び製造されなければならない」としている。つまり、設計と製造が連携していかなければ、継続的に良い医療を提供できなくなるのである。このことを反映して、品質マネジメントシステム QMS[9]においては、品質に関する箇所の中で、設計開発管理に言及している。

この内容は、いわゆる Plan Do Check Action, PDCA サイクルと類似しており、プロセスマネジメントである。この活動は、日常の研究開発で行われているが、それを文書としてまとめて、次につなげていくことを求めている。こうした品質に関する活動と記録は、再生医療に関連する製品については非常に重要である。

リスクアセスメント、さらにリスクマネジメントに関するセンスも重要である。審査の時点では、リスクアセスメントに関する資料を提供することになっている。研究開発の時点では、リスクマネジメントを行う。このリスクマネジメントについては、基本要件で取り扱われているし、JIS T 14971[10]としてまとめられている。

そもそも医療というものは、不安全行為であるが、再生医療に関していえば、その性格から、感染に関することなどを含めたリスクについて考慮する必要がある一方で、新しいがゆえに、経験が少ないため、十分なフォロー体制が必要となる。

こうしたことから、品質に関する文書については、30年間の保管が求められるなど、取り組むべき課題が多い[9]。

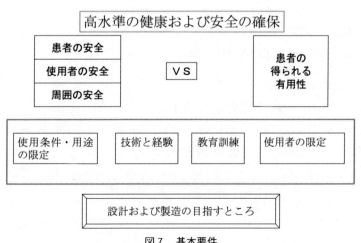

図7　基本要件

しかしながら，最初に説明したとおり，薬事法の目的は，国民の保健衛生の向上であるため，十分な体制を求めることにより，必要に応じて，医療のあり方や規制のあり方を改善していく仕掛けを設けているのである．

7.5 情報を手に入れる

本書の第1章では，許認可行政に関わる多くの方々により，執筆がなされている．こうしたライブな情報を常に手に入れていく必要がある．特に，再生医療に関する製品の研究開発から事業化までに必要な時間が比較的長く，この新しい医療に関する知見が集積されるがゆえに，規制などの変化も予想されるからである．

(1) 規制の根本である法律について

厚生労働省ホームページにある『所管の法令，告示・通達等』より，入手が可能である．

(2) 審査を行う㈲医薬品医療機器総合機構について

大きくわけて2つのサイトが存在する．1つは業務を説明し，もう1つは，関係者に情報を提供するものである．この性格の違いを理解するのが，活用のコツである．

・審査のシステムについて知りたい時
・審査に関連する情報について知りたい時

http://www.pmda.go.jp/

・通知を参照したい時
・審査報告書を参照したい時
・参考となる製品の添付文書を手に入れたい時

http://www.info.pmda.go.jp/

・規格基準について知りたい時
・医薬品医療機器総合機構　医療機器基準関連情報

http://www.std.pmda.go.jp/stdDB/index.html

(3) 次世代医療機器について

・経済産業省側　次世代医療機器開発ガイドライン

http://www.meti.go.jp/policy/mono_info_service/service/iryou_fukushi/index.html

・厚生労働省側　次世代医療機器評価指標検討会

http://dmd.nihs.go.jp/jisedai/

第2章 再生医療とビジネス

文　献

1) 薬事法（昭和35年8月10日　法律145号）；その後の改正に留意が必要である。
2) 細胞・組織を利用した医療用具または医薬品の品質および安全性の確保について（医薬発第906号平成11年7月30日）；なお，この制度は廃止された。
3) �独医薬品医療機器総合機構，http://www.pmda.go.jp/
4) 医薬品・医療機器薬事戦略相談事業の実施について，薬機発第0630007号（平成23年6月30日）；要領は，ホームページを参照されたい。http://www.pmda.go.jp/
5) 薬事戦略相談の実施に伴う細胞・組織を加工した医薬品又は医療機器の取扱いの変更について，薬食発0630第2号平成23年6月30日906廃止通知
6) 指針は下記のとおり
    - 平成12年12月26日付け医薬発第1314号厚生省医薬安全局長通知
    「ヒト又は動物由来成分を原料として製造される医薬品等の品質及び安全性確保について」の別添2「ヒト由来細胞・組織加工医薬品等の品質及び安全性の確保に関する指針」
    - 平成20年2月8日付け薬食発第0208003号厚生労働省医薬食品局長通知「ヒト（自己）由来細胞や組織を加工した医薬品又は医療機器の品質及び安全性の確保について」
    - 平成20年9月12日付け薬食発第0912006号厚生労働省医薬食品局長通知「ヒト（同種）由来細胞や組織を加工した医薬品又は医療機器の品質及び安全性の確保について」
7) 次世代医療機器開発ガイドライン
    http://www.meti.go.jp/policy/mono_info_service/service/iryou_fukushi/index.html
8) 薬事法第41条第3項の規定により厚生労働大臣が定める医療機器の基準（平成17年厚生労働省告示第122号），「基本要件基準」
9) QMS省令医療機器及び対外診断用医薬品の製造管理および品質管理の基準に関する省令（厚生労働省令第169号　平成16年12月17日付）；通知による運用に留意されたい。
10) JIS T 14971：2003
    標題　医療機器―リスクマネジメントの医療機器への適用

第3章 組織工学の新たな研究

1 細胞の接着剤―望みの位置に細胞を貼り付ける―

岩田博夫[*1], 竹本直紘[*2]

1.1 はじめに

体の中の組織は,直径10～20μmの細胞,それも複数種の細胞が所定の位置に整然と配されることで形成されている。逐次的方法で約1gの組織(約10^8個(1億個)の細胞からなる)を作ろうとすると,すなわち,毎回適切な細胞を選んでは所定の位置に配置する操作を1億回繰り返すことになり,この操作を比較的すばやく行うことができたとして,例えば1回の操作にかかる時間が1秒としても,1億回の操作をくり返し,組織が構築し終わるには3年もかかってしまう。再生医療に用いるにはあまり現実的ではない。1億個程度の多数の細胞を所定の位置に配するには,逐次的ハンドリング法でない方法を開発する必要がある。本節では,単鎖のオリゴDNA(ssDNA)を細胞表面に導入し,このssDNAを細胞の接着剤として用いることで細胞を所定の位置に配する方法を紹介する。

1.2 細胞接着剤の基本設計

図1に,細胞の接着剤に用いる,ssDNA,親水性高分子ポリエチレングリコール(PEG),脂質分子からなる複合体分子(ssDNA-PEG-lipid)を示した。それぞれの部分の役割は,脂質部分は細胞膜への投錨,親水性PEG部分は細胞の表面に留まり,ssDNAは接着剤としての機能を果たす。この分子の優れている点は,ssDNAには,4塩基の配列を変化させることでほぼ無限と言っていい種類の特異性の高い接着剤たる設計可能性を備えていること,一方で,脂質分子には,特異性なくあらゆる細胞にssDNA-PEG-lipidを導入できる汎用性を備えていることにある。以下に細胞の配置に適用した具体例を示す。

1.3 細胞の配列[1)]

ssDNA-PEG-lipidを用いて2種の細胞を交互に配列することを試みた。ssDNAとして用いたのは,20残基のデオキシアデニル酸(oligo(dA)$_{20}$)とデオキシチミジル酸(oligo(dT)$_{20}$)である。細胞Aの細胞膜を赤色蛍光色素で染色し,一方,細胞Bの細胞膜を緑色蛍光色素で染色しておく。次いで細胞Aの細胞懸濁液にoligo(dA)$_{20}$-PEG-lipidを添加し,一方,細胞Bの細胞懸濁液にoligo(dT)$_{20}$-PEG-lipidを添加し,それぞれしばらく放置することで,それぞれの両細胞表面

[*1] Hiroo Iwata 京都大学 再生医科学研究所 教授
[*2] Naohiro Takemoto 京都大学 再生医科学研究所 博士後期課程

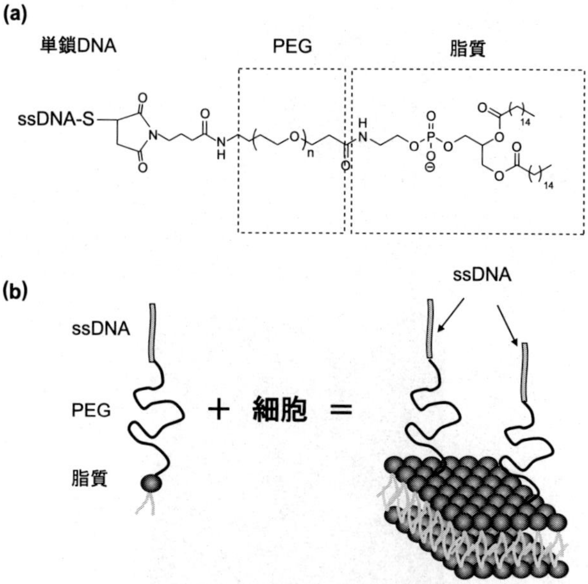

第3章 組織工学の新たな研究

図1 細胞の接着剤に用いる単鎖のオリゴDNA，親水性高分子ポリエチレングリコールと脂質分子からなる複合体分子（ssDNA-PEG-lipid）
(a)；ssDNA-PEG-lipid の構造，(b)；ssDNA-PEG-lipid の細胞膜への投錨。

にoligo(dA)$_{20}$-PEG-lipidとoligo(dT)$_{20}$-PEG-lipidを導入する。細胞を洗浄することで，液相に残っているoligo(dA)$_{20}$-PEG-lipidとoligo(dT)$_{20}$-PEG-lipidを除去する。その後，oligo(dA)$_{20}$-細胞Aの懸濁液とoligo(dT)$_{20}$-細胞Bの懸濁液の両者を混合し，1時間後に共焦点レーザー顕微鏡で観察した像を図2(b)に示した。細胞が真珠のネックレスのように連なり，さらに，赤い蛍光を発する細胞の隣は必ず緑の蛍光を発する細胞である。すなわち，細胞Aと細胞Bが交互に配列している。これは図2(a)に模式的に示したように，oligo(dA)$_{20}$-細胞Aとoligo(dT)$_{20}$-細胞Bが接触した時に，細胞表面上のoligo(dA)$_{20}$-とoligo(dT)$_{20}$-が塩基対を形成して2つの細胞を接着させたためである。

1.4 基板上への細胞の配置[2)]

よく知られているように，DNAは塩基対A・TとG・Cの組み合わせで複合体を形成する。ssDNAを接着剤として用いる大きな利点は，上記したようにssDNA中のATGCの4塩基の配列を変えることで，無限と言っていいほど多種多様な接着剤が手に入ることである。例えば，20塩基長さのssDNAを用いるのであれば，4^{20}種，すなわち約1兆種類の接着剤を設計することが可能である。これほど多種の接着剤が必要となることはまずないが，実際に塩基配列の違いで細胞接着を制御できるかを調べてみた結果を図3に示した。ここでは，図3中に記した2組の20塩基対の配列を用いた。配列Aの相補塩基配列A'（SeqA'），また，配列Bの相補塩基配列B'

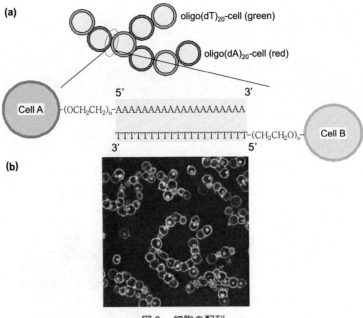

図2 細胞の配列

oligo(dA)$_{20}$-PEG-lipid と oligo(dT)$_{20}$-PEG-lipid で処理した2種の細胞の懸濁液を混合し，その後，共焦点レーザー顕微鏡で観察した．(a) 細胞間配列の模式図，(b) 配列した細胞の共焦点レーザー顕微鏡での観察像．

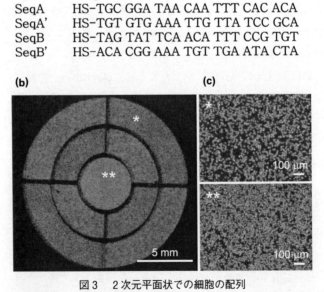

図3 2次元平面状での細胞の配列

(a) 単鎖 DNA の配列，(b) 2種の細胞で描いたダーツのターゲット，(c) (b)の＊と＊＊の部分の拡大像．

第3章 組織工学の新たな研究

(SeqB')の5'末端にチオール基を有するssDNAを化学合成する.それぞれの溶液をインクジェットプリンターのインクタンクに入れて,金薄膜を有するガラス基板上に望みの絵を描く.図3の例では,ダーツのターゲットを描いてある.所定のそれぞれの部分にSeqA'とSeqB'の溶液をプリントし,また,中心部の円の部分にはSeqA'とSeqB'の両溶液をプリントした.末端のチオール基は金表面と反応し,SeqA'とSeqB'が表面に固定される.その後,表面を洗浄し,表面に固定化されていないssDNAを除くことで,細胞を配置する基板の準備ができあがる.細胞Aの細胞膜を赤色蛍光色素で染色し,また,細胞Bの細胞膜を緑色蛍光色素で染色しておく.次いで細胞Aの懸濁液にSeqA-PEG-lipidを添加し,一方,細胞Bの懸濁液にSeqB-PEG-lipidを添加し,それぞれしばらく放置することで,それぞれの細胞表面にSeqAとSeqBを導入する.これらの両細胞の混合懸濁液を上記基板上に播種し,SeqA-A'とSeqB-B'間の塩基対形成を待った後,接着していない細胞を洗い流した.その後,蛍光顕微鏡で観察した像が図3である.それぞれの細胞が相補鎖のssDNA配列が固定された表面上にソーティングされて固定され,また,SeqA'とSeqB'の両方を固定した中心の円の部分には2種の細胞が固定されている.

生物学の研究では,細胞をプラスチックの容器の中で培養することが多用されている.この時,体の中で浮遊状態で存在している血球系以外の細胞においては,多くの場合,細胞をプラスチックの表面に接着させて培養する.細胞が接着できない場合は,細胞はアポトーシスを引き起こし死んでしまう.プラスチック表面での細胞培養においては期せずして,材料表面に吸着したフィブロネクチンやビトロネクチンなどの細胞接着性糖タンパクと細胞膜タンパクであるインテグリンの相互作用を介し,細胞は人工材料に接着する[3].インテグリンは,細胞内の種々のタンパクから構成されるシグナル経路を介して細胞外の情報を細胞内へと伝えて細胞の生存を維持し,さらに細胞増殖などを引き起こす.プラスチック表面での細胞培養は,一見極めて人工的な環境のようではあるが,意外と生理的な環境での細胞培養になっているのである.一方,図3に

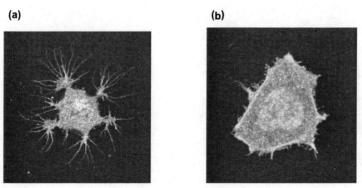

図4 接着細胞の形態

細胞内のアクチン繊維を赤に,ビンキュリンを緑に染色した.(a) ssDNAの相補対形成により接着し,さらに培養したHEK293細胞,(b) ssDNAの相補対形成により接着後,牛胎児血清10%を含む培養液中で培養したHEK293細胞.

示したssDNAの相補対形成による細胞の接着は，極めて人工的な細胞接着である．血清を含まない培養液を用いて，HEK293細胞をssDNAの相補対形成により基材上に接着させた2時間後の細胞の形態を図4(a)に示した．周辺から数多くの突起を出した極めて奇妙な細胞接着形態を示している[4]．当然，膜タンパクであるインテグリンを介したシグナルが細胞内に入らないため，細胞機能にも変調を来たすものと予想される．細胞をssDNAの相補対形成により所定の位置に接着させた後，培養液を牛胎児血清10%を含む培養液に交換し，さらに2時間培養した時の細胞形態も図4(b)に示した．血清含培地に交換すると，血清含培地を用いてプラスチック製フラスコ上で培養しているHEK293細胞と似た形態をとった．血清含培地での培養により，わずか数時間で通常の細胞接着に移行したことを示唆している．このことは，平面状基板上での細胞のパターニングとその細胞アレイへの応用を考えると好ましいことである．すなわち，ssDNAの相補対形成で細胞を配置し，その後，血清含培地で培養することで細胞機能を正常化し，実験に供することができる．

1.5　3次元組織の構築—ランゲルハンス氏島の細胞によるカプセル化—

インスリン依存性糖尿病は膵臓にあるインスリンを分泌するランゲルハンス氏島（膵島）が障害を受けてインスリンが分泌されなくなって発症する．膵島は直径100～300 μm の組織で，外

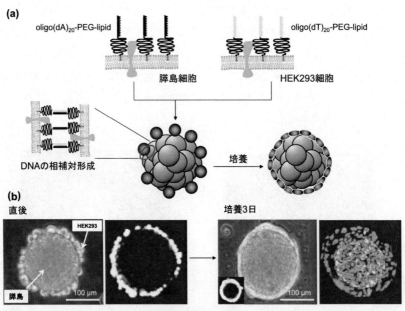

図5　HEK293細胞で膵島をカプセル化

膵島を oligo(dA)$_{20}$-PEG-lipid で処理し，一方，HEK293細胞を oligo(dT)$_{20}$-PEG-lipid で処理する．その後，両者を混合すると，膵島表面上にHEK293細胞が固定化される．培養を続けているとHEK293細胞が増殖するとともに膵島上にHEK293細胞の薄い層が形成され，膵島を覆うようになる．

第3章　組織工学の新たな研究

分泌組織に島のような状態で散在する。全膵臓の2～3％が膵島である。インスリン依存性糖尿病の治療目的で，膵臓から分離した膵島を移植することが行われている。この時，移植直後の炎症反応やかなり時間が経過した後の拒絶反応など種々の，膵島とレシピエントの生体との相互作用が起きる。膵島を生着させ，糖尿病治療効果を出すために，これらの反応を制御しなければならない。膵島表面をレシピエントの自身の細胞で覆い，移植膵島が異物として認識されないようにするのも1つの方法である。その予備的試みを紹介する。膵島表面をHEK293細胞で覆った例を図5に示した。まず膵島をoligo(dA)$_{20}$-PEG-lipidで処理し，一方，HEK293細胞をoligo(dT)$_{20}$-PEG-lipidで処理する。両者を混合すると，膵島上にHEK293細胞が固定化される。その後，培養を続けていると，HEK293細胞が増殖するとともに膵島上にHEK293細胞の薄い層が形成され，膵島を覆うようになる[5]。

1.6　今後の展開

個体発生の時には，相互に細胞が影響を及ぼしあいながら，規則正しく細胞が配置された組織，さらに3次元構造を持つ器官が形成されてくる。組織再生の研究でも，これを真似て複数種の細胞を近接した状態に存在させ，細胞の分化方向を決定し，さらに，これらの細胞からできてくる器官の形状をコントロールしようとする試みが多数行われてきた。いわゆる自己組織化である。

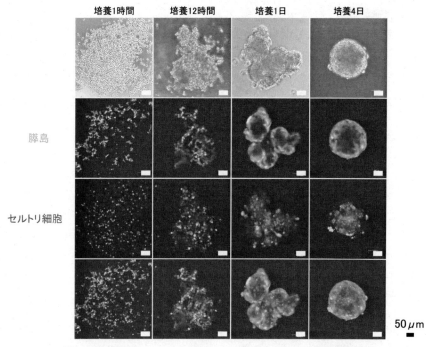

図6　膵島細胞とセルトリ細胞による凝集体の形成（自己組織化）
緑色蛍光タンパクを発現するマウスから単離した膵島，蛍光色素で赤色に染色したセルトリ細胞を用いた。

その数理モデルも発表されている。自己組織化の簡単な例を図6に示した。全身で緑色蛍光タンパクを発現するマウスから膵島を単離し，これをさらに酵素処理をして単個細胞に分解しておく。一方，通常のマウスの精巣からセルトリ細胞を単離し，蛍光色素で染色し赤色蛍光を発するようにしておく。この2種の細胞を選んだ理由は別の機会に譲るとして，この2種の細胞を1,500個ずつ混合して細胞の凝集体を形成させる。できあがった細胞凝集体を共焦点レーザー顕微鏡で観察すると必ず，赤色蛍光を発するセルトリ細胞が饅頭で言えば餡の部分に存在し，緑色蛍光を発する膵島細胞が皮の部分を形成している。これは簡単な数理モデルを用いても再現できる[6]。

肉眼で見える程度の大きさの組織を作ろうとすると，途端に困難に出会う。古くから，歯芽より上皮系の細胞と間葉系の細胞を取り出し，上皮—間葉相互作用を行わせることで，歯の再生を行わせる試みが行われてきた。事実，歯芽からの上皮系細胞と間葉系細胞を混合して生体に埋め戻すと，図7に示すような小さな歯が散在するモザイク状の組織が出てくる[7]。局所・局所で自己組織化による細胞の配置がなされ，上皮—間葉相互作用が起き，再生歯の組織が散在するモザイク状の組織が形成されたのであろう。

機能のある歯を再生させるためには人為的な介入が必要である。辻の項（第3章8節）を参照して頂きたい。辻らはまず，間葉系細胞の凝集塊と上皮系細胞の凝集塊を別々に作り，極めて繊細な技術で両細胞凝集塊を張り合わせている。図1に示したssDNA-PEG-lipidを用いることで，容易に細胞凝集塊を形成でき，また，2つの凝集塊を張り合わせることも容易にできるであろう。

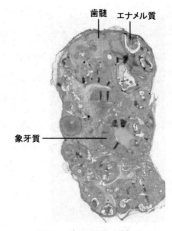

図7　歯の再生の試み
小さな歯が散在するモザイク状の組織。

文　献

1) Y. Teramura *et al.*, *Biomaterials*, **31**, 2229 (2010)
2) K. Sakurai *et al.*, *Biomaterials*, **32**, 3596 (2011)
3) Y. Arima *et al.*, *Biomaterials*, **28**, 3074 (2007)
4) 櫻井研吾ほか，第33回バイオマテリアル学会大会予稿集, p.159 (2011)
5) Y. Teramura *et al.*, *Bioconjugate Chem.*, **21**, 792 (2010)
6) http://compucell3d.org/
7) P. T. Sharpe *et al.*, *Sci. Am.*, **293**, 34 (2005)

2 基底膜基質を用いた組織構築と化学合成マトリックスによる簡素化

持立克身[*1], 古山昭子[*2]・白木伸明[*3]

2.1 はじめに

　細胞に関する研究は日進月歩の状態ではあるが，人工組織構築に必要となるもう1つの構成要素である細胞外マトリックスに関しては，旧来の技術に留まっている感がある。細胞外マトリックスは，scaffold と言う言葉に象徴されるような単なる機械的支持体ではない。確かに，Ⅰ型コラーゲン（Col I）に代表されるように，各組織の間充織に存在して，重力や応力に抗して組織の形状を保持する役割を果たしている細胞外マトリックスの重要な一構成要素もある[1,2]。しかし，Col I の役割はこれに留まらず，フィブロネクチン（FN）やビトロネクチン（VN）などの細胞接着分子に結合する場所を与え，細胞接着の場の形成に寄与している[1,2]。さらには，間充織におけるヒアルロン酸に代表される多糖類に対しては，間隙を縫って共存できる場を与え，生命活動に欠かせない水分やイオンの保持，そして細胞接着に役立っている[3,4]。細胞外マトリックスを構成する各要素は，それぞれ多岐に渡る役割や結合関係を持つことで，各組織を構成する細胞に合った固相環境の形成を実現している[1,2]。

　さて，人工組織構築にこれまで用いられてきた細胞外マトリックスについて振り返ってみる。酸可溶性 Col I 分子を中性等張塩溶液中で線維形成（ゲル化）させることで培養基質とし，平面培養や包埋培養に供した歴史は古い。しかし現代では，RGD 配列に代表されるインテグリン接着受容体との結合領域を持つ FN，VN，ラミニン（LN），Col I 分子，あるいは，シンデカン接着受容体との結合領域であるヘパリン結合領域を持つ FN や LN 分子[5]をプラスチック培養容器にコートすることで培養基質とする例がほとんどである。この場合，接着分子を吸着する支持体としての役割を，簡便なプラスチックで代用している。

　組織構築を目指して長期間細胞培養する場合，培養細胞に由来する複数種の細胞外マトリックス成分が細胞直下に沈着し，初期のリガンドを覆うこともあれば，新たなリガンド提示が行われることを念頭に置かなければならない。非特異的吸着による不規則で乱雑なリガンド提示が起これば，細胞内シグナル伝達が攪乱される恐れもあるだろう。本節では，どのようにしてこの欠点を克服できるのかを議論する。

2.2 生命活動を支える固相環境としてのマトリックス

　人工組織を構築するに当たって，生体組織がどのような原理で存在が担保されているかを知ることは有益である。我々は言うまでもなく多細胞生物である。その体を構成する組織は，外界に接しながら固有の機能を営む上皮組織や循環器の内腔を覆う内皮組織，および，内部から体を支

[*1] 　Katsumi Mochitate 　㈳国立環境研究所　環境健康研究センター　フェロー
[*2] 　Akiko Furuyama 　㈳国立環境研究所　環境リスク研究センター　主任研究員
[*3] 　Nobuaki Shiraki 　熊本大学　発生医学研究所　多能性幹細胞分野　助教

える結合組織からなると大雑把に見なすことができる。上皮組織が外界，内皮組織が内腔に接している違いはあるが，両者は共に基底面側で基底膜構造体と言う固相環境に接している。また，結合組織である脂肪組織[6,7]や筋組織[8]にも，細胞周囲に基底膜が存在する。

　基底膜は，細胞接着の構造的基盤としてばかりではなく，分化誘導や機能発現，さらには形態形成に深く関与している[8~10]。その構成は，線維性蛋白質，糖タンパク質，プロテオグリカンなどからなり，不溶性の超分子巨大集合体を形作っている[11]。基底膜は，接着している上皮細胞や内皮細胞によって形成・保持されているが，基底膜を挟んで近接する結合組織中の線維芽細胞などが，基底膜成分の供給に大きな役割を果たしている。成長因子やサイトカインと言った拡散性因子も同時に分泌されるが，一部は基底膜に局在するIV型コラーゲン（Col IV）やヘパラン硫酸プロテオグリカン（HSPG）などに結合することで集積し，成長因子のプールとして組織の恒常性維持の一翼を担っている[12~15]。

　上皮細胞や内皮細胞，脂肪細胞や筋細胞にとっての基底膜とは，細胞接着の基盤であると同時に，安定して成長因子が供給されるための安全装置であり，時には炎症などによる急激な成長因子の変動を緩和してくれる緩衝帯でもある。それは，細胞外マトリックス構成する成分の多様性と，近在する線維芽細胞などの組織特異性で裏打ちされた多種多様な微視的固相環境によって支えられている[1,2,8,10,11]。冒頭に述べたが，プラスチックに基底膜主要構成成分をコートしただけでは，基底膜は再構築できない。細胞の助けが必須である[16,17]。

2.3　基底膜構造体形成のための素材としてのマトリゲル

　生体内で基底膜は，上皮細胞の基底面の直下に存在する厚さ約50 nmの薄膜状の構造体で，極

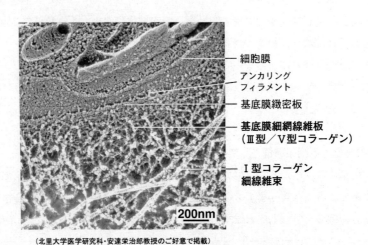

（北里大学医学研究科・安達栄治郎教授のご好意で掲載）
図1　膵臓外分泌細胞周囲の細胞外マトリックス
網目構造が10 nm以下の緻密板とミクロンサイズのI型コラーゲン線維間を，中間的な網目構造を持つIII型／V型コラーゲン細線維が繋いでいる。（文献1，図15bより引用，改変）

第3章 組織工学の新たな研究

細かな網目状構造になっており，周囲の結合組織から上皮組織を分離している（図1）。その機能は，上皮組織における恒常性の維持，細胞接着・伸展・移動，極性，細胞死，増殖，ニッシェ(niche)[13,18]を提供するなど，個体発生と分化の基礎となる重要な現象全てに関わっている[8]。

マトリゲル（MG）は，マウス EHS-tumor から抽出した細胞外マトリックスの混合物[19,20]であるが，播種した細胞によって基底膜構造体が形成される点で，プラスチック上の FN, LN, Col I コートなどとは異なる。MG の主成分は，基底膜の主要構成成分である胎児性 LN-111, LN と結合性が高いエンタクチン（EN）／ニドゲン（Nid），Col IV, HSPG に属するパールカン（PN）であり，TGF-β などの成長因子も含有する[15]。一般に，上皮細胞をプラスチックや Col I 線維上で培養しても，基底膜構造体が形成されることはない。しかし，MG 上に直接播種して培養すると，基底膜緻密板（lamina densa）と言う構造体が形成される。上皮細胞を播種することで MG 中の基底膜構成成分が再構築（matrix remodeling）され，基底膜構造体が形成される（図2，T2-MG）。コラーゲン線維上に細胞を播種した場合でも，共培養の MG から溶け出した基底膜成分の供給を受けて，細胞は基底膜構造体を形成することができる[21]（図2，T2-fib-MG）。

MG と言う素材は，細胞の助けを借りて基底膜が形成できる素材であると言える。必ずしも SV40-large T 抗原で不死化したラット肺胞II型上皮（SV40-T2）細胞である必要はなく，構築目的の上皮組織に由来する上皮細胞株を用いることも，原理的には可能である。ただし，上皮細胞は細胞外マトリックスを分泌すると同時に，その分解に関わるマトリックスプロテアーゼ（MMPs）も分泌している[22]。proMMP-2 や -9 の分泌量がわずかであること，活性型を分泌していないことが重要である。MMPs の阻害剤である TIMP-1 は，基底膜形成の阻害を抑制する効果がある[23]。

さて，基底膜が上皮組織や内皮組織の機能発現や形態形成に深く係わることを活かして，人工組織の構築に基底膜を利用できないだろうか。本節では，上皮細胞を用いた基底膜構造体の形成，および，基底膜を組織構築の基質に用いることで，高次機能の発現を可能にした私達の研究をご紹介する。併せて，FN, LN, Col IV と言った個々の細胞外マトリックス要素では達成し得ない基底膜構造体が有する統合された生理機能の一端について議論したい。

2.4 培養基質としての基底膜基質

従来は，Col I ゲル中で線維芽細胞を3次元培養し，その上に上皮細胞を播種

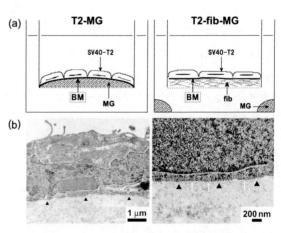

図2　SV40-T2細胞による基底膜の形成
(a) BM：基底膜，fib：I型コラーゲン線維，(b) ▲：基底膜緻密板，↑：アンカリングフィラメント。

して，基底膜を形成していた[24,25]。この方法では，ColIゲル中の線維芽細胞の除去が難しく，形成した基底膜を培養基質に用いる目的には適さない。

図2に示したT2-MGおよびT2-fib-MG培養モデルで，基底膜緻密板が形成された（▲）。培養後，界面活性剤0.1% Triton X-100，および，アルカリ20～50 mM NH_3／PBS(-)溶液処理でSV40-T2細胞を除くと，基底膜基質が作製できる[26]（図3，sBM）。両者に本質的な違いはないが，MGは機械的強度が低いので，T2-MGよりはT2-fib-MGモデルで作成した基底膜基質が使い易い。これまで基底膜代用品として羊膜を用いた組織構築の研究[27]が知られ

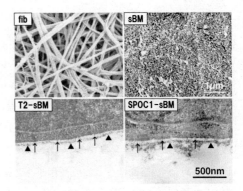

図3　SV40-T2細胞が形成した基底膜基質を用いた細胞培養（SEM/TEM写真）

fib：I型コラーゲン線維，sBM：基底膜基質，T2-sBM：sBMに播種したSV40-T2細胞，SPOC1-sBM：sBMに播種した気道上皮細胞。（文献29，図3より引用）

ている。今回ご紹介する基底膜基質は，生体組織から採取した訳ではなく，培養細胞を用いて人工的に作製したと言う意味で，synthesized Basement Membrane (sBM) substratumと名付けている。

sBMの特徴は，羊膜などと異なり異物混入のリスクが劇的に低減される点と，品質の安定性にある。さらには，上皮細胞の種類や共培養細胞の有無を選択することで，細胞分化に深く関与するLNの型（isoform）も制御し易い。T2-fib-MG培養モデルについて言えば，主体はマウスMG由来のLN-111[28]である。この理由から，T2-fib-MG培養モデルで作成したsBMをLN-1 sBMと表記する。sBM基質は，冷凍による長期保存も可能である。

第2の特徴は，基底膜形成した上皮細胞に限らず，他の上皮細胞の培養にも使える点である（図3）。SV40-T2細胞は（T2-sBM），自らが形成した基底膜基質に再接着後，基底膜緻密板（図3▲）との間で，アンカリングフィラメント（図3↑）を形成して繋がる。気道上皮細胞のSPOC-1（SPOC1-sBM）も，SV40-T2細胞が形成した基底膜であっても基底膜と認識し，等しくアンカリングフィラメントを形成して繋がる。血管内皮細胞を播種した場合も同様である。

第3の特徴は，細胞―細胞間結合が強化される点である。上皮細胞内の細胞骨格が細胞―基質間結合から細胞―細胞間結合にシフトすることで，密着結合が強化され，例えば活性酸素による傷害にも耐性を増大する[29]。

2.5　LN-511（$\alpha5\beta1\gamma1$）の基底膜基質

上皮細胞のLNは，本来は胎児性LN-111ではなく，成人型LN-511[28]である。そこで，ヒトLN-511を多量に分泌するように遺伝子改変したrLN10細胞[30]を用いて，hLN-511からなる基底膜基質LN-10 sBMを作製した[31]。図4は，その電子顕微鏡写真および免疫染色の写真である。

第3章 組織工学の新たな研究

作製の原理など実験の詳細は、論文または特許公報[32]を参照されたい。その基本原理は、基底膜形成に関わる受容体を細胞の基底面に集積させ、分泌された遊離の LN 分子と複合体を形成させる点にある（図5）。その結果、LN 分子は3次元の自由拡散から基底面上の2次元拡散に制限されることで、LN 分子同士の衝突頻度が昂進し、多量体化が促進、すなわち LN 格子の形成が飛躍的に増大する[17,18]。この方法を用いることで、線維芽細胞や MG との共培養よる基底膜成分の大量供給[24]、あるいは、TGF-βの添加による基底膜成分の分泌昂進[33]を必要とせず、基底膜が形成されるようになった。ただし、この場合でも proMM-2 や proMMP-9 の分泌がわずかであるのが良い。MMPs の化学的阻害剤 GM6001 には、基底膜形成を促進する効果がある[32]。

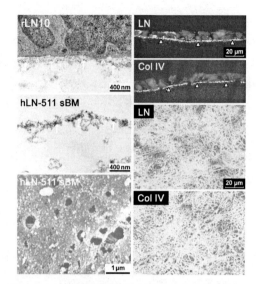

図4　rLN10細胞による基底膜の形成と基底膜基質の TEM/SEM/IHC

hLN-511 sBM：TEM/SEM（↑：基底膜緻密板，△：アンカリングフィラメント），LN/Col Ⅳ：免疫染色（▲：基底膜）。（文献31、図2より引用）

2.6 基底膜基質を用いた上皮組織の再構築

ラット気道上皮から採取した未熟な基底細胞を LN-1 sBM 基質に播種し、confluent に達した後、レチノイン酸存在下で気相培養に移行することで、線毛細胞に分化誘導した[26]。図6には、気相培養7日目および14日目における気道上皮細胞の走査型電子顕微鏡像を示した。7日目では

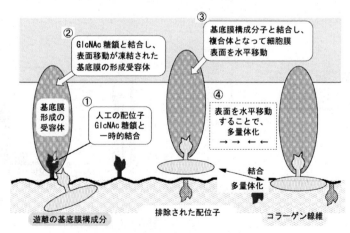

図5　基底面における基底膜形成反応の模式図

線毛細胞の出現は確認できず，14日目になって認められた。LN-10 sBM 基質上で培養した場合は，7日目から線毛細胞が出現し，全細胞中に占める線毛細胞の割合も20数％に達した[34]。透過型電子顕微鏡による線毛および基底小体の確認，免疫組織化学による粘液分泌細胞や線毛細胞の染色と基底細胞の基底面への限局など，極性の形成が明確になった[26]。

この写真でもう1つ重要な点は，mLN-111の基底膜上では線毛細胞が出現したが，mLN-111コート上では，線毛細胞への分化は全く起こらなかった点である。コラーゲンゲル上に播種した場合も同様であった[35]。

マウス初代肝実質細胞の培養による機能発現に関しても，MG 上での培養より，LN-1 sBM 基質が優れていた[36]。基底膜基質は，基底膜構成成分をコートした場合と比較して，機能発現や形態形成を円滑に誘導できる点で優れている。

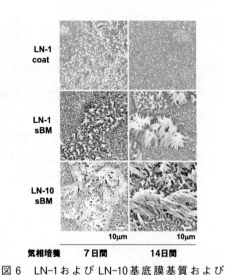

図6　LN-1 および LN-10 基底膜基質およびmLN-111コート上での線毛細胞への分化

気道基底細胞を播種，confluent に達した後，気相培養に移して7および14日間培養した．走査型電子顕微鏡写真。（文献34，図4より引用）

2.7　基底膜基質を用いた ES 細胞の分化誘導

最近，ES/iPS 細胞に分化誘導をかけて，種々の有用な成熟細胞を分化誘導する研究が活発である。最近では，フィーダー細胞に由来する異物の混入への危惧から，細胞外マトリックスを活用した方法が模索されている[37~39]。基底膜基質は，このような目的にも合致している。図7は，マウス ES 細胞を LN-10 sBM 基質上で，フィーダー細胞を用いることなく，肝実質細胞に分化誘導した結果である[40]。途中で培地を2回切り替えることで，definitive endoderm を経て肝芽細胞，肝実質細胞へと分化成熟した。α-フェトプロテインを一過性に発現するが，培養30日目

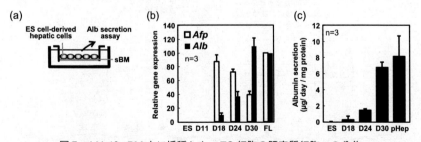

図7　LN-10 sBM 上に播種した mES 細胞の肝実質細胞への分化

培養30日目で，初代肝実質細胞のレベルまでアルブミンを生合成するように分化する。Afp：α-フェトプロテイン，Alb：アルブミン。横軸は培養日数，FL：胎児肝，pHep：初代肝細胞。（文献40，図1より引用）

には胎児肝臓のレベル以下に減衰した（図7(b)）。入れ替わるようにアルブミンの発現量が増大し，胎児肝臓のレベルに達した。順化培地中における分泌アルブミン量も，初代肝細胞のレベルまで増大した（図7(c)）。ヒトES細胞についても同様だった。rifampicinの添加によって，CYP3A4も誘導された。また，LN-10 sBMを用いて，mES細胞から膵島β細胞への分化も達成している[31]。

基底膜基質によって複雑な細胞分化・成熟が可能になったのは，冒頭に述べたマトリックスコートとは異なり，播種細胞によるmatrix remodelingが正常に進行できる基底膜としての構造にあると推測している。この基底膜を基質に用いることで，フィーダー細胞を必要としない培養方法が可能になり，再生医療製品の製造に向けた安全で安定した成熟細胞の提供に貢献できると考えている。

2.8 LNおよびFN由来ペプチドを用いた組織構築の簡素化

基底膜基質は，ES細胞あるいは組織幹細胞から目的の細胞に分化・成熟させることが可能な高性能のマトリックスであるが，その作製には労力と費用がかかる。成熟した細胞を単に継代培養する場合には，簡単で安く，しかもxeno-freeで行えるのが良い。また，組織構築する際には，普段の培養皿やカルチャーインサート以外の基質が必要になるかもしれない。しかし，生物由来のFN，LN，Col Iコートは，これまでとは異なる表面構造を持つ基質には，安定して吸着できないことが多い。この課題解決のために開発されたのが化学合成マトリックス（擬似マトリック

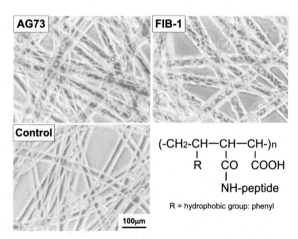

図8　ラミニンまたはフィブロネクチンペプチドをコートしたPTFE繊維に播種したSV40-T2細胞

AG73：RNRLHLSMLVRP，FIB-1：YAVTGRGDSPAS，Control：no coat。FIB-1は特に親水性が高く，そのままではコートできない。ポリマーと結合することで，安定したコートが可能になった。培地は，DMEM/1% FBS。培養2日目。

ス)[41] (図8) である．その構造は単純で，直鎖状ポリエチレン骨格に，素材と疎水結合のみで結合するための側鎖Rを持ち，もう片方には細胞接着受容体との接着リガンドをペプチド結合させたジカルボン酸の側鎖を持つ化合物で，素材表面を化学処理することなしに，疎水結合による吸着だけで安定した細胞接着が可能になった．AG73（シンデカン接着リガンド）[5]およびFIB-1（インテグリン接着リガンド）ペプチドを有する擬似マトリックス水溶液を加温し，生物由来のマトリックス分子が吸着し難い撥水性合成繊維PTFEを浸すだけで吸着し，安定した細胞接着が実現できた．この擬似マトリックスを用いることで，これまでは細胞接着が困難だった合成高分子[42]，TiO_2の無機物やGaAs半導体[43]，カーボンナノファイバー上などで，安定した細胞培養も可能になった．擬似マトリックスは，生物由来の細胞外マトリックス分子より非常に安定な化合物である[41]．

2.9 おわりに

組織再構築は，その主たる構成要素である細胞，および，基質の調製をいかに行うかにかかっている．本節では，T2-fib-MG培養系[21]，あるいは，LN-511強発現細胞[30]を用いることで，①基底膜と言うこれまでにないカテゴリーの培養基質が作製できること，②この基底膜基質を用いることで，ES細胞を始め種々の幹細胞からの分化成熟が *in vitro* で可能になることを紹介した．人工組織構築の目的で開発された新規素材に対して，生物由来の細胞外マトリックスでは限界があり，合成マトリックスが有効であることを紹介した．

謝辞

この研究を行うに当たり，種々の細胞培養，免疫染色，電子顕微鏡による形態観察を手伝って下さった永野麗子，曾勤，大篭敬子，片桐和子，中村みなみ，山古里織，河合たか子の皆様に深く感謝します．

文　　献

1) 藤本大三郎編，細胞外マトリックスのバイオサイエンスとバイオテクノロジー，アイピーシー（1990）
2) 小出輝・林利彦，細胞外マトリックス―基礎と臨床―，愛智出版（2000）
3) F. E. Lennon et al., *Am. J. Lung Cell Mol. Physiol.*, **301**, L137 (2011)
4) M. Preston et al., *Front Biosci.*, **3**, 1165 (2011)
5) 鈴木喜晴ほか，生化学，**73**, 1215 (2001)
6) N. S. Sharma et al., *FASEB J.*, **24**, 2364 (2010)
7) N. Kawaguchi et al., *Cytotechnology*, **31**, 215 (1999)
8) P. D. Yurchenco, *Cold Spring Harb Perspect Biol.*, **3**, a004911 (2011)

第3章　組織工学の新たな研究

9) 顧建国ほか, 生化学, **73**, 1207 (2001)
10) J. C. Adams et al., *Development*, **117**, 1183 (1993)
11) E. Adachi et al., *Int. Rev. Cytol.*, **173**, 73 (1997)
12) S. H. Kim et al., *J. Endocrinol.*, **209**, 139 (2011)
13) S. M. Dellatore et al., *Curr. Opin. Biotechnol.*, **19**, 534 (2008)
14) M. C. Farach-Carson et al., *Glycobiology*, **17**, 897 (2007)
15) V. M. Paralkar et al., *Dev. Biol.*, **143**, 303 (1991)
16) P. D. Yurchenco et al., *Curr. Pharm. Des.*, **15**, 1277 (2009)
17) S. Li et al., *J. Cell Biol.*, **257**, 1279 (2002)
18) J. F. Engelhardt, *Am. J. Respir. Cell Mol. Biol.*, **24**, 649 (2001)
19) R. Timpl et al., *J. Biol. Chem.*, **254**, 9933 (1979)
20) H. K. Kleinman et al., *Biochemistry*, **21**, 6188 (1982)
21) A. Furuyama et al., *J. Cell Sci.*, **113**, 859 (2000)
22) H. Emonard et al., *Cell Mol Biol.*, **36**, 131 (1990)
23) A. Furuyama et al., *Am. J. Physio.l Lung Cell Mol. Physiol.*, **286**, L939 (2004)
24) A. Furuyama et al., *Cell Struc. Func.*, **22**, 603 (1997)
25) J. D. Zieske et al., *Exp. Cell Res.*, **214**, 621 (1994)
26) T. Hosokawa et al., *Conn. Tiss. Res.*, **48**, 9 (2007)
27) Y. Goto et al., *Am. J. Respir. Cell Mol.Biol.*, **20**, 312 (1999)
28) M. Aumailley et al., *Matrix Biol.*, **24**, 326 (2005)
29) 持立克身ほか, 再生医療 **5**, 365 (2006)
30) M. Doi et al., *J. Biol. Chem.*, **277**, 12741 (2002)
31) Y. Higuchi et al., *J. Cell Sci.*, **123**, 2733 (2010)
32) 持立克身, 基底膜の調製方法ほか, 特許3785532号 (2006), 4023597号 (2007), 4214287号 (2008)
33) A. Furuyama et al., *Eur. J. Cell Biol.*, **78**, 867 (1999)
34) 永野麗子ほか, 移植, **43**, 10 (2008)
35) 細川剛ほか, 遺伝子医学MOOK別冊, 進みつづける細胞移植治療の実際 上巻, メディカルドゥ, 211 (2008)
36) T. Hoshiba et al., *Biochem. Biophys. Res. Comm.*, **359**, 151 (2007)
37) H. Fujiwara et al., *J. Biol. Chem.*, **282**, 29701 (2007)
38) S. Vuoristo et al., *J. Cell Mol. Med.*, **13**, 2622 (2009)
39) J. H. Miner et al., *J. Cell Biol.*, **143**, 1713 (1998)
40) N. Shiraki et al., PLoS ONE, **6**, e24228 (2011)
41) 持立克身, 細胞培養基質および細胞接着蛋白質またはペプチドの固相化標品, 特許4555773号 (2010)
42) H. Asakawa et al., *Anal. Chem.*, **80**, 1505 (2008)
43) K. Ozasa et al., *Surf. Interface Anal.*, **40**, 579 (2008)

3 神経細胞移植に用いる人工細胞外マトリックス

加藤功一*

3.1 はじめに

1992年,カナダのWeissらが神経幹細胞の存在を証明した[1]。これを契機に各種の神経変性疾患や脊髄損傷を神経幹細胞を利用して治療しようとする試みが盛んに行われるようになった。その後,幹細胞生物学の進歩に伴って,脊髄損傷やパーキンソン病をターゲットとする中枢神経の再生医療が現実味を帯びてきている[2]。2010年に米国のGeron社は,アメリカ食品医薬品局の承認を受けて,ヒト胚性幹細胞から誘導したオリゴデンドロサイトを急性期脊髄損傷の患者に移植して治療する臨床試験をスタートさせた。現在のところその安全性を疑わせる結果は出ていないが,残念ながらその試みは,経営上の理由から2011年に新たな患者の募集は行わないと決められた。いずれにしても中枢神経の再生医療が実現するまでそれほど遠くはないことを期待させてくれるニュースであった。

しかし一方で,このような治療法にも,まだまだ解決しなければならない課題も多い。その1つは,移植細胞の生存率が極めて低いことである。パーキンソン病の再生治療には神経幹細胞やドーパミン産生神経に終分化する一歩手前の細胞を移植することが多いが,いずれの場合にも移植直後から急激な細胞死が起こり,数日後の移植細胞の生存率は2〜5%といわれている。

この問題を解決するため,移植時に用いる人工細胞外マトリックスに関する研究が材料研究者らによって進められてきた。従来から,組織工学で頻繁に取り上げられる硬い足場材料を脳内への細胞移植に用いるという発想はみられなかった。これは脳組織が柔らかな組織であり,形態的な支持を必要としないと考えられたためであろう。しかし本節では,脳内への細胞移植の場合にも人工材料の果たす役割の大きいことを述べる。すなわち,移植細胞と一緒に埋入することによって細胞の生存を助けるような人工細胞外マトリックスの設計について,我々の取り組みを中心に紹介する。

3.2 人工細胞外マトリックスに求められる性質

生体組織は細胞とその間隙を埋める細胞外マトリックスから成り立っている。細胞外マトリックスは繊維状タンパクやプロテオグリカンなどの多様な高分子を含み,それらは細胞膜上の接着分子と結合する。このような細胞結合によって組織構造が維持される。さらに重要な点は,細胞外マトリックスとの結合によって生物学的なシグナルが細胞内に伝わり,その結果,生存,増殖,分化,移動など細胞の様々な振る舞いが調節されることである。

このような天然の細胞外マトリックスの構造や機能を模倣した人工材料のことを人工細胞外マトリックスと呼ぶ。これまで様々な組織の再生を目的として,高分子やセラミックスからなる多孔質体やハイドロゲル状材料が検討されてきた。このような足場材料の多くは,組織再生のため

＊ Koichi Kato 広島大学 大学院医歯薬保健学研究院 教授

第3章　組織工学の新たな研究

のスペース確保がおもな目的であった。とこ
ろが，以下に述べるように，複合化された細
胞の生存や機能を制御しようとすると，タン
パク質間の相互作用に基づく生物学的なシグ
ナルを細胞に与えることのできる人工細胞外
マトリックスが必要になる。

　ではいったい，脳内に移植した細胞の生存
を助けるにはどのような人工細胞外マトリッ
クスが効果的であろうか。これに答えるに
は，まず，移植細胞が急速に生存率を低下さ
せる原因について考える必要がある。

　第1の原因は，移植直後の炎症反応に基づ
く細胞障害である。脳内の免疫担当細胞は活
性化ミクログリアであるが，これが移植細胞

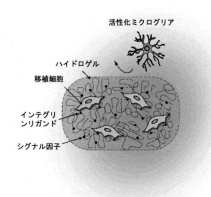

図1　神経系細胞の生存を助ける人工細胞外マトリックス

の周囲に浸潤し，炎症性サイトカインを分泌することによって移植細胞に障害を与える。

　第2の原因は，細胞が一時的に接着足場を失うことによるアポトーシスの惹起である。培養皿
中で培養された移植用細胞は，一旦，トリプシン消化などによって分散状態となり，接着分子（お
もにインテグリン）を介した細胞外マトリックスへの結合を失う。この状態が，移植後しばらく
継続するうちに，細胞のアポトーシスが誘導される。

　第3の原因は，ホスト組織内には増殖因子のようなシグナル因子が十分には存在しないため，
移植細胞の生存や増殖に適した微小環境が提供されない点である。

　以上のような3つの問題を回避するには，以下のような人工細胞外マトリックスが有効である
と予想される。まず，細胞をハイドロゲルのような材料に包んで移植すれば，活性化ミクログリ
アの浸潤を物理的に阻止できるであろう（図1）。そのさい，ハイドロゲルが生体吸収性であれ
ば，移植細胞のホスト組織への統合に悪影響を与えない。足場喪失に伴うアポトーシスの回避に
は，上記のハイドロゲル状材料の内部にインテグリンに対するリガンドを組み込んでおけばよ
い。また，適切な細胞増殖因子や神経栄養因子をハイドロゲル内に組み込めば，移植細胞周囲の
微小環境を整えるのに有効であろう。

3.3　人工細胞外マトリックスの設計原理

　3.2で述べたような，インテグリンリガンドやシグナル因子を組み込んだハイドロゲルはどの
ように合成すればよいのだろうか。このとき，ハイドロゲルの内部に移植細胞を分散させる必要
があるため，細胞の共存する生理的な条件下でゲル化する材料でなければならない。

　これまでにも，ノースウェスタン大学のStuppら[3)]やマサチューセッツ工科大学のZhangら[4)]
によって，両親媒性分子やペプチドの自己組織化を経て形成されるハイドロゲルについて報告さ

れている。それらの分子末端にインテグリンと相互作用できる短鎖ペプチドが連結されているため，ゲルの内部で神経幹細胞が良好に生育することができるという。しかしながら，増殖因子のような活性を付与するにはさらに大きなポリペプチドの複合化が必要であり，それらの材料でこれを行うのは困難である。一方，Takahashi ら[5]は，マウス肉腫由来の可溶性基底膜からなるゲル（Matrigel）がパーキンソン病治療のための人工細胞外マトリックスとして効果のあることを報告している。しかし，ゲルの成分が動物由来であるため，安全性の観点から臨床での使用は難しい。

このような背景から我々は，タンパク質を構成成分として人工細胞外マトリックスを構築する方法を提案してきた。しかも，遺伝子組換え技術を使ってタンパク分子を目的に応じてデザインする方法（タンパク質工学）が有効であると考える。

タンパク質工学は，生物のタンパク産生能を利用して，人工的なアミノ酸配列やドメイン構造をもつ高分子量の非天然ポリペプチド（人工タンパク質）を設計図に従って合成する手段である。目的に合致するようにアミノ酸配列を指定すれば，タンパク質の一次構造だけではなく分子集合構造に至るまで自動的に規定され，それと同時に，生物学的機能も実現される。

例えば，細胞制御に関わる機能をもつタンパク質の機能部位と，様々な材料表面に親和性のあるポリペプチドを連結したキメラタンパクを用いれば，生理的な条件下で材料表面にタンパク質を安定に配向固定することができる。あるいは，分子集合特性をもつ配列と機能性タンパク質のキメラタンパクを用いれば，細胞機能制御能をもつ材料を作ることができる。さらに，大腸菌や酵母の発現系から得られるタンパク質を用いれば，動物由来成分を含まないタンパク質性を介して行われる材料を作製することが可能であり，安全性の面でも有利である。

3.4 インテグリンリガンドによるアポトーシスの回避

細胞―細胞外マトリックス間の接着は，おもに細胞表面に発現するインテグリンを介して行われる。インテグリンは，90～180 kDa の α サブユニットと90～110 kDa の β サブユニットからなるヘテロダイマーである。細胞外マトリックス―インテグリン結合はアポトーシスを抑制することが知られており，リガンドと結合していないインテグリンはカスパーゼ 8 の活性化を引き起こしてアポトーシスを誘導する。

神経幹細胞にはインテグリン $\alpha_6\beta_1$ 複合体が発現しており，その主要なリガンドはラミニンである。実際，神経幹細胞はラミニン-1をコーティングした細胞培養皿に良好な接着性を示す。ラミニンは α 鎖，β 鎖，γ 鎖の 3 つのポリペプチドが会合した巨大なタンパク質（分子量 400～1,000 kDa）であるが，インテグリン $\alpha_6\beta_1$ との相互作用にはラミニン α 鎖の C 末端領域にあるグロビュラードメイン（G3ドメイン）がおもに関与するといわれている。すなわち，G3ドメインを担持したハイドロゲル内に細胞を分散させれば，インテグリン $\alpha_6\beta_1$ とG3ドメインが結合し，アポトーシスの抑制を期待できるものと考えられる。

図2には，G3ドメインをケラチンハイドロゲル内に担持させるためのスキームを示す。ケラ

第3章　組織工学の新たな研究

チンは中間径フィラメントタンパクに属し，分子の中央部に長い α ヘリックスをもつタンパク質である。隣接分子の α ヘリックス間にコイルドコイル構造が形成されることによって自発的に多量体化し，ハイドロゲルが形成される。あらかじめG3ドメインを連結したケラチン分子を遺伝子組換え技術によって合成しておき，ケラチンのゲル化過程に共存させればG3ドメインが組み込まれたハイドロゲルが出来上がる。このような方法で作製したハイドロゲル上でラット神経幹細胞を培養した結果，ケラチンのみから作製したゲルの場合に比べ，10日後の生細胞数が明らかに多いことがわかった[6]。しかしながら，ケラチンは分子内に多くのジスルフィド結合を

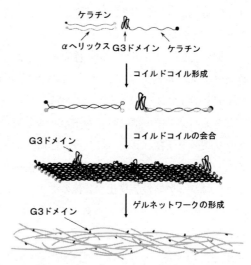

図2　ケラチンをベース材料とする人工細胞外マトリックスの作製スキーム

（文献6より許可を得て引用）

もち，抽出や溶解には強力な変性剤を必要とするため，ゲル化前のケラチン溶液に細胞を分散させるのは容易ではない。

我々が次に着目したのは，より温和な条件で溶解・ゲル化の可能なI型コラーゲンである。コラーゲンはグリシン－X－Y（XおよびYはプロリンやヒドロキシプロリンに富む）の繰り返しを多く含む1,000アミノ酸残基程度のポリペプチドであり，その3本がさらに右巻きの超らせんを形成して3本ヘリックス構造をとる。この3本ヘリックスはさらに規則正しく集合してフィブリルを形成し，ゲル化する。この過程は試験管の中でも容易に再現できる。

この再構成系に，コラーゲン結合性をもち，しかもインテグリンリガンドを融合したキメラタンパク質を加えれば，自発的かつ温和な条件下でラミニンのようなインテグリン結合性をもつコラーゲンゲルが完成する。我々は，デコリンに含まれる11アミノ酸残基のコラーゲン結合性配列（SYIRIADTNIT）[7]をG3ドメインのN末端に融合したキメラタンパクを合成した。このキメラタンパクはコラーゲンのコートされた基材上に結合し，ラット神経幹細胞のコラーゲンコート表面への接着を促進する。

さらに，G3ドメインとインテグリンとの結合は，ラミニンγ鎖のC末端領域にある短いペプチド（FNTPSIEKP）によって増強されることが報告さ

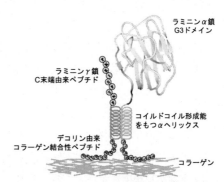

図3　コラーゲンとラミニン由来細胞接着性ポリペプチドとの複合化

（文献9より許可を得て引用）

れている[8]。そこで，図3に示すように，γ鎖由来ペプチドと上述のコラーゲン結合性ペプチドとのキメラタンパクを合成し，コラーゲン結合性G3ドメインとともにコラーゲンゲル内に担持した[9]。このとき，γ鎖由来ペプチドとG3ドメインが近接して担持されるよう，両キメラタンパクの中央部にコイルドコイルを形成できるαヘリックスを介在させた。これら2種類のキメラ分子をコラーゲンゲル再構成系に神経幹細胞の存在下で混合すると，コラーゲンのゲル化，2種のキメラタンパク質の会合，それらのコラーゲンへの結合が同時に進行して，細胞を包含した複合体が完成する。図4に示すように，このゲル内では，コラーゲンのみからなるゲルに比べ

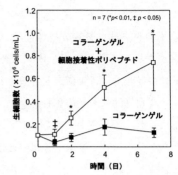

図4　コラーゲンゲル内における神経幹細胞の生存・増殖に及ぼす合成インテグリンリガンドの効果

（文献9より許可を得て引用）

て，7日後にも多くの細胞が生存している。神経幹細胞に発現するインテグリンとゲル内に複合化されたG3ドメインとの結合によって細胞死が抑えられたことを示唆する結果である。

3.5　シグナル因子による細胞生存環境の整備

神経系細胞の生存，増殖，分化は様々なシグナル因子によって制御されている。その代表例が上皮増殖因子（EGF）であり，神経幹細胞の増殖を促進することが知られている。ヒトEGFは53アミノ酸残基からなる比較的小さなタンパク質であり，上皮増殖因子受容体に結合することによって細胞にシグナルを与え，その結果，細胞分裂が促進される。

EGFをI型コラーゲンゲル内に担持させるため，コラーゲン結合能をもつポリペプチドをEGFのC末端に融合した（図5(a)）。ここでは，von Willebrand因子のA3ドメインと呼ばれる189アミノ酸残基からなるコラーゲン結合性ドメイン（vWFCBD）を採用した。vWFCBDは，生理的な条件下でコラーゲンα鎖の複数の部位に結合することが知られており，その結合定数はおよそ$1 \times 10^8 \, M^{-1}$である。図5(b)に示すように，金ナノ粒子で標識したEGF-vWFCBDキメラタンパクは，コラーゲンフィブリル上に高密度に結合する[10]。

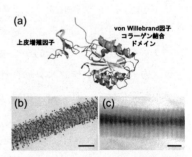

図5　コラーゲン結合性EGF

(a) EGF-vWFCBDキメラタンパクの構造，(b) コラーゲンフィブリル上に高密度に結合したEGF-vWFCBD修飾金ナノ粒子の透過型電子顕微鏡写真，(c) 酢酸ウランによってネガティブ染色されたコラーゲンフィブリルの透過型電子顕微鏡写真。スケールバー：200 nm．

（文献10より許可を得て引用）

EGF-vWFCBDを中和したコラーゲン溶液に添加し，神経幹細胞を共存させて37℃に保つと細胞を含んだコラーゲンゲルが生成する。このゲル内では，コラーゲンのみからなるゲル内に比べて，ラット神経幹細胞の増殖速度が有意に大きい（図6）[11]。一方，vWFCBDをも

第3章 組織工学の新たな研究

たない EGF を混在させたゲルでは細胞増殖は促進されない。これは，EGF がゲルから急速に溶出し，有効濃度が維持されないためと考えられる。

この例が示すように，EGF をゲル内に担持させれば細胞の生存率低下を食い止め，さらに増殖させることができる。しかし，EGF は未分化細胞の増殖を促進するが，パーキンソン病の治療に必要なドーパミン産生細胞をその場で誘導することはできない。そこで次に試みたのは，脳由来神経栄養因子（BDNF）の担持である[12]。BDNF は，そのレセプターである TrkB の活性化を介して神経系細胞の生存を助けるとともに，ドーパミン産生神経への分化にも効果のあることが知られている因子である[13]。

図7には，グリコサミノグリカンの一種であるヒアルロン酸をベース材料として，そのゲル内に BDNF を担持した例について模式的に示す。ヒアルロン酸は中枢神経を含む様々な組織内に含まれる主要な細胞外マトリックス成分であると同時に，生体材料として頻繁に臨床使用される高分子である。

ヒアルロン酸—BDNF 複合体の合成には，まず，高分子反応によってヒアルロン酸にトリアセチル基を導入し，そこへ亜鉛イオンをキレートさせる。別途，2種類のタンパク質を準備する。1つはヒスチジンタグ（ヒスチジン残基が6個連結したペプチドで，ニッケルや亜鉛のような金属イオンと安定な錯体を形成する）を片末端に融合した BDNF である。もう1つは，ヒスチジンタグを両末端にもつ70アミノ酸残基の α ヘリックスである。これはヒアルロン酸に架橋を導入し，細胞の分散安定性を調節するために用いる。図8に示すように，BDNF を担持したヒアルロン酸ゲルの内部においても

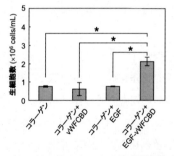

図6　コラーゲンゲル内における神経幹細胞の生細胞数に及ぼす EGF 担持の効果

（文献11より許可を得て引用）

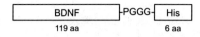

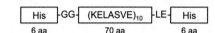

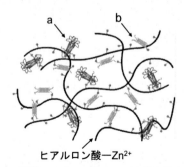

図7　架橋ヒアルロン酸—BDNF 複合体の構造

（文献12より許可を得て引用）

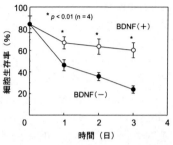

図8　ヒアルロン酸ゲル内における神経幹細胞の生存・増殖に及ぼす BDNF 担持の効果

（文献12より許可を得て引用）

神経前駆細胞の生存率が向上する。

3.6 おわりに

本節で紹介した人工細胞外マトリックスは，タンパク質または多糖のハイドロゲル状材料であり，神経系細胞の受容体に働きかけて生物学的な様々なシグナルを伝えることができる。ゲル内でのインテグリンや増殖因子受容体の活性化を通じて，移植細胞の生存率を高く維持し，また，細胞増殖させることが可能である。このような人工細胞外マトリックスの分子設計には，本節で紹介したような，タンパク質工学の技術が威力を発揮する。この材料設計のやりかたは，中枢神経の再生治療だけではなく，その他の多くの組織を対象とする細胞移植療法においても人工細胞外マトリックスの有効な設計手段となるであろう。

謝辞

本節で紹介した研究は京都大学 再生医科学研究所で行ったものであり，ご指導を賜りました岩田博夫教授，佐藤秀樹博士，ならびに，共同して研究を遂行した中路正博士，平岡真希子氏，エドガー・ユウジ・エガワ氏に深謝します。

文　　献

1) BA. Reynolds, W. Tetzlaff, SA. Weiss, *J Neurosci*, **12**, 4565 (1992)
2) DY. Hwang, DS. Kim, DW. Kim, *J Cell Biochem*, **109**, 292 (2010)
3) GA. Silva, C. Czeisler, KL. Niece, E. Beniash, DA. Harrington, JA. Kessler, SI. Stupp, *Science*, **303**, 1352 (2004)
4) F. Gelain, D. Bottai, A. Vescovi, S. Zhang, *PLoS One*, **1**, e119 (2006)
5) M. Uemura, MM. Refaat, M. Shinoyama, H. Hayashi, N. Hashimoto, J. Takahashi, *J Neurosci Res*, **88**, 542 (2010)
6) T. Nakaji-Hirabayashi, K. Kato, H. Iwata, *Biomacromolecules*, **9**, 1411 (2008)
7) S. Kalamajski, A. Aspberg, A. Oldberg, *J Biol Chem*, **282**, 16062 (2007)
8) H. Ido, A. Nakamura, R. Kobayashi, S. Ito, S. Li, S. Futaki, K. Sekiguchi, *J Biol Chem*, **282**, 11144 (2007)
9) T. Nakaji-Hirabayashi, K. Kato, H. Iwata, *Bioconjugate Chem.*, 印刷中
10) K. Kato, H. Sato, H. Iwata, *Bioconjugate Chem*, **18**, 2137 (2007)
11) EY. Egawa, K. Kato, M. Hiraoka, T. Nakaji-Hirabayashi, H. Iwata, *Biomaterials*, **32**, 4737 (2011)
12) T. Nakaji-Hirabayashi, K. Kato, H. Iwata, *Biomaterials*, **30**, 4581 (2009)
13) J. Zhou, HF. Bradford, GM. Stern, *Brain Res Dev Brain Res*, **81**, 318 (1994)

4 血管のパターニングと再生医療

森田育男*

4.1 はじめに

21世紀型先端医療として取り上げられている再生医療の対象疾患，部位別患者数を表1に示したが，対象組織の数としては，硬組織の次は血管である。また，皮膚，骨，心臓などは移植した部位への血流回復，すなわち血管再生が重要であることは周知のことである。

大人の血管の長さは約10万kmであるが，その多くは，微小血管である。微小血管とは，細動脈，細静脈，およびこの間に存在する血管網である毛細血管の総称で，直径は，細動静脈が約100～200μm，毛細血管では約8～20μmである。この細動静脈と毛細血管ではペリサイトの接着様式が異なっており，毛細血管では血管内皮細胞とペリサイトが直接接着しているが，細動静脈では内皮細胞は基底膜を介してペリサイト，平滑筋細胞と接着している。さらに，平滑筋細胞の外側には外膜が存在している。この微小血管は，全血管のおよそ95％を占めており，微小血管をいかに再生するかということは重要な課題である。再生医学的に血管再建を考察すると，内径10mm以上の胸腹部大動脈などの大口径血管に使われる人工血管は化学繊維のポリエステル製，下肢，頸部などの中口径動脈再建にはpolytetrafluoroethylene製の人工血管が用いられている。さらには，生体材料由来の血管やハイブリッド型人工血管（人工血管の内側に血管内皮細胞を播種・付着させた血管）も用いられることがある。一方，冠動脈など内径1～3mm程度の血管はバイパス手術を行うことが多く，それ以下の血管に関しては自己再生力に任せるという方法が用いられてきた。すなわち，微小血管などの再生には骨髄細胞や末梢血由来単核細胞の局所注射やVEGF（血管内皮細胞増殖因子），HGF（肝細胞増殖因子）遺伝子・タンパクの局所注射が行われている[1～3]。現在，先端医療として行なわれている骨髄細胞や末梢血単核細胞の移入によるバージャー病や慢性閉塞性動脈硬化症の治療も，その1つである。これら，移植した細胞には将来，血管内皮細胞に分化する単核細胞（血管内皮前駆細胞：EPC）があり，体内で血管を構築すると考えられていた[4]。しかし，最近では，これらの移植された細胞は血管を自ら構築するわけではなく，単に血管新生因子を放出するリザーバーとして働いているという考え方が主流になりつつあり，タンパクの局所注入と違いがないとされ始めている[5]。

最近の報告では筋肉内注射した末梢血由来単核細胞が，移植後43日においても移植部位に存在し，血管新生に関与していることをMRIを用いて証明している。このことからも，移植した単核細胞は増殖因子の放出源である可能性が高い[6]。

これらの結果は，我々が期待している移植した細胞が自ら血管構築細胞として血流回復に関与する「細胞を用いたTissue engineering」とは異なっている。そこで，我々の研究室においては，印刷技術を用いた微小血管の再建術の開発を行っている。

---

* Ikuo Morita 東京医科歯科大学 研究担当理事，副学長，大学院医歯学総合研究科
分子細胞機能学分野 教授

表1 我が国における再生医療の対象疾患

部位	対象疾患名	対象患者数	再生医療技術で対象となる患者数	トータル患者数
皮膚	広範囲熱傷	100万人	21,000人	27,000人
	床ずれ	8万人	4,000人	
	糖尿病性潰瘍	2.1万人	2,000人	
骨	人工骨移植を行う患者	10万人前後	1万人	15~25万人
	自家骨移植を行う患者	20万人以上	4万人	
	骨折患者	200万人	10~20万人	
軟骨	変形性関節症	80万人	2万人	3~4万人
	関節リウマチ	50万人	1万人	
	その他軟骨欠損	10万人	2,500人	
	スポーツ傷害	1万人	1,000人	
歯	歯周病	3,700万人	110万人	110万人
角膜・網膜	角膜移植件数（国内・海外を含む）	2,500人	700人	約1万人
	角膜移植希望者	2万人	5,000人	
	その他の外傷など	数万人	数千人	
神経	神経切断（顔面麻痺、反回神経、横隔膜神経、骨盤内神経など）	25万人	3,000人	3,000人
血管	虚血性心疾患	106万人	10万人	11.5万人
	閉塞性動脈硬化	15万人	1.5万人	
血液	骨髄移植	170,560人（ドナー登録数）	4,858人（移植実施数）	4,858人
肝臓	劇症肝炎	1,000人	1,000人	3,300人
	慢性肝炎	60万人	2,300人	
膵臓	インスリン治療を必要とするI型糖尿病	5万人	5万人	5万人
腎臓	腎臓移植待機患者	12,604人	12,604人	12,604人
心臓	虚血性心疾患	106万人	10万人	10万人
合計		約4,500万人	約165万人	約165万人

出典）ヒューマンサイエンス振興財団

4.2 オフセット印刷技術を応用した血管内皮細胞パターニング培養

血管を体外で構築することは，マトリゲルなどを用いた培養や，コラーゲン上に培養した血管内皮前駆細胞をコラーゲンでサンドイッチするなどの方法で可能であるが，体内に戻すことは不

第3章　組織工学の新たな研究

可能であった。その理由としては，体外で血管を構築しても，体内移植することで血栓を生じてしまうことにあった。そこで，我々は，オフセット印刷技術を用いた血管作成法を開発した（図1）。オフセット印刷は，親水性のフィルムの一部を光リソグラフィー法で疎水性にし，湿らせると，疎水性インクは，疎水性の部分のみに付くことになり，これを紙などに転写する方法である。この方法を応用し，疎水性の基板の一部を光リソグラフィーを用いて親水性にし，この基板の上に細胞を播種する。その結果，細胞は親水性の部分のみに付着し，このパターニングされた細胞を組織に転写する（図2）。これが血管内皮細胞パターニング培養であるが，もちろん血管内皮細胞に限定されることなく，すべての細胞で可能である。しかし，細胞の種類により，付着，転写の条件は異なっており，厳密な制御が必要である。基板表面の疎水化はフルオロアルキルシラン（FAS）やポリエチレングリコール（PEG）のコーティングで作成し，疎水性から親水性への変化は TiO_2 に UV 照射することにより生じる活性酸素を用いている（図3）[7]。

細胞のパターニングに関しては，この方法以外にも，インクジェットなどを用いた直接パター

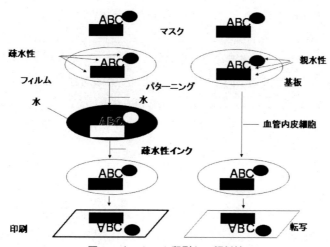

図1　オフセット印刷との類似性

オフセット印刷のインクの部分を血管内皮細胞に，紙への印刷を組織（マトリクス）への転写に置き換えたのが，本方法である。

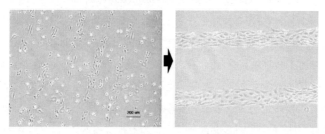

図2　細胞のパターニング培養

パターニングした基板上に播種した血管内皮細胞は，培養を続けると右図のようにパターン上に並ぶ。

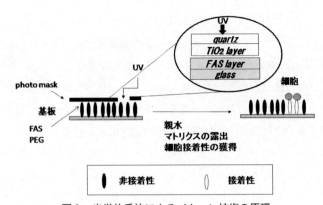

図3 光学的手法によるパターン技術の原理
FAS や PEG をコーティングした基板に TiO_2 quartz を通して
UV を照射することにより疎水面を親水面に変える。

ニング法がある[8]。例えば，血管内皮細胞，神経細胞，間質系細胞などは，その表面にインテグリンなどの接着分子を発現しており，この接着分子からの情報を常に細胞内に伝達しており，生体でも培養系でも接着しないと生きられないという性質を持っている。この接着分子の発現は種々の細胞で異なっており，培養基盤の上に細胞外マトリクスやポリリジンを基材表面にコーティングすることにより細胞の選択的な接着を行わせる方法が可能となる。このことを利用して，パターン培養を行う方法である。しかし，これらの方法では，以下に述べる組織への転写が難しいことより，本研究においては親水・疎水性，細胞膜上に存在する複合糖質に起因する細胞の荷電を主に用いている。

4.3 血管内皮細胞の転写と体外血管形成

このようにして基板上に培養された血管内皮細胞は，基板との間では非常に弱い接着をしている。この培養基板への接着の弱さにより，パターニングされた培養基板に播種された血管内皮細胞は，パターンを保ったまま生体適合性のある材料もしくは組織そのものに転写することができる。その理由は，血管内皮細胞上に発現していた接着分子が基板から組織へ動くことで説明されている（図4）。その意味から，基板から転写される組織，物質にも特異性があり，血管内皮細胞との間にインテグリン（$αVβ3$ など）を介した結合が必要となる。その意味から，タイプI，IVコラーゲンもしくはタイプIコラーゲンを含有する組織，タイプIコラーゲンを産生する細胞などが，転写されるサイドの対象となる。すなわち，マトリゲル，コラーゲンだけでなく，羊膜，骨，骨芽細胞などが，その対象である。現在，我々は岸田らが開発した脱細胞化した羊膜への転写を行っているが，この詳細は第3章7節を参考にしていただきたい。現在，細胞を用いた再生医療としてトップの業績を上げている東京女子医大のセルシート法[9]は，我々の方法とは全く逆の発想で，細胞の産生するマトリクスと細胞の接着分子を介した接着を利用して，マトリクスごと細胞をディッシュからはがし，そのまま組織へ移植する方法を用いている。

第3章 組織工学の新たな研究

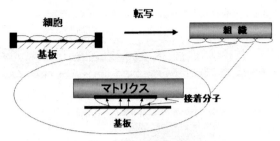

図4 細胞転写の機序
基板上の親水性部分に結合した細胞は，細胞にとってより強い結合をもつマトリクスと接すると，接着分子が基板面からマトリクスに移動し，基板から離れ，マトリクスと接着する。

　血管内皮細胞は，この転写時に基板と組織に挟まれた状態になる。血管内皮細胞はその表面をマトリクスで囲まれると自ら形態を変化させ，管腔を作るという性質がある。その過程の光顕像，電顕像，イラストを図5に示した。この図からも明らかなように，ラインの最も内側の血管内皮細胞がマトリクスにinvadeするとともに，近接する細胞が管腔を形成するように動き，最終的に基板をはがすことにより管腔を形成する。最終的な管腔の証明には，カルセインで細胞を蛍光ラベルしたり，VE-カドヘリン（血管内皮-カドヘリン）抗体で蛍光ラベルしたのち，位相差蛍光顕微鏡により得られた画像解析による中心部の管腔の存在，透過型電子顕微鏡による血管内皮細胞に囲まれた管腔像などで行っている（図6）。
　このように，自分の欲しい血管網のマスクを作製さえすれば，このマスクに描かれたパターン

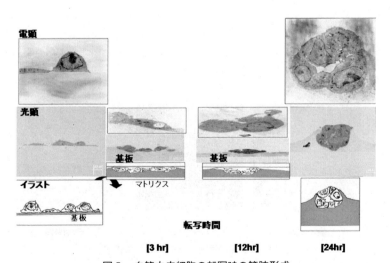

図5 血管内皮細胞の転写時の管腔形成
基板とマトリクスに挟まれた血管内皮細胞は，この中央部がマトリクスにinvadeし，これを起点に管腔を形成する。

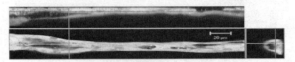

図6　管腔構造の証明

(A) 血管内皮細胞をカルセインで蛍光ラベルしたのち，管腔を作らせると，中央が抜けた構造物が観察される。(B) 管腔構造物をVE-カドヘリン抗体で染色すると，細胞と細胞の隣接部に蛍光が認められる。

で体外でパターン化された血管が作成されることになる。図7に，眼底写真で撮影した血管パターンを反映した体外管腔パターンを示した。

4.4　体外で作製した血管内への血流の確認

このようにして作製した血管の内径は$10\mu m$以下であり，現在まで，この径の太さでの液体の流れは報告されていなかった。そこで，カルセインを管腔内にマイクロインジェクションして，その蛍光の流れを捉えた（図8）。体外での流れが確認されたことより，生体内への移植を試みた。

血管再建を確認する実験法としては，下肢虚血モデルが用いられ，その確認方法としては体内

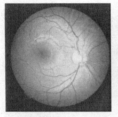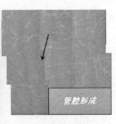

図7　実際の写真からの体外血管作成

眼底写真をもとに，フォトマスクを作成し，本方法で，血管内皮細胞を播種し，マトリクスに転写し，管腔を作成すると，もとの眼底写真で認められた血管網がそのまま体外で構築できる。

第3章 組織工学の新たな研究

に移植した血管内の血球の存在やレーザードップラー法が用いられている。血管内皮細胞を脱細胞化した羊膜に転写することにより，羊膜上に血管を作成し，この血管付き羊膜を下肢虚血マウスに移植した。その結果，図9に示すように移植した血管内の血球の存在，レーザードップラーによる血流回復が確認された[10]。

4.5 血管再建に用いる細胞の選択

再生医療を考える上で，重要なポイントとして用いるべき細胞の選択が挙げられる。すなわち，細胞の採取，単離が簡便で，培養することにより細胞数の増幅が可能なことが，その条件となる。我々の研究室では，細胞としては，臍帯静脈や大網の血管から血管内皮細胞を培養する方法と，臍帯血や末梢血から得られる血管内皮前駆細胞を用いる方法がある。血管内皮細胞の同定は，大理石状形態と，CD31，VE-カドヘリン，内皮型 NO 産生酵素，VEGF 受容体-2 の発現で確認している[11]。

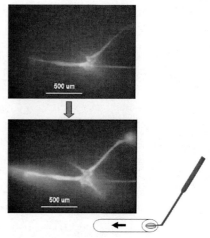

図8　蛍光物質のマイクロインジェクションによる管腔の証明

体外で作成した血管に蛍光物質が溶けた液体をマイクロインジェクションすると，注入部位から離れたところまで，その蛍光が認められた。

末梢血から単離される単核細胞は，血管を構築しないと述べたが，実際には，さらに長期に血

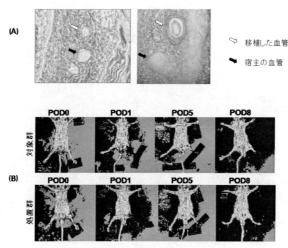

図9　移植した血管内の血流の確認

体外で羊膜上に血管を構築し，下肢虚血モデル動物に移植し，3日後に組織を観察すると，移植した血管内にも血球の存在が認められた(A)。下肢虚血モデル動物に血管付き羊膜を移植すると，移植後の時間経過とともに，血流が回復することが分かる。

球細胞を培養することにより，血管内皮前駆細胞が出現し，単離・培養することにより血管を構築する血管内皮細胞に分化させることができる（図10)[12]。

これら細胞を用いて，上述した下肢虚血モデルへの移植を行うと，すべての細胞において血流回復が認められている[13]。

4.6 他の組織再生への応用

印刷技術を用いてパターニングにより血管が構築されるが，本印刷技術は他の再生医療にも応用されている。前述したPEG基板を全面的にTiO$_2$により親水化させ，細胞を播種したのち，羊膜に転写すると，細胞が全面に接着した羊膜を作成することができる。例えば，この全面細胞シートを骨芽細胞で作成し，骨欠損部分への移植を試みると，図11に示すように，骨芽細胞—羊膜シートは，移植3週後では完全に骨の修復が行われた。一方，羊膜だけでは，このような作用は認められず，また細胞のみの移植でも部分的な修復のみであった[14]。

本方法の最も重要なことは，大・中血管ではなく微小血管を作れることにある。このことは，血流維持という点では多くの微小血管が必要ということになるが，その反面，既存の血管との吻合を人為的にする必要がないという大きな利点を持っている。すなわち，体内に移植しただけで，この微小血管は既存の血管と自分自身の力で連結し，血流を確保する。その意味からも，本方法で作成した微小血管の利用法は広範囲であるといえる。さらに，血管付きシートを組織に転写することにより，損傷された組織を修復することも可能となる。このように，本方法は単に，

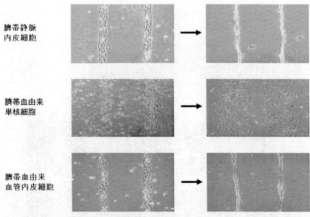

図10　ヒト臍帯静脈内皮細胞と臍帯血由来血管内皮細胞の管腔形成能

ヒト臍帯静脈内皮細胞と臍帯血由来細胞を基板上に播種して転写後の管腔形成能を比較すると，ヒト臍帯静脈内皮細胞では管腔が形成されるが，臍帯血由来単核細胞では管腔が形成されない。しかし，臍帯血から採取した細胞を血管内皮細胞培養用培地で培養し，血管内皮細胞に分化させると臍帯静脈内皮細胞同様，管腔が形成される。

第3章　組織工学の新たな研究

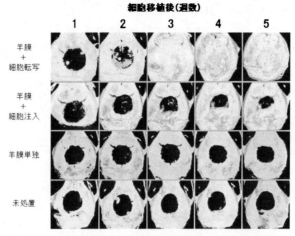

図11　骨芽細胞付き羊膜転写移植による骨欠損修復

頭蓋骨に欠損を作成したのち，ヒト骨芽細胞を転写した羊膜を移植すると，移植後3週間で，すでに欠損は認められなくなる。一方，羊膜のみ，未処置群では5週後でも修復されなかった。細胞を注入した群では3週間では一部の修復のみ認められた。

血管をパターニングするだけでなく，例えば上皮細胞・内皮細胞・間質系細胞を組織に転写することも可能であり，利用価値は高いものと思われる。自らの細胞を用いて血管を再生させた場合には，免疫抑制剤の投与も必要ないことより，患者のQOL（クオリティー・オブ・ライフ）も高く維持できることより，iPSなどから分化させた細胞の本方法への適用も十分考えられるところである。

文　　献

1) S. Shintani et al., *Circulation*, **103**, 2776 (2001)
2) M. Aoki et al., *Atheroscler Thromb.*, **7**, 71 (2000)
3) Y. Sasaki et al., *Int J Cardiol.*, **81**, 51 (2001)
4) T. Asahara et al., *Science*, **275**, 965 (1997)
5) J. Hur et al., *Arterioscler Thromb Vasc Biol.*, **24**, 288 (2004)
6) K. Okada et al., *Plos One*, **6**, 25487 (2011)
7) A. Kobayashi et al., *Biochem Biophys Res Commun.*, **358**, 692 (2007)
8) M. Nakamura et al., *Tissue Eng.*, **11**, 1658 (2005)
9) J. Yang et al., *Biomaterials*, **28**, 5033 (2007)
10) T. Akahori et al., *Tissue Engendering, Part A.*, **16**, 953 (2010)

11) N. Mukai *et al.*, *Exp Cell Res*, **314**, 430 (2008)
12) N. Oshima-Sudo *et al.*, *Inflammation and Regeneration*, **31**, 219 (2011)
13) T. Yoshida *et al.*, *Arterioscler Thromb Vasc Biol.*, **30**, 1300 (2010)
14) J. Tsugawa *et al.*, *J Tissue Eng Regen Med.*, **5**, 695 (2011)

5 オンチップ・セロミクス解析技術

安田賢二[*1]・金子智行[*2]・野村典正[*3]・服部明弘[*4]

5.1 はじめに

　一般によく知られているように，成体となったヒトや動物の組織（分化細胞）はほとんどの場合，組織切片の一部から全体を再生する能力（全能性）を持たないため，失われた身体の部分を自力では再構築できない．ところが，次に挙げる3つの要素技術が揃った時，我々は試験管中でも臓器や身体の部分を作る臓器再生の実用化を視野に入れることができる．第1の最も重要な要素技術は，ちょうど受精卵のようにあらゆる組織に分化する能力（この場合は分化万能性）を持つ細胞を創り出す技術である．次に第2の要素技術は，実際にこの分化万能性細胞から心筋組織，神経組織などの身体の部分の細胞に分化させる技術，そして第3の技術は，分化した細胞を組み合わせて実際の組織・臓器を再構築する細胞の3次元配置技術である．

　第1の要素技術である分化万能細胞の開発は，1998年にヒトの受精卵からヒト胚性幹細胞（ES細胞：Embryonic stem cells）を直接作製する技術が米国ウィスコンシン大学のトムソンらによって開発されたことによって道が開かれた．また，2006年8月に京都大学の山中伸弥教授らが，受精卵を用いない分化万能細胞の作製に成功し，実際に分化細胞であるマウスの線維芽細胞に4つの遺伝因子を導入することでES細胞のように分化多能性を持つ人工多能性幹細胞（iPS細胞：induced pluripotent stem cells）が樹立できることを発見し，さらに翌年11月20日にヒトの大人の分化細胞（線維芽細胞）からヒトES細胞に似たヒト人工多能性幹（iPS）細胞を作製することができる技術を開発した．このヒトiPS細胞であれば，ヒトES細胞の作製時において問題となった受精卵使用の倫理的問題や拒絶反応の問題を一挙に解決できるため，ヒトES細胞に代わる細胞として大きな注目と期待を集めている．

　第2の要素技術であるヒトiPS細胞から分化細胞を創り出す（誘導する）分化誘導法の開発については，すでに再生皮膚や再生骨，再生軟骨は実用化が見えてきており，また，再生角膜や再生心筋も臨床研究に向けて精力的に研究が進められている．さらに再生肝臓や再生神経についても多数の報告があるが，実用化という観点では成熟細胞まで分化させる技術の開発が一番大きな課題として残っている．

[*1]　Kenji Yasuda　東京医科歯科大学　生体材料工学研究所　システム研究部門
　　　　　情報分野　教授

[*2]　Tomoyuki Kaneko　東京医科歯科大学　生体材料工学研究所　システム研究部門
　　　　　情報分野　准教授

[*3]　Fumimasa Nomura　東京医科歯科大学　生体材料工学研究所　システム研究部門
　　　　　情報分野　助教

[*4]　Akihiro Hattori　東京医科歯科大学　生体材料工学研究所　システム研究部門
　　　　　情報分野　研究員

第3の要素技術である身体の臓器を再構築するための細胞の3次元配置技術については，まだ手法を模索している段階である．臓器や組織には「自己組織化」と呼ばれる自分自身で細胞集団の空間配置を制御する能力が備わっているのであるが，この能力だけに頼って細胞を集団化させた場合には，多くの場合，秩序立った組織は形成されず無秩序な細胞塊が作られるだけである．この観点から考えると，分化細胞の誘導に成功した後に臓器再生の鍵を握るのは「組織・臓器の高次構造を再構成するための知見と技術」の研究である．

特に最短での実用化が期待されているのは，上記，分化誘導技術と組織モデル構築技術を，ヒト幹細胞から分化して無限に供給される品質の揃ったヒト臓器細胞に用いることで薬剤の効果や毒性検査が実用化を進めることである[1]．本節では，第3の要素技術の理解への一環として，細胞からの生命システムの構成的理解，オンチップ・セロミクス解析技術の概要とこれを応用した創薬支援技術の開発の概要を紹介する．

5.2 オンチップ・セロミクス計測技術

生命システムは分子から細胞，組織，臓器，個体という階層構造の積み上げによって作られている．生命システムを情報という観点から見た時も，図1に示したように階層構造の上に成り立っている．最も基礎となるものはセントラルドグマであるゲノム（遺伝子）情報からmRNAさらにタンパク質などの機能発現への情報の翻訳機構である．そして生命システムは，環境との相互作用や自己の内部情報の選択によって得られた後天的獲得情報を維持し，自己複製・伝承する機能を持つ細胞から細胞ネットワークというように，より高次の複雑な階層で情報を管理して

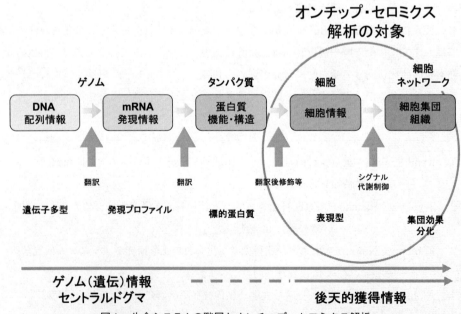

図1　生命システムの階層とオンチップ・セロミクス解析

第3章　組織工学の新たな研究

いる。先天的遺伝情報を理解するために必要な究極の計測技術は1分子計測技術であったが，細胞が持つ後天的獲得情報を理解するには，さらに時間軸からの細胞分裂時の世代間での情報伝承（ネットワーク）の理解と，空間軸からの細胞集団ネットワーク（ヘテロな細胞の空間配置と空間配置がもたらす効果）の理解を実現する新しい計測技術と研究アプローチが必要となる（図2）。そのために我々は3つの要素技術を開発している（図3）。細胞をその機能の状態の違いに応じて1細胞レベルで分離精製するオンチップ細胞精製技術，精製した細胞を1細胞レベルで空間配置し，その細胞状態の変化を連続計測するオンチップ細胞ネットワーク培養計測技術，そして1細胞レベルで細胞内の状態を分析する1細胞プロテオーム解析技術である。これらは1細胞

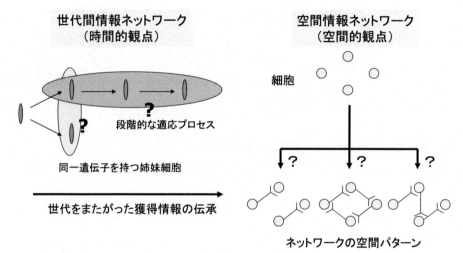

図2　生命システムを構成的に理解する2つの相補的観点

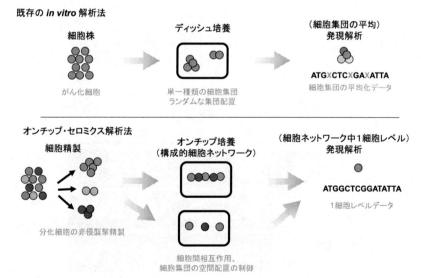

図3　オンチップ・セロミクス解析のための3つのステップ

単位でさまざまな制御や計測を可能にする一連のマイクロ加工技術を利用することで実現できる。

5.3 オンチップ細胞精製技術

将来の再生医療においても分化誘導で生じたヘテロな細胞集団からターゲット細胞を非侵襲に回収する技術は重要である。その方法の1つに抗体と同様な機能を持つDNAアプタマーを表面に結合させた磁気ビーズを用いて，標的細胞の表面に発現した標的分子と結合するDNAアプタマーによって細胞をつり上げる方法がある（図4）。DNAアプタマーは，細胞精製後に再培養をする過程で，血清培地などに含まれるDNA分解酵素（DNAse）によって消失するため抗体を用いた場合と異なりインタクトな細胞を回収することができる。この手法は簡便であるが，細胞がクラスター化している場合には，標的細胞以外の細胞も含める可能性がある。これを回避する方法として，画像認識型オンチップ・セルソーター技術も開発してる（図5）。これは，全細胞にDNAアプタマーで蛍光標識をすることに加えて，画像認識によって細胞が標的細胞だけであることを確認して回収する高精度回収技術である。

5.4 オンチップ細胞ネットワーク培養計測技術[2~4]

一般に細胞レベルでの研究とは，ランダムに配置した細胞を培養する分散培養法を指すことが

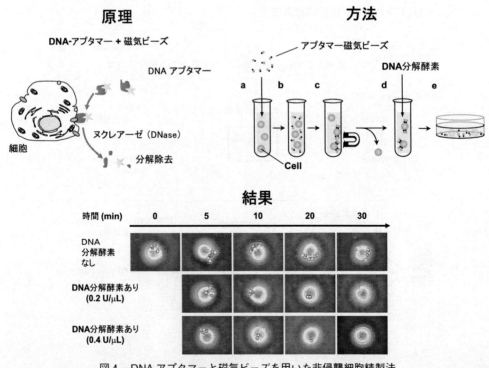

図4　DNAアプタマーと磁気ビーズを用いた非侵襲細胞精製法

第 3 章　組織工学の新たな研究

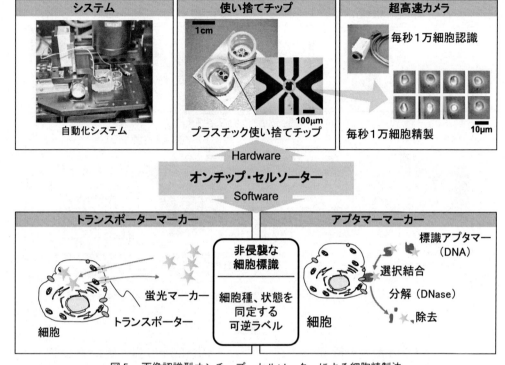

図 5　画像認識型オンチップ・セルソーターによる細胞精製法

多い。しかし臓器，組織が持つ細胞集団の特性，細胞の空間配置の中に隠された集団レベルでのルールを明らかにするためには，1細胞レベルで細胞の種類，数，空間配置を制御して，構成的に任意の細胞ネットワークを構築する技術，オンチップ・セロミクス計測技術が必要である。この技術は，1細胞レベルでの空間配置が可能な微細加工技術，細胞を破壊することなく長期にわたって細胞の状態変化を連続計測できる3つの1細胞計測技術，すなわち，細胞外電位（変化）計測，細胞形状（変化）計測，細胞分泌物計測技術からなる（図6）。

　まず細胞ネットワークを構成するために，細胞をバイオチップ上に配置するための微細加工技術について説明する（図7，図8）。本技術の特徴は，低温の熱で容易に溶解するソフトマテリアルであるアガロース（寒天）をガラス基板上に塗布して薄層を作り，この薄層を光学顕微鏡に組み込んだ集束レーザー光の局所過熱によって溶かすことで自在な形状のマイクロチャンバを作ることができることである（集束光加熱エッチング法）。この技術を用いると，従来のガラスなどの微細加工技術では困難であった，細胞培養中の微細加工も自在に行うことができる。

　実際に心筋細胞ネットワークと細胞電位の計測を組み合わせたシステム構成では，多電極チップが組み込まれた細胞培養観察モジュールで計測された細胞外電位（FP：field potential）を解析することで，図9(a)に示したように，たとえば心筋の細胞外電位波形データから，まず①細胞内へのナトリウムの内向き電流，次に②カルシウムの内向電流，そして③カリウムの外向き電流をそれぞれ計測することができる。図9(b)は，実際に1細胞レベルでの計測を行うための電極サ

再生医療製品の許認可と組織工学の新しい試み

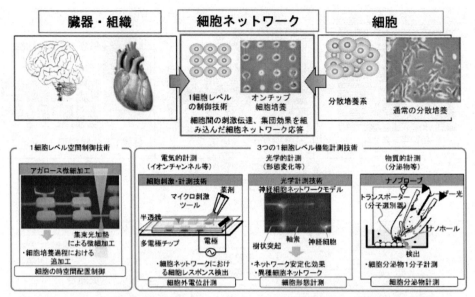

図6　1細胞レベルからの細胞集団ネットワークの構成的計測技術の位置付けと要素技術

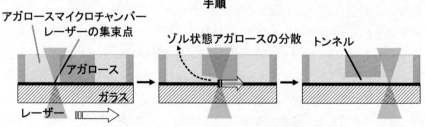

図7　集束赤外光を用いたアガロース微細加工技術

イズ8μmの細胞チップの構造の一例である。図10(a)および(b)に心筋細胞ネットワークの一例を模式的に示したが，細胞を直列に配置して細胞外電位を計測する場合には，各心筋細胞の細胞外電位そのものを計測することができるだけでなく，細胞間を伝搬する状態を計測することも可能となる。

第3章　組織工学の新たな研究

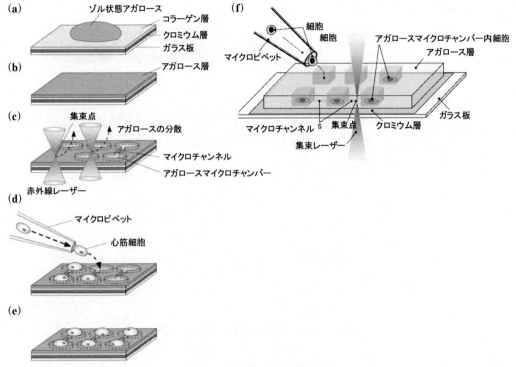

図8　構成的1細胞培養法

赤外光吸収層を付加したガラス基板にコラーゲンをコートし，その上にゾル上アガロースをスピンコートして薄層を塗布してゲル状態にする(a)〜(b)。次に，水溶液中に基板を浸し，光学顕微鏡に組み込んだ集束幅2 μm の近赤外集束レーザー光を基板表面に照射して走査することで，局所加熱によりアガロースを溶かしてチャンバを作製する(c)。アガロースが除去されたマイクロチャンバにマイクロピペットで心筋細胞を1細胞ずつ入れて培養する(d)〜(e)。実際に作製した細胞ネットワークの全体イメージ(f)。

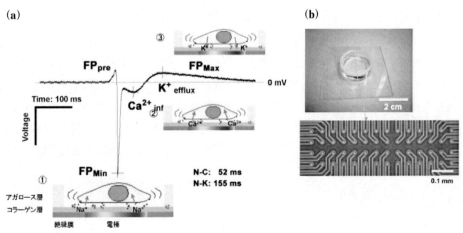

図9　オンチップ細胞外電位計測による1細胞レベルでの状態計測

再生医療製品の許認可と組織工学の新しい試み

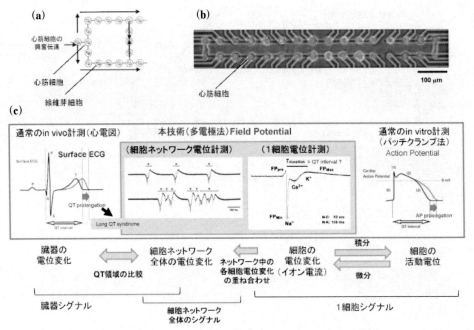

図10　細胞ネットワークの電位計測と通常の計測法との関係

　多電極チップでの細胞外電位計測法と既存の計測法との関係は次のようになる。図10(c)に示すように，1電極上の1細胞の細胞外電位波形データは細胞を出入りするイオン電流によって生じる細胞の電位変化を測定しており，細胞の活動電位とは微分積分の関係にある。次に，細胞ネットワーク中のすべての電極上の細胞の信号をコンピュータ内で重ね合わせた細胞ネットワーク電位波形は，ちょうど心筋細胞間を伝搬する信号のすべてを同時に全体として計測する心電図の信号と同様に，空間的な伝搬の遅延情報や各細胞の協同性の状態を内在したものとなっている。すなわち，細胞ネットワーク中の各細胞が各々拍動を行っていたとしても，隣接する細胞間での伝搬が不規則になれば，細胞ネットワーク計測の結果は乱れた波形となってしまうため，この細胞ネットワーク波形（各細胞の波形の重ね合わせ）を用いれば，直接見るだけで，興奮伝達が乱れているかどうかを瞬時に確認することができるのである。言い換えると，細胞ネットワーク波形は，各細胞の時間的応答という時間軸の情報と，空間に直列に配置された細胞間の伝達情報という空間軸の情報の2つが含まれた情報であり，空間伝搬の異常を簡便に見ることができることが細胞ネットワーク波形の1つの特徴なのである。またこの手法であれば細胞間の同期の秩序の維持に対する繊維芽細胞の影響などについてであればネットワーク内に繊維芽細胞を組み込むことで計測することが可能となる[5,6]。

第3章 組織工学の新たな研究

5.5 オンチップ多電極計測システムを用いたヒト幹細胞由来心筋細胞の細胞外電位計測と薬物毒性評価

　従来の hERG 試験などの *in vitro* 測定系ではパッチクランプ法による細胞侵襲的な方法で細胞内電位を測定するのに対して，オンチップ多電極計測システムでは細胞を電極上に播種して培養するため細胞に対して非侵襲的であり，長期にわたって細胞外電位の連続測定が可能である。たとえば hERG イオンチャンネル阻害剤である E-4031 の添加によって濃度依存的にカリウムのピークの位置が右側にシフトし FPD の延長が確認される（図11(a)）。さらに各細胞の FPD の応答の安定性を計測し，ロジスティックマップ（ポアンカレプロット）に置き換えてみると（図11(b)），そのゆらぎの拡大の有無を簡単に可視化することができる。図12はヒト ES 細胞由来心筋細胞を用いて，さまざまな薬剤についての FPD の増大と FPD ゆらぎの増大についての計測結

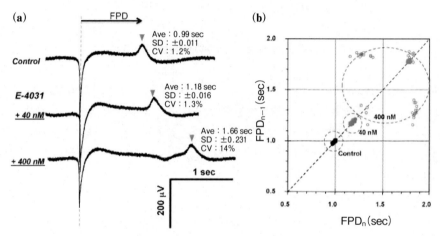

図11　E-4031添加に対する細胞外電位波形の変化と応答ゆらぎの変化

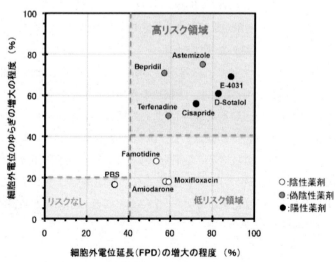

図12　ヒト心筋細胞を用いた新しい薬物毒性評価技術

再生医療製品の許認可と組織工学の新しい試み

	In vitro IKr: HERG, APD	In vivo QT: Dogs, Monkeys	Carlson model: Rabbits	AV-block model: Dogs, Pigs ..	On-chip Q-in vivo model
HERG (IKr)	△ (false negative/false positive)	△	×	△	○
Na, Ca, IKs	× (HERG) △ (APD)	△	×	△	○
QT	△	○	×	○	○
TdP (VT/VF)	×	×	○	○	○
Panel screening	×	×	×	×	○
Compound Amount	○ (〜μg)	× (〜mg)	× (〜mg)	× (〜mg)	○ (〜μg)

図13 オンチップ計測技術と従来の計測技術との比較

果を2次元マップにしたものである。この図からもわかるように、特にFPDの増大という指標（X軸）のみからでは判別が難しかった偽陰性薬剤についても、FPDゆらぎ増大（Y軸）を加えた2次元での評価を行えばより容易に心毒性のリスクを換算することができることが確認でき、また、従来の薬物毒性検査技術に対しても多くの優位性が見いだされている（図13）。

5.6 おわりに

細胞間の興奮収縮の伝達異常である致死性不整脈の発生を直接計測するには、従来の *in vitro* 系の単一細胞の細胞電位計測という細胞の階層の計測だけでは予測することができない細胞間の相互作用（興奮伝導）を計測するための細胞ネットワークの階層という、より *in vivo* に近い新しい *in vitro* プラットホームの利用が重要であり、また、細胞集団のサイズに依存した細胞応答の安定性（ゆらぎ応答）の違いである「コミュニティ・エフェクト（集団効果）」の理解を織り込むことが重要である。すなわち、ヒト臓器細胞を用いて、実際の致死性不整脈を引き起こす「興奮伝導異常」を計測するということは、①細胞のカリウムイオンチャンネルの応答のゆらぎ解析による安定性変化の定量化［時間的観点］、②心筋細胞ネットワークでの伝達状態のゆらぎ解析による伝達異常の定量化［空間的観点］を、*in vitro* 系においてバイオチップテクノロジーの持つ1細胞レベルでの空間配置技術と、1細胞レベルでの細胞状態計測技術を駆使して実現することなのである。今後、細胞ネットワークレベルでの細胞が持つさまざまな特性がμファブリケーションを用いた構成的手法によって明らかにされ、これらの知見が最終的に再生医療の発展に寄与することを期待している。

第 3 章　組織工学の新たな研究

文　　献

1) T. Tanaka *et al.*, *Biochem. Biophys. Res. Commun.*, **385**, 497 (2009)
2) K. Yasuda, "Lab-on-chips for Cellomics", Kluwer Academic Publishers, p. 225 (2004)
3) K. Kojima *et al.*, *Jpn. J. Appl. Phys.*, **42**, L980 (2003)
4) K. Kojima *et al.*, *Lab Chip*, **3**, 299 (2003)
5) T. Kaneko *et al.*, *Biochem. Biophys. Res. Commun.*, **356**, 494 (2007)
6) T. Kaneko *et al.*, *Analyst*, **132**, 892 (2007)

6 バイオファブリケーション：3次元生体組織を生産するための製造加工技術

中村真人[*1]，荒井健一[*2]・戸田英樹[*3]・岩永進太郎[*4]

6.1 はじめに

コンピュータ技術の進歩によって，印刷技術は大きな変革を遂げてきた。さらに近年は，単なる印刷のためのものからモノ作り生産技術の1つへと進化してきている。

版を作製しての製版印刷から始まった印刷技術の歴史は，コンピュータ技術の出現によってデジタル印刷技術が発達し，大変革を遂げてきた。日本においてもパソコンやワープロが普及する以前は，日本語の文章は手書きでなければ，和文タイプで打たねばならなかった。和文タイプは文章に合わせて，1,000を超える活字の中から文字を探して選んで1文字1文字並べて，インクリボンを叩く，と言う，今から考えるととんでもなく大きな手間と時間がかかるものであった。文章を書くツールではなく，きれいな活字体文字を印字するための道具であった。そこに出現したワープロとパソコン，プリンターがこれを革新した。文字を印刷するのみならず，文章を書くためのツール，編集するためのツールとして大きく発展し，一気に各家庭の中まで普及した。

ワープロやパソコンで作成された文書はすべてデジタルデータである。文章の追加や削除，修正はもとより，コピー＆ペーストや取り消しや繰り返し入力など便利な編集機能がたくさん開発された。また，文字の大きさや字体やフォント，行間や段落，余白，図や写真の貼り付けなどのレイアウトまで，デジタルであるがゆえにワンタッチでコンピュータがすべて体裁を整えてくれる。作成した文書はデジタルデータなので，保存は紙媒体ではなく，ハードディスクなどの記憶媒体に記録・保存される。いつでも読み出して編集が可能である。さらにはインターネットの時代になり，文書のデジタルファイルは世界中に電子便で送ることもできる。紙媒体の手紙を飛行機で輸送する必要がない。近年はCloudの中に保存という，保存の場所さえ混沌の中という時代に進んできている。

電子のビットであるデジタルデータを印字，印画するのはプリンターの仕事である。プリンターは製図用のプロッターから，熱転写，ドットインパクトを経て，インクジェット，レーザープリンターと発展し，現在に至っている。文章や画像はすべてコンピュータ内でのバーチャルの世界で編集されたデジタルデータがプリンターによって紙媒体へ出力され，印刷物という現実の"もの"となって現れる。こう考えると，プリンターとは一種のデジタル情報を現実のものにする生産装置である。もの作りの生産技術としてのCAD/CAM/CAE：Computer-aided designing/manufacturing/engineeringの手法に当てはめれば，デジタルデータを出力して何かを作り出

[*1] Makoto Nakamura　富山大学　大学院理工学研究部（工学）　教授
[*2] Kenichi Arai　富山大学　大学院生命融合科学教育部　博士課程
[*3] Hideki Toda　富山大学　大学院理工学研究部（工学）　講師
[*4] Shintaro Iwanaga　富山大学　大学院理工学研究部（工学）
　　　　　　　　（現　東京大学　生産技術研究所　特任研究員）

第3章 組織工学の新たな研究

すCAM装置にあたる。そして実際には，デジタルデータに基づいて適材適所インクを配置する実装作業を行っており，プリンターとは優れたデジタル式実装装置であるともいえる。この実装装置としての観点からすると，例えばインクジェットプリンターは，ピコリットルというきわめて微量の液滴の実装を行っている。目に見えないほどの微小なインクドットのおかげで銀鉛写真と同等な写真画質のカラー印刷が可能になった。マーキング装置や大判印刷など高速化，大規模化したものも実用されているが，1つのノズルから毎秒数千から数万の液滴を打ち出し，そんなノズルが何百，何千備わる装置もある。毎秒何十万，何百万，何千万のインク滴を適材適所実装していることになり，実はとんでもない作業を実現しているのである。

そして最近，このプリンター技術の進歩は，次の段階に進み始めた。それは，2次元のデジタル印刷を3次元のデジタル造形へ応用するという流れで，モノ作りにおいての実体モデル作製への応用が進んできた。デジタルファブリケーションと呼ばれている。デジタルファブリケーションにおける造形は，コンピュータ内で設計したデザインのデジタルデータを出力して，プリンターで画像を印刷するがごとく，3次元立体物を作り上げる。迅速に試作機やモデル作りを行う技術をラピッドプロトタイピングと呼ぶが，デジタルファブリケーションは，その中でも先進技術となっている。トップダウン式の削り出しで部品加工が行われるのがCAMマシンの主流であったが，ボトムアップ式で作れるようになり，一気に注目を集め，現在，普及を始めている。また，最近，さらにそれに加えて，単なる形状を表すモデルの作製だけでなく，現実の機能材料の実装，例えば，電子回路への導電線の印刷やはんだのスポット塗布など，実際の部品材料を実装するコンセプトでの応用が始まり，注目を集めている。

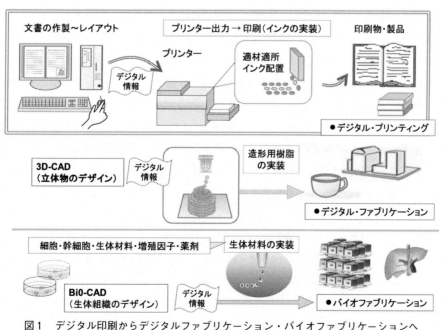

図1 デジタル印刷からデジタルファブリケーション・バイオファブリケーションへ

このように，印刷技術はデジタル技術による革新が進み，また生産技術としての様々な産業への応用展開と研究開発の流れで進んできている。その中にあって，もう1つ新しい流れが生まれ，今大きくなろうとしている。それは，それらの印刷技術，デジタル造形技術をバイオや医療の世界にも応用展開しようとの流れである。それが，「バイオファブリケーション」という研究領域で，世界で研究開発が進み始めている（図1）。

6.2 バイオファブリケーションとは

「バイオファブリケーション」とは，最近，再生医工学（再生医療・組織工学）の領域で話題になっている新しい技術開発を主とする領域である[1,2]。「バイオ」は生物学・生命・生体を表し，「ファブリケーション」は造形すること，また，作製することを意味する。この2つを組み合わせてこの言葉は作られた。したがって，バイオファブリケーションとは，生きた細胞やタンパク質などの生物学的な材料を用いて，何らかの生物学的プロダクトを，工学的に作製する取り組みといえる。ここでいう生物学的プロダクト（バイオ・プロダクト）とは，生きた細胞による細胞集団，細胞を含んだ構築物，究極的には生きた生体組織や臓器が目標である。

医学や生命科学の分野では，このような生物学的な組織や臓器を工学的に作り出すことはとても重要になってきている。このような研究を組織工学・再生医療という。その目的の1つには，疾病や外傷で失われた組織や臓器の代わりに細胞から組織や臓器を作り出して，移植して臓器不全を回復させるという移植医療の代替という点が挙げられる。他人の臓器を必要とする移植医療はドナー臓器に依存し，絶対的に数が不足であるとともに，倫理的にも避けられない問題がある。科学の力で臓器を作れるようになればそれらの問題が解決できる。培養皮膚や培養角膜など現実になった組織も現れてきたが，他人の組織・臓器を求める必要のない理想的な移植医療が実現する。これが組織工学・再生医療が目指す本質であり，社会からも最も期待されているところである[3]。また，その一方で，培養組織が作れるようになってくると，新たな応用の可能性が見えてきた。それは，様々な生理的反応や病気のメカニズムを解明するための組織・臓器モデルとしての応用，あるいは，薬物のスクリーニングや毒性，効能を調べるためのツールとしての培養組織の応用である[4~6]。特にヒトの細胞で作った *in vitro* 3次元組織モデルは，薬剤の，動物ではなくヒトの組織や臓器に与える影響を直接スクリーニングできる有用なツールとなる。動物種を超えた評価が可能で，動物実験代替法としても有望である。このように，人工的な細胞組織を作ることによって様々な可能性が生まれてきた。

6.3 バイオファブリケーションの特徴：コンピュータと機械による組織・臓器作り

生物学的な組織や臓器を工学的に作り出すことは，今後もますます重要性は高くなる。バイオファブリケーションでは，これらを作り出すために，コンピュータや造形マシン，マイクロマシンやロボティクスなど，あらゆる科学技術を導入して臓器作りに取り組もうとしている。それは，人の手作業で複雑な組織を作るのはもはや限界がきており，人の手作業を超える技術が必要

第3章　組織工学の新たな研究

表1　細胞から複雑な組織を作る際に機械を用いる利点と効果

	利　点	効　果
①	細胞・生体材料の実装	●直接構成する材料の配置を制御 ●生きた材料の操作
②	超精密作業	●ミクロの組織構造の構築 ●多種細胞での組織構造の制御が可能
③	超高速作業	●高い生産性 ●莫大な数の細胞を扱える ●素早い操作＝細胞へのダメージ低減
④	高い再現性	●*In vitro* 組織モデルとしての質の向上 ●製品生産としての質の保証
⑤	コンピュータが力を発揮	●自在なデザイン、人工的なデザイン ●ミクロからマクロまで ●理論数値計算・シミュレーションへの展開
⑥	特殊環境での作業	●滅菌されたクリーンな環境での作業 ●細胞に合わせた環境での作業
⑦	自動化	●作業の効率化 ●多工程の自動化 ●細胞に合わせた時間軸での作業
⑧	マルチスケールへの対応	●ミクロからマクロまでのマルチスケールの構造作製に対応

だからである。

　生体組織の重要な臓器機能は，ただの細胞の寄せ集めでは実現できない。ちゃんとしたミクロの組織構造があってこそ初めて機能発揮できる。しかし，従来の人の手作業による作製法では，細胞も増殖因子も全体に一律にばらまく以上の作業はとてもできようがない。特殊なミクロの組織構造を作り出すのはすべて，ばらばらに播種した細胞に委ねられる。結局，この方法ではどんな組織ができるのか，できてみなければわからない。研究用の組織モデルを作製する場合でも，組織という細胞社会の中での細胞挙動を研究するためには，細胞—細胞間，細胞—細胞外マトリクス間，細胞—増殖因子間，そして細胞—構造間の相互関係がとても重要になるが，その解析には，細胞の配置や組み合わせなど空間的構造を人為的に制御できることがきわめて重要になる。しかるに細胞をばらまいて培養する現在の方法では，それは不可能である。そこで，これを実現するために，人の手作業を圧倒する高度な機械を開発して，高度なバイオ・プロダクトを作り出し，革新的な組織工学を実施しようというのがバイオファブリケーションのコンセプトである。コンピュータと機械工学技術が様々な領域で技術革新をもたらしてきたように，バイオファブリケーション技術の進歩により再生医療・組織工学はきっと革新される。

　ここで，細胞から複雑な組織を作る際に機械を用いる利点と効果を表1にまとめた。これから目指すべき複雑な生体組織や臓器を作製するには，①から⑧のいずれも重要な技術要素であると

思われるが，特に，高度な機械の開発により，人の手作業の限界をブレークするという作業技術の限界突破，コンピュータ技術の力をいかんなく発揮するという未来への発展性，さらに特殊環境での作業や自動化といった産業化への対応など，実用に向けての利点がたくさんある。また，特にバイオ・プロダクトならではの特質として注目せねばならないことは，ここでいうバイオ・プロダクトは「生きた細胞を含む製品」，あるいは「患者細胞による製品」となるので，細菌や細胞のコンタミネーション（汚染）が致命傷となるということである。そのリスクを減らし品質を保証するには，無菌空間という特殊環境内で生産が行われるというのが最も理想的である。人も入れないほどの清潔無菌空間で生産が行われるには，機械による生産しかない。こういうと，とてつもなく大掛かりな話になると思われがちだが，製薬業界では現にGMP準拠のクラス100のクリーンルーム内で，ロボットが作業して薬の充填から箱詰めまで生産を行っている。バイオファブリケーションも生産技術として開発を目指す場合は，そのような時代を想定して，次世代技術を確立せねばならないだろう。

6.4　3Dバイオプリンターの開発と進歩

　前述のように，プリンターはきわめて優れた実装装置である。筆者らは，インクジェットプリンターが打ち出した画像を初めて顕微鏡で見た時，均一なインクドットがきちんと並んでいるのを見てその技術の高さに驚き，その応用研究に足を踏み出した。インクジェットプリンターでは，色や明るさ，画像の形状などすべてコンピュータのデジタル画像データに基づいて，すべてのドットが適材適所，場所を規定してインクを配置している実装装置だと知らされたわけである。そこで，インクジェットを，細胞を実装する装置との視点で再生医療・組織工学への応用を考えると，細胞サイズのインク滴を適材適所へ直接打ち出せる，多種インク（多種細胞）でのカラー印刷が可能である，毎秒何千滴ものインク滴（細胞）を打ち出せる，コンピュータによる制御が可能である，印刷対象を選ばずどのような媒体にも打ち出せる，などの数々の特徴は，細胞を実装して組織を作り上げるためにはいずれも非常に有利な要素となる。

　そこで，インクジェットを利用した細胞プリンティングの実験に着手した。生きた細胞を生きたまま吐出可能であることを確認したが，一方で，インクジェット液滴はすぐに乾燥する，濡れた場所では滲んでしまうという問題，さらに3次元化ができないという問題がわかった。そこで，これらを解決するために，細胞入りインク液滴を着弾とともにゲル化させ，水溶液中に作り出す方法を考案した。ゲル（ハイドロゲル）という材料は大量の水分子を含み，液体のように湿潤していながら固体のようにある程度の硬さも持ち合わせている材料である。このゲル材料としてアルギン酸ナトリウムのゲル化能を利用した。アルギン酸ゲルは生体親和性の高いゲルで，細胞移植や再生医療でもしばしば用いられている材料である。アルギン酸ナトリウム溶液はカルシウムイオンと反応すると瞬時にゲルを形成することから，アルギン酸ナトリウム溶液を塩化カルシウム溶液中にインクジェットで打ち出した。すると，見事に均一サイズのアルギン酸ゲルビーズが得られた。そこでアルギン酸ナトリウム溶液と細胞浮遊液を混和し，インクジェットを用い

第3章　組織工学の新たな研究

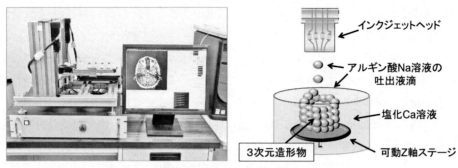

図2　開発中の3D Bioprinter 富山大学バージョン

　て塩化カルシウム溶液内に打ち出したところ，細胞が生きたままゲルに包埋され，さらにライン を引くとゲルのファイバーとなり，水溶液中でもばらばらにならず，しかも3次元積層構造が作 製できることが分かった。

　そこで，細胞とゲルで3次元積層造形できる装置，インクジェット3Dバイオプリンターの プロトタイプ1号機を自ら開発し，この装置を用いて，これまで，生きた細胞を配置しながら， ゲルの3次元積層シート，3次元積層チューブなどを実現してきた[3,7~11]。これらはすべて液体 中へ打ち出して3次元造形している。異種細胞を配しながら，多重のチューブ構造の作製にも成 功した[11,12]。ゲルの材料を工夫すれば，培養を続けるとゲルの表面や中で細胞が増殖することも 確認している[13]。

　こうして，3次元造形で細胞をゲルの中に並べることに成功してきたが，1号機では，これら の構造は，あらかじめ組みこまれた基本プログラムに基づいて造形を行ってきた。しかし，それ では対応できる構造はあらかじめ作成したプログラムのものだけに限られてしまって，生体に合 わせての造形や，複雑な形状を持つ構造には対応できないという問題があった。そこで，さらに 複雑な形状にも対応できるようにするために，装置のバージョンアップを図り，コンピュータに 取り込んだ画像をもとに3次元積層造形ができる印刷モードを搭載した装置へと進化させた。さ らに可動のZ軸ステージを工夫して追加し，3次元での造形能力を向上させた（図2）。バー ジョンアップした新型装置で，今まで以上の複雑な構造にチャレンジできるようになった[14,15]。

6.5　Bio-CAD：バイオ・プロダクトの設計

　新型3Dバイオプリンター装置では，Bitmap 画像を連続的に積層して3次元積層造形するこ とが可能になった。この場合の Bitmap 画像は，3次元組織造形の設計図の1枚にあたる。そし て，全体の連続断層画像があれば，いかなる構造も作製可能になることが期待できる。

　一方，連続断層画像は，CT スキャンや MRI，超音波エコーなど医用診断画像では頻繁に撮影 されている。ディスプレイ上で3次元表示して診断の一助とするのは今や当たり前となってきて いるが，それらの医用画像の連続断層画像を用いると，患者さんに合わせたオーダーメードの組 織や臓器の設計ができ，大きな発展性がある。

再生医療製品の許認可と組織工学の新しい試み

　また，デジタルデータの利点を活用すれば，設計の過程も目覚ましく便利になる。デジタルデータであれば，複製する，拡大，縮小する，部分消去，変形，修正するなどの処理も，レタッチソフトで絵を書くように困難なく処理できる。例えば，デジタル画像をコンピュータ上で何十個もいっぺんに並べるのはコピー＆ペーストであっという間の作業であるが，これはそれだけで何十個もの複製を製作するための設計図になる。

　図3は，国際 Biofabrication 学会2011年大会の開催に伴って作製した記念品である。実際のCTスキャンからの連続断層画像データをもとに作製したものである。板を持った手のCTスキャンのデータから，コンピュータ上で3次元のモデルを作成し，それを見ながら，元データをレタッチして，板に学会の名義を入れ，また，記念品としてちゃんと自立して置けるように足台もつけ加えたモデルを設計して作製した。造形は，粉体固化式の3Dプリンターで石膏の粉体を用いて作製した。サイズは，図4では実寸の16分の1サイズのモデルである。何種類かのサイズで作成したもののうちの1つである。デジタル処理であれば，2分1，4分の1，8分の1，16分の1サイズも簡単に作製できる（デザインと造形：レキシー，東京）。

　ここからもわかるように，デジタルでの設計により，外形を3次元表示であらゆる角度から確認できるとともに，設計操作も便利になった。さらにはこのような形状設計のデジタルデータは，構造物の力学的強度の解析などにも有効で，数値計算で形状の最適化などが今後行われるようになるだろう。

　実際に，臨床でも，再生医療のスキャホールド（足場材）の加工や歯科・口腔外科での歯や顎骨の鋳型作りなどにこの技術が用いられている[16]。まず，患者さんのCTスキャンのデータから下顎骨のバーチャル3次元モデルを作り，欠けている部位などをレタッチ修正して，作製すべき部位をデザインする。それによって患者さんの欠損部に適したスキャホールド（人工骨）や義歯や入れ歯などがデザインされる。人工骨の場合は，そのデータに基づいて，石膏の代わりに β-TCP などの人工骨セメント材の粉体を用いて粉体固化式3Dプリンターで，欠損部位を造形する。そして実際に患者さんに移植する。患者さんのデータから作製するので欠損部位にぴったりの移植用人工骨補填材となる。ちなみに β-TCP 材は体内で吸収されやがて自分の骨が形成さ

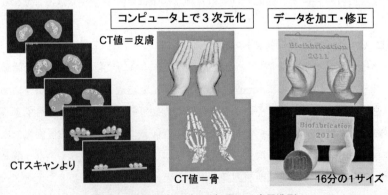

図3　CTスキャンデータ処理と3次元造形

第3章　組織工学の新たな研究

れる。

　以上は，すでに商品化もされている粉体固化式の3次元プリンターでの作業である。3次元積層造形装置は，近年，その他にもいろいろな装置が商品化され，どんどん日本に入ってきている。海外メーカーの装置が日本の市場にどんどん入ってきているのがモノ作りに関係する日本人としてとても残念なのであるが，今後，モノ作りのいろいろな場で有効利用されると予想される。

　しかしながら，これらはすべて，あくまで材料だけでの造形であり，生体組織を作るには限界がある。すでに構築された3次元のスキャホールドに細胞を後から播種する方法では，スキャホールド内部への細胞播種は難しく，内部の細胞の分布や細胞の構成を制御して構造を作ることはどう頑張ってもできないからである。それゆえ，生きた細胞を生きたまま適材適所実装できる装置が必要で，筆者らの目指す装置がそれである。1層1層積層しながら，内部にも細胞を配置しながら3次元造形できる装置が必要である。

　今後の発展として，細胞を実装しながら組織を構築するアプローチが可能になると，生体組織の設計は，個々の細胞，細胞種，細胞の密度，さらに細胞が集積した組織，それらが集積した上位組織の配置などを含めた大掛かりなマルチスケールでの設計が必要となる。生体をCTスキャンで連続断層画像を撮影するがごとく，細胞配置までを含めた生体組織や臓器の連続断層画像のデータ，ミクロ構造からマクロ構造まで一体となった超高精細の組織や臓器の3次元デザインの構築が必要である。ただし，データの大きさは半端なく大きくなるので，これらのデータで3次元再構築したり工学的計算やシミュレーションを行ったりするのは通常のパソコンベースではとても対応できない。大容量を扱えるワークステーションなどでの作業が必須となる。しかし，それは技術的には十分対応することは可能で，またコンピュータ技術の進歩は日進月歩なので，いずれ研究室レベルでも手軽に設計が可能になるであろう。

6.6　Bio-CAM：コンピュータ支援バイオファブリケーション

　設計した画像の積層した3Dモデルをコンピュータディスプレイ上で確認し，デザインの修正の必要性を判断し，そこで大丈夫であれば，次に造形の工程に移る。新バージョン3Dバイオプリンターでは，準備したBitmap画像ファイルを連続的に順次読み込み，作業用ファイルを作成し，その作業用ファイルに基づいて，3次元積層造形を行っていく仕様になっている。通常のプリンターのように，打ち出すべきところにインク滴を打ち出すオンデマンド印刷方式で，1行1行プリントし，1層終わったら始めに戻って次の層を打ち出していく。こうしてコンピュータ内でデザインしたデジタルデータをもとに，最終的に3次元構造物が積層造形される。現在，様々な2次元および3次元構造体の作製のチャレンジを行っている。

　図4は，富山大学のロゴをもとに3層積層したものである。幅1mmのSの文字もしっかりと描出されている。細胞はHeLa細胞を用いた。生細胞は緑色，死細胞は赤色の蛍光で染まるLive/Dead染色で染色したところ，ほとんどすべての細胞が緑の蛍光を持ち，赤はほんのわずかで，生きた細胞を含む3次元積層が可能であることが示された[15]。

生きた細胞を含む大きな構造物を構築するに当たって，その時に重要なことは，細胞が生きるための酸素や栄養物をしっかり送れる必要がある．図5は，アルギン酸ゲル中にそのまま細胞を混ぜて培養したものであるが，ゲル表面から100μmの領域にしか細胞は存在しないのが分かる．これは表面から100μmが酸素や栄養の限界であることを示している．おそらく細胞がもっとぎっしり詰まっているとさらに酸素消費が増すので，深いとより低酸素低栄養の環境になる．したがって，大きな組織を作る時は，100〜200μm毎に流路がなければならないことを示している．

6.7 流路を含む構造の設計と製作

そこで，筆者らが試みた流路を含む構造の設計と製作を行った例を示す（図6）．

まず，Microsoftのパワーポイントやウィンドウズのペイントなどのソフトウェアなどを使って正6角形を36個集めたマルチハニカム構造をデザインし，Bitmapイメージファイルとして保存する．Bitmap画像は，いろいろな画像レタッチソフトなどで自在に加工ができる．3次元構

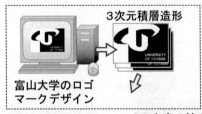
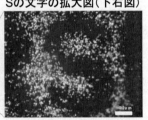

図4　富山大学のロゴマークの3次元バイオファブリケーションとゲル内HeLa細胞のLive/Dead染色

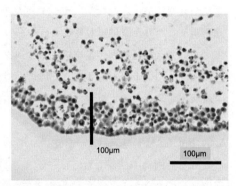

図5　アルギン酸ゲル内での細胞培養（HeLa cells）

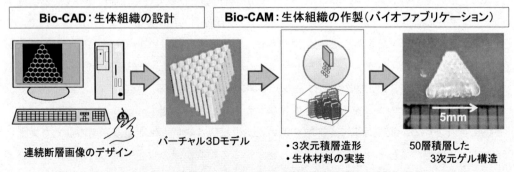

図6　3Dバイオプリンターによる流路を含む3次元構造の設計と製作

第3章　組織工学の新たな研究

造の厚さの分だけ連続断層画像を準備する。今回はこの画像を複製して50枚準備した。次に，3次元再構築ソフトウェアを用いて作成した画像を読み込み，コンピュータ内でバーチャル3Dモデルを作成する。筆者らは3次元再構築ソフトウェア（Z-View，レキシー，東京），または（Tri-surf-II，ラトックシステムエンジニアリング，東京）を利用している。これらにより，全体の3次元形状があらゆる角度から確認でき，必要があれば，2次元画像に戻って，修正（レタッチング）が可能である。

次に，3Dバイオプリンターで50層積層して3次元造形を行った。6角形は1辺約600 μm で，中は培養液が流れる構造となるので，細胞入りで作製し，かつ灌流培養すれば，大きな細胞入り組織が有効に培養できるのではないかと考えている。

6.8　おわりに

幹細胞生物学では，ES細胞，iPS細胞，その他いろいろな組織由来の幹細胞が研究され，実用を目指した研究が進められている。いかに有効に細胞分化を誘導するかが重要なテーマとなっているが，有効な因子が見つかったとすると，実際に細胞を利用する段においては，細胞培養の際にその因子を培養液中に投与することになる。すると培養細胞全体にその因子が働くので，すべての細胞が，一気にその細胞に分化を始めることになる。つまり，心筋細胞に分化する因子が見つかると，それを投与した細胞は，みんな心筋細胞に分化を始める。血管内皮や線維芽細胞に分化するはずの細胞も心筋細胞に分化を始める。結局，得られるのは目標の細胞だけで，組織や臓器は得られない。したがって，組織や臓器の作製やそれに関する研究を目指す場合に最も重要な技術は，それらの細胞をいかに実装して組織へと組み立て利用するかである。ポストiPS細胞時代の鍵となる技術は，細胞を実装して組織や臓器を自在に作り上げるバイオファブリケーションの技術であると筆者らは確信している。

本節では，コンピュータと機械の手で生きた細胞を実装する組織工学・再生医療の新しいアプローチ，すなわちバイオファブリケーションについて，筆者らの歩みを通して紹介してきた。手作りながらも，毎年手を加えつつ開発を進めてきた筆者らの3Dバイオプリンターでは，コンピュータのデジタル画像をもとに細胞を実装しながら3次元積層造形ができる装置に近づいてきている。より高性能なものを目指して今後も開発を進めていきたいと願っている。

しかし，バイオ・プロダクトを生産するための生産技術として考えれば，製品となるまでには本技術の他にもさらに多くの工程が必要で，それぞれにおいても新技術の開発が必要である。また同時に，いろいろな角度から生体組織の作製に向かってチャレンジしていく必要がある。

一昔前までは月旅行やテレビ電話は夢物語であったが，科学と技術の進歩でそれらは着実に実現化した。科学の進歩と可能性は無限である。いろいろな分野の研究者が参入し，バイオファブリケーション技術を進歩させ，人の手作業をはるかに超える作業で前代未聞の複雑な人工組織の作製ができるよう研究を進めている。

文　　献

1) W. Sun, *Biofabrication*, **1**, 010201 (2009)
2) V. Mironov, T. Trusk, V. Kasyanov, S. Little, R. Swaja, R. Markwald, *Biofabrication*, **1**(2), 022001 (2009)
3) 中村真人，細胞から組織と臓器をつくる工学技術—バイオプリンティング・バイオファブリケーション，実験医学増刊号再生医療の最前線2010　中辻憲夫，中内啓光監修，梅澤明弘，末盛博文，高橋淳編集，実験医学，**28**(2)増刊，185 (2010)
4) LG. Griffith, G. Naughton, *Science*, **295**(5557), 1009 (2002)
5) LG. Griffith, MA. Swartz, *Nat Rev Mol Cell Biol*, **7**(3), 211 (2006)
6) SR. Khetani, SN. Bhatia, Current Opinion in Biotechnology, 17, 524 (2006)
7) M. Nakamura, A. Kobayashi, *et al.*, *Tissue Eng*. Nov-Dec, **11**(11/12), 1658 (2005)
8) 中村真人，西山勇一ほか，再生医療，**7**, 17 (2008)
9) Y. Nishiyama, M. Nakamura, *et al.*, *J Biomech Eng*, **131**(3), 035001 (2009)
10) M. Nakamura, Chapter 2, Reconstruction of biological three-dimensional tissues: Bioprinting and biofabrication using inkjet technology, in Cell and OrganPrinting, BR. Ringersen, BJ. Spargo, P. Wu, editors, Springer, 23 (2010)
11) Y. Nishiyama, M. Nakamura, C. Henmi, K. Yamaguchi, S. Mochizuki, H. Nakagawa, K. Takiura, Fabrication of 3d Cell Supporting Structures With Multi-Materials Using The Bio-Printer. Proceedings of MSEC2007, MSEC2007-31064 (2007)
12) P. Calvert, *Science*, **318**(5848), 208 (2007)
13) M. Nakamura, S. Iwanaga, C. Henmi, K Arai, Y. Nishiyama, *Biofabrication*, **2**, 014110 (2010)
14) 中村真人，岩永進太郎，戸田英樹，荒井健一，細胞プリンティングからバイオファブリケーションへ，医学のあゆみ，**238**(13), 1217 (2011)
15) K. Arai, S. Iwanaga, H. Toda, C. Genci, Y. Nishiyama, M. Nakamura, *Biofabrication*, **3**(3), 034113 (2011)
16) K. Igawa, M. Mochizuki, *et al.*, *J Artif Organs*, **9**, 234 (2006)

7 脱細胞化組織と器官・組織の再生

岸田晶夫*

7.1 はじめに

　LangerとVacantiらが1993年にScience誌で"Tissue Engineering"のコンセプトを示してから20年弱が経過した。この間，組織工学・再生医療はES細胞，iPS細胞を軸として，次世代医療の主役の1つとして研究が続けられている。再生医療の主要構成要素は，細胞，増殖因子，足場材料（Scaffold）の3つである。このうち，前2者については，生物学，分子生物学の発展をベースに新しい技術が開発されてきた。一方，Scaffoldは当初，ポリ乳酸などの生分解性材料およびコラーゲン，ゼラチンなどの生物由来材料を用いて構築されてきたが，近年は，加工技術に注目が集まっており，材料そのものの進歩は停滞している。再生医療の裾野が拡大するとともに，Scaffoldへの要求も高まっており，新しい材料の登場が望まれている。このような背景のもと，我々は生体組織から細胞成分を除去した脱細胞化生体組織の再生医療用材料としての研究を進めている。

　生体組織そのものをScaffoldとして用いようとする試みは，特に米国の組織バンクによって古くから行われていた。これは，同種の血管，心臓弁などから細胞組織を除去し，組織のみを用いて移植を行うものである[1]。これが脱細胞組織の有効性が明確になる一方，同種組織の不足につれて異種（主としてブタ）組織の応用が検討され，現在では脱細胞化異種組織が主流になりつつある。

7.2 脱細胞化生体Scaffoldによる再生医療

7.2.1 背　景

　脱細胞化生体組織を用いた先駆例としては，米国CryoLife社によるSyner Graft®心臓弁がある。1999年から脱細胞化ブタ大動脈弁の臨床使用を開始し，2001年には世界初の再生型心臓弁と称して欧州で市販を開始した。移植後数ヶ月間で自己細胞が組織内に浸潤し，自己組織化すると報告しているが，移植後に破断の生じた例も報告されている。ドイツ・ハノーバー医科大学のHaverichらは，1998年より界面活性剤であるTritonX-100やタンパク分解酵素であるトリプシン溶液を用いたブタ心臓弁の処理実験を行い，英国リーズ大学のInghamらおよびドイツ・フンボルト大学のKonertzらなど欧州の研究者による心臓弁の研究も活発に行われている。Ingham, Konertzらの技術はベンチャー企業に継続され，現在，臨床で評価研究中である。また，熱傷治療用材料として開発された米国LifeCell社の脱細胞化ヒト真皮（AlloDerm®）および脱細胞化ブタ真皮（Stratice®）は，一般外科用創傷部カバー材として広く用いられている。この他にも，ブタ膀胱，ブタ小腸などが脱細胞化組織として主に米国において開発され，臨床応用されている（図1）。

＊　Akio Kishida　東京医科歯科大学　生体材料工学研究所　教授

再生医療製品の許認可と組織工学の新しい試み

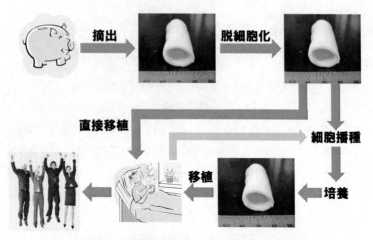

図1　脱細胞化組織を用いた再生医療

　筆者は2000年から，当時所属していた国立循環器病センターの北村惣一郎総長を代表として，同センター研究所再生医療部の中谷武嗣部長，藤里俊哉室員らが開始した脱細胞化異種生体弁の開発に参加した。当時，筆者らの研究は後発であったため，国際的な競争力をもつ技術の開発が必要と考え，高度に安全な組織，成長性を有する組織，幅広い組織に適応できる技術，を目標とした。

7.2.2　新規脱細胞化処理

　前述のように，ほとんどのグループは界面活性剤やタンパク分解酵素などの薬液処理によって細胞を除去している[2]。筆者らも当初，Triton X-100溶液による心臓弁の脱細胞処理を検討した。その結果，厚さ数百μmの弁葉においては処理6時間後には細胞は除去されたが，弁葉基部の組織内細胞の核は処理24時間後でも表面から1mm以遠の組織深部では細胞が除去されず，界面活性剤溶液の組織内浸透性が低いためであると考えられた。また，細胞毒性のあるTriton X-100を洗浄除去するために数週間以上の時間を要し，その間に生体力学特性の変化や汚染の危険性についても注意が必要であった。

　そこで筆者らは，より完全な細胞除去法について検討し，液体を圧力媒体として静水圧を加える冷間高静水圧印加処理法を開発した（図2）。多くのタンパク質や酵素は300MPa程度の高圧

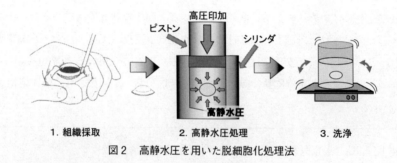

図2　高静水圧を用いた脱細胞化処理法

第3章 組織工学の新たな研究

処理によって変性するとともに，酵母や芽胞をもたない細菌は500 MPaの処理で細胞膜が破壊され，殺菌される。また，HIVなどのエンベロープをもつウイルスは600 MPaの処理でほぼ完全に不活化される。そこで低温下，980 MPa（10,000気圧）の高静水圧印加処理（4℃，10分間）について検討したところ，組織深部まで完全に細胞を除去できることを見いだした。処理後においてもコラーゲン線維やエラスチン線維が保存されていることを確認した。また，常在菌にてあらかじめ感染させた試料を脱細胞化処理したところ，界面活性剤処理では完全な除菌はできなかったが，高静水圧処理では脱細胞化に加えて滅菌効果も併せもつことが確認された。力学特性を検討したところ，界面活性剤浸漬処理では，処理時間に伴って強度，弾性率とも変化したが，高静水圧処理では力学特性への影響が見られなかった。この高静水圧脱細胞化処理法を種々の組織に適用した例を以下に示す。

7.2.3 種々の脱細胞化組織

(1) 大動脈

ミニブタより大動脈を採取し，脱細胞化処理を施した後に同種同所性移植を行い，耐圧性，血栓形成，狭窄および石灰化について検討した[3,4]。移植術において，吻合強度も十分であり，また血流再開時の変形，破裂などの物理特性劣化に由来する事例は全く観察されなかった。術後1ヶ月および3ヶ月において，心エコーと圧測定による血行動態の測定後，移植組織を摘出して組織学的所見を検討した。術後1ヶ月において，閉塞例はなく，血栓形成も縫合糸部分に一部みられるものの移植組織に由来するものは観察されなかった。また移植された脱細胞化大動脈組織の内腔面が一層の細胞層によって覆われるとともに，一部組織内への細胞浸潤が認められた。さらに術後3ヶ月においては，移植組織の大部分への細胞の浸潤が認められた（図3）。浸潤した細胞を免疫染色によって検討したところ，表面層は血管内皮細胞によって覆われ，組織内は平滑筋細胞と線維芽細胞とからなることが確認された。またSEM観察によっても内面が血管内皮細

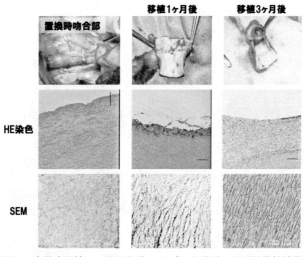

図3　高静水圧法にて脱細胞化したブタ大動脈の同所性移植結果

胞で被覆されていることを確認した。これまでに最長1年間の埋植実験において，狭窄，石灰化についてもほぼ問題なく，脱細胞化組織の高い機能を示すことができている。本例は，同種同系移植であるため，免疫源性などについては不明であるが，高静水圧脱細胞化組織が物理特性および組織再生について，優れた性能を有していることが示された。

(2) 角膜

角膜移植は重篤な角膜疾患において効果的な治療法の1つである。現在，角膜移植術を要する患者は，世界中で1,000万人以上と推定されているが，実際に角膜移植を受けている患者数は年間12万人足らずであり，多くの国で提供眼球不足が大きな問題となっている[5]。このような問題の抜本的解決策として，高分子材料を用いた人工角膜の開発および再生医療技術による角膜再生が検討されている。前者は，従来，ポリメチルメタクリレート（PMMA），ポリヒドロキシエチルメタクリレート（PHEMA），ポリビニルアルコール（PVA）などが試みられているが，生体角膜との物性の相違から接合部での実質融解による人工角膜の脱落が報告されている[6]。一方，角膜再生においては，*in vitro*での角膜上皮・実質・内皮細胞からなる角膜様組織の構築が報告されている[7]。また，上皮細胞シートによる角膜上皮再生が臨床応用されており，細胞工学からのアプローチによる再生医療技術の有用性が示されつつある。しかしながら，これら細胞の足場となる角膜実質部としては，コラーゲンゲルやフィブリンゲルなどが用いられており，生体角膜に比べ脆弱かつ構造も大きく異なる。角膜は，コラーゲン線維が格子状に高次に配列することにより透明性を維持している組織であり，角膜実質部としては高次の組織構造が要求される。ここでは，種々の手法による脱細胞化角膜の作製と移植用角膜としての可能性について紹介する。

大動脈と同様に，ブタ眼より角膜を採取して使用した。採取直後の角膜は透明性を維持していた（図4(A)）。Triton X-100による脱細胞化処理では，未処理の約5倍に膨潤した不透明な角膜が得られた（図4(B)）。HE染色では，膨潤によるコラーゲン線維間隙の拡大および配向の乱れが観察された。また，角膜上皮細胞，角膜実質細胞も残存していた（図4(F)）。SDSによる脱細胞化処理では，Triton X-100に比べて，膨潤は抑制されたが，白濁および角膜の融解によるサイズの縮小が観察された（図4(C)）。HE染色では，コラーゲン線維間隙の拡大と配向の大きな乱れ，角膜実質細胞の残渣が確認された（図4(G)）。10,000気圧の高静水圧処理による角膜の脱細

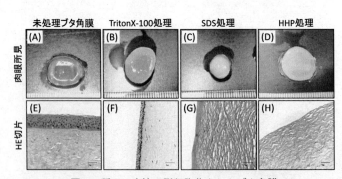

図4　種々の方法で脱細胞化されたブタ角膜

第3章 組織工学の新たな研究

胞化では,白濁した角膜が得られ,若干の膨潤が認められた(図4(D))。また,HE染色では,コラーゲン線維の配向は維持されており(図4(H)),角膜上皮細胞および角膜実質細胞が完全に除去された。

脱細胞化角膜の透明性を透過率測定(600 nm)により評価した(図5(A))。界面活性剤,高静水圧による脱細胞化処理により透過率は著しく低下した。角膜は,内皮細胞のNa^+-K^+ポンプ機能により浸透圧が調節され,透明性を維持している。ポンプ機能回復モデルとしてグリセロールによる浸透圧の調整を行った結果,高静水圧処理により脱細胞化した角膜の場合には透過率は79±3.8%となり,未処理と同程度に回復した。一方,界面活性剤を用いて脱細胞した場合には,Triton X-100:28±3.3%,SDS:13±1.8%であり,回復は認められなかった(図5(B))。

脱細胞化角膜の生体適合性を評価するために,日本白色家兎角膜実質への異種移植を行った。未処理角膜移植群では,移植後1週間経過した頃から血管の浸入が観察され,2週間後では,移植角膜片が混濁し始めた。さらに4週間後には,移植片は完全に混濁し,8週間後,移植片部位に多数の新生血管が観察され,免疫反応の惹起が認められた(図6(B))。8週間後のHE染色所見では,移植片および周囲に好中球やマクロファージなどの炎症系細胞が浸潤し,細胞層を形成していることが確認された(図6(C))。一方,高静水圧にて脱細胞した角膜移植群では,移植後1週間経過した頃から,移植片が透明になり始め,2週間後では,移植片は完全に透明化し,顕微鏡下でのみ確認可能であった。4,8週間後においても,透明性は維持されており,新生血管の誘導は観察されなかった(図6(E))。HE染色所見では,移植片周囲に軽微な炎症が認められたが,炎症細胞の浸潤は観察されなかった(図6(F))。観察を1年まで延長したところ,移植片

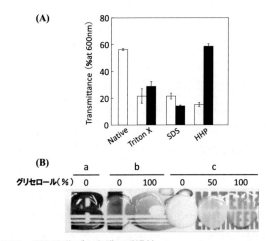

図5 脱細胞化ブタ角膜の透過性
(A) 光透過性
(B) グリセロール添加による透明性回復
  a:採取直後の未処理角膜(Native)
  b:市販角膜保存液に3日間保存した未処理角膜
  c:高静水圧法によって脱細胞化ブタ角膜(HHP)

再生医療製品の許認可と組織工学の新しい試み

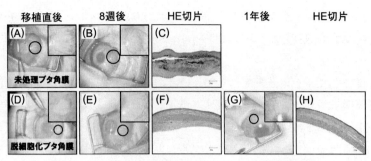

図6　脱細胞化ブタ角膜のウサギ眼内への異種移植実験

は透明化を維持しており，周辺の宿主組織との判別は困難であった（図6(G)）。HE染色所見でも炎症反応は完全に消失しており，宿主細胞の浸潤も観察され，良好な一体化が観察された（図6(H)）。

これらの結果を考察すると，一般的な脱細胞化法である界面活性剤では完全な細胞除去には問題があると考えられる。浸漬時間が短いため脱細胞化が不十分であったと考えられるが，膨潤に伴うコラーゲン線維間隙の拡大や配向の乱れおよび断片化が観察されたことから，さらなる浸漬時間の延長は困難であると考えられる。また，角膜の透明性はⅠ型およびⅤ型コラーゲン線維が高密度に配列し，かつ，角膜内皮細胞のNa^+-K^+ポンプによって含水率が約78%に保持されることによって維持されている[8]。したがって，角膜実質において不可逆的な構造変化が生じた場合，角膜は混濁し透明には戻らない。界面活性剤による脱細胞化角膜をグリセロールにて浸透圧の調節を行ったが，透明性は回復しなかった。これは，グリコサミノグリカン—コラーゲン相互作用の破壊およびタンパク質の変性により，不可逆的な構造変化が生じたため考えられる。以上より，角膜の脱細胞化において界面活性剤法は不適であると考えられる。一方，高静水圧処理法では完全に細胞が除去され，コラーゲン線維配向の大きな乱れは認められなかった。一般には，高圧印加によりタンパク質の変性が生じることが知られているが[9]，高静水圧処理による白濁が生じた。筆者らは，高静水圧処理による角膜の白濁はコラーゲン線維の変性によるものではなく，角膜内皮細胞のポンプ機能破壊による膨潤に起因すると考えた。グリセロールによる浸透圧の調節を行った結果，透明性の回復が認められたことから，変性による不可逆的な構造変化は生じていないことが示された。

このように，高静水圧処理により完全な細胞除去と生体角膜に類似した力学特性と微細構造を有する脱細胞化角膜の開発に成功した。白色家兎への移植試験より，脱細胞化ブタ角膜は血管新生や拒絶反応は認められず，移植後の角膜内皮細胞によるポンプ機能により透明性が回復することが示された。以上より，脱細胞化角膜の移植用角膜組織としての有用性が示唆された。

(3) 小口径血管

人工血管移植は年間60万件以上が実施され，大，中口径（内径6mm以上）においては，合成高分子材料血管による治療が確立されている[10]。しかし，心臓バイパス術などに使用される小口

第3章 組織工学の新たな研究

径人工血管(内径6 mm以下)では,早期血栓形成や血管狭窄などにより安定した移植成績を有する人工血管が得られていない。現在,小口径血管移植術の移植血管グラフトとしての第1選択は自己血管であるが,患者への負担が大きく選択できる血管も限られ,再手術時の代替血管不足などの問題がある。ヒト血管グラフトとして,凍結保存された他家血管移植が実施されているが,自家血管と比較して開存率に劣り,供給量も不足している。ゴアテックス,ダクロンなどの合成高分子材料人工血管の小口径領域使用では血栓形成などの問題があり,移植実施数は少ない。

これらの問題の解決のための組織工学的手法としては,細胞シートを利用した人工血管作製が行われ,生体血管と同程度の力学的特性を有する小口径人工血管が得られているが,作製期間や費用面において改善すべき課題が多い[11]。コラーゲンなどのタンパク質による再構成人工血管は優れた生体適合性を示す一方,力学的強度において問題が残っている[12]。血管(動脈)は,コラーゲン,エラスチン,平滑筋が主な構成要素であり,心臓からの距離により構成比率が異なる組織である。高血圧,血流速度が速い心臓付近の血管はエラスチンが多く含まれ,低血圧,血流が比較的遅い遠位動脈はコラーゲンの構成比率が高くなる[13]。そのため使用する部位により物性が異なり,移植部位に適した人工血管が求められる。ここでは,脱細胞化ブタ大動脈での知見を基盤として,脱細胞化小口径人工血管の作製と移植用血管としての可能性について検討した。

内径1〜4 mm,長さ約10 cmのブタ頸動脈を用いた。TritonX-100/コール酸ナトリウム(SDC)による脱細胞化血管は管腔構造が維持されず,HE,EVG染色ではエラスチン線維の断裂とコラーゲン脱落が観察された(図7(B),(F),(J))。高静水圧法による脱細胞化において,HHP/37℃脱細胞化サンプルでは,コラーゲン脱落とエラスチン線維配向の乱れが認められ,血管の管腔構造維持は見られなかった(図7(C),(G),(K))。HHP/4℃脱細胞化血管は管腔構造を維持し,コラーゲンとエラスチン配向の乱れが最も軽微だった(図7(D),(H),(L))。全ての脱細胞化手法において,細胞核は観察されなかった。

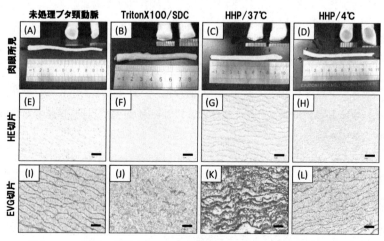

図7 種々の方法で脱細胞化されたブタ頸動脈

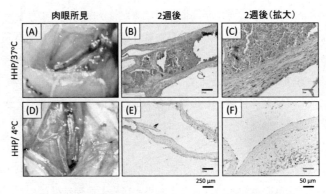

図8　脱細胞化ブタ頸動脈のラット腹部大動脈移植実験

HHP処理後の各洗浄条件における脱細胞化頸動脈の in vivo 評価として，ラット頸動脈を使用した移植実験を行った。ブタ頸動脈高静水圧脱細胞化と同様の手法でラット頸動脈を脱細胞化した。HE染色より，HHP/37℃，HHP/4℃ともに細胞除去が確認された。レシピエントのラットへの頸動脈移植実験において，HHP/37℃脱細胞化血管移植群では，移植3日および1週間の開頸時において，移植血管の拍動が見られ，開存が確認された。HHP/37℃脱細胞化動脈の移植1週間後のHE染色より，グラフト外膜側からレシピエント細胞が浸潤していたが，赤血球の浸潤も同時に見られた。HHP/37℃脱細胞化頸動脈移植後2週間評価では，3例全例で血栓形成により閉塞していた。血栓はグラフト全域に見られ，赤血球を主とした赤色血栓であった（図8(B)，(C)）。一方，HHP/4℃脱細胞化血管群において，移植後2週間評価では3例全例の開存が確認された。移植血管内の吻合部付近で少量の血栓が見られたが，グラフト内にはほとんど血栓形成は認められなかった。HE染色の所見より，移植血管の中膜と外膜への少量の細胞浸潤と単層の内皮化が示された（図8(F)）。

以上の結果より，組織ごとの脱細胞化法の最適化が必要なことが示された。すなわち，界面活性剤法および大動脈用に最適化した高静水圧法のいずれもブタ頸動脈の構成要素であるエラスチンやコラーゲンの断裂や含有量低下を招き，in vivo での閉塞などを招いた。一方，温度条件を4℃に設定した高静水圧法では，十分な細胞除去がなされつつ細胞外マトリクスの損傷抑制が可能であった。高静水圧印加によるタンパク変性が報告されているが[14]，動脈の主たる構成物のコラーゲンとエラスチンは4℃条件にすることで構造維持されることが示された。結果として，構造変化を最小にすることが可能であり，生体血管に近い構造，力学的特性を有した脱細胞化血管を得ることが可能であった。

7.3　おわりに

現在，筆者らの研究室では，上記の血管[15,16]，角膜[17,18]に加えて，羊膜[19]，真皮，骨，骨髄[20]，軟骨，気管，肝臓，など種々の組織の脱細胞化を行い，再生医療および組織再構築研究の基盤材料としての応用を研究している。脱細胞化生体組織は，米国で産業として成功を収めつつあり，

第3章 組織工学の新たな研究

ここ2～3年で急速に成長している。近い将来，日本へ進出してくる可能性は高い。本技術により，日本発の再生医療用生体組織材料を臨床現場に届けることができるよう，日々努力を続けている。医療現場からの叱咤激励をお願いしたい。

謝　辞

　本節の研究は，藤里俊哉（現大阪工業大学，元国立循環器病研究センター（国循）），小林尚俊（物質・材料研究機構），中谷武嗣（国循），北村惣一郎（国循）および佐々木秀次，望月学（ともに本学眼科）の各先生方との共同研究にて行われました。ここに感謝します。また，研究の一部は，厚生労働科学研究費，ヒューマンサイエンス総合研究，および日本学術振興会科学研究費補助金の補助を受けて行われました。

文　献

1) S. A. Korossis, J. Fisher, E. Ingham, *Biomed Mater Eng*, **10**(2), 83 (2000)
2) P. M. Capro, T. W. Gilbert, S. F. Badylak, *Biomaterials*, **32**(12), 3233 (2011)
3) T. Fujisato, K. Minatoya, S. Yamazaki, *et al.*, in: H. Mori, H. Matsuda, editors, Cardiovascular regeneration therapies using tissue engineering approaches, Tokyo, Springer, p. 83 (2005)
4) T. Fujisato, K. Niwaya, K. Minatoya, A. Kishida, T. Nakatani, S. Kitamura, High pressure Bioscience and Biotechnology, Proc, 4th Intern, *Conf. High Press. Biosci. Biotech.*, **1**, 161 (2007)
5) World Health Organization. Report of Consultation Meeting on Transplantation with National Health Authorities in the Western Pacific Region, p. 1 (2005)
6) Japan Eye Bank Association. Annual number of registrants, donors, transplants and patients awaiting transplants [in Japanese], *Eye Bank J*, **9**(3), 137 (2005)
7) Y. Minami, H. Sugihara, S. Oono, *Invest Ophthalmol Vis Sci.*, **34**, 2316 (1993)
8) J. E. Scott, T. R. Bosworth, *J. Biochem*, **270**, 491 (1990)
9) D. M. Maurice, *J Physiol*, **136**, 263 (1957)
10) R. S. Bennion, R. A. Williams, B. E. Stabile, *et al.*, *SurE. Gynecol Obstet*, **160**, 239 (1985)
11) N. L'Heureux, S. Paquet, R. Labbe, *FASEB J*, **12**, 47 (1998)
12) C. B. Weinberg, E. Bell, *Science*, **231**, 397 (1986)
13) G. M. Fischer, J. G. Llaurado, *Circ Res*, **19**, 394 (1966)
14) C. Balny, P. Masson, K. Heremans, *Biochim Biophys Acta*, **1595**, 3 (2002)
15) S. Funamoto, K. Nam, T. Kimura, *et al.*, *Biomaterials*, **31**, 3590 (2010)
16) J. Negishi, S. Funamoto, T. Kimura, K. Nam, T. Higami, A. Kishida, *J Artif Organs*, **14**(3), 223 (2011)
17) S. Sasaki, S. Funamoto, Y. Hashimoto, T. Kimura, T. Honda, S. Hattori, H. Kobayashi, A. Kishida, M. Mochizuk, *Mol Vis*, **15**, 2022 (2009)
18) H. Hashimoto, S. Funamoto, S. Sasaki, *et al.*, *Biomaterials*, **31**, 3941 (2010)

19) T. Yoshida, M. Komaki, H. Hattori, J. Negishi, A. Kishida, I. Morita, M. Abe, *Arteriosclerosis Thrombosis Vasc Biol*, **30**(7), 1300 (2010)
20) Y. Hashimoto, S. Funamoto, T. Kimura, K. Nam, T. Fujisato, A. Kishida, *Biomaterials*, **32**(29), 7060 (2011)

8 器官原基の再生からアプローチした器官再生

辻 孝*

8.1 はじめに

　再生医学は，生物学的な発生・再生研究や幹細胞生物学，組織工学の融合により新しい学問的体系として確立されると共に，この学問を応用し，21世紀の新たな医療システムとして再生医療システムの開発が期待されている[1,2]。現在の再生医療では，組織や器官の修復のために組織幹細胞を移入する「幹細胞移入療法」や，体内の組織幹・前駆細胞の増殖や分化を誘導する「サイトカイン療法」の臨床応用化が進められている。また細胞を担体に播種したり，シート状に加工することにより組織を再生し，組織を修復する再生医療も臨床応用化の段階に移行しつつある[3~5]（図1）。

　一方，再生医療の大きな目標は，疾患や傷害，加齢により機能不全に陥った臓器や器官を，再生した臓器・器官で置き換える「臓器置換再生医療」である[6,7]。臓器機能不全に対する現在の治療方法は外科的な移植治療であり，臓器提供希望者に対する臓器提供数は絶対的に不足しており，その改善が大いに期待されている[8,9]。その改善に向けて，すでに数十年の長きにわたって人工臓器の研究が進められており，生体の物理的な機能を代替した人工透析システム（分子ふるいによる限外ろ過）や補助心臓（ポンプ機能）は実用化されており，臓器機能の代替治療に大きな貢献をしている[10~12]。しかしながら，臓器機能は細胞の生理機能発現によるため，細胞とその足場となる担体を組み合わせたハイブリッド型人工臓器の開発も試みられてきたものの[10,11]，細胞機能の維持や細胞寿命に対応した仕組み，三次元化による高効率な生体システムに到達できないなど，いまだ実用化段階には至っていない。幹細胞を用いた再生医療による技術開発が，これまでの組織工学と融合することによって，革新的な臓器置換再生医療につながることが期待されており[1,2,7]，2000年代初めの文部科学省の科学技術政策研究所による未来技術予測でも「2019

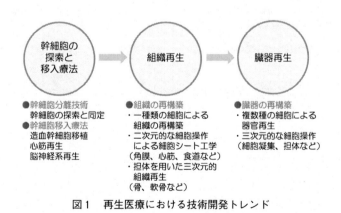

図1　再生医療における技術開発トレンド

---

* Takashi Tsuji　東京理科大学　総合研究機構，大学院基礎工学研究科　生物工学専攻　教授；㈱オーガンテクノロジーズ

年には患者さんに由来する幹細胞で再生した臓器を移植できるようになる」と発表し，社会的にも大きな話題になった。

最近になって，胎児期に誘導される臓器・器官のもととなる器官原基を再生することにより，生物学的な発生プログラムを再現することにより器官そのものを再生する治療コンセプトが歯や毛髪の機能的な再生により示され，臓器・器官再生のさきがけとして期待されている[13~15]。本節では，私たちが進めている歯や毛髪の再生をモデルに，器官原基からアプローチした器官再生の進展と今後の課題について解説する。

8.2 器官の発生

器官は，複数の細胞種からなる機能的な単位であり，その組織構造は器官固有の機能発現を高効率に果たすに適した三次元構造を有している[16]。この複雑な器官構造は，胎児期の器官誘導に始まる器官発生によって形成されることが知られており，人為的にこれらの細胞配置を再現することはいまだ果たされていない。ほとんどすべての器官は，胎児期の未分化な上皮細胞と間葉細胞の相互作用によって誘導される器官原基から発生する[17]。外胚葉性器官である歯や毛包は，歯や毛の発生予定域の上皮細胞が肥厚することで始まる（図2）。歯の器官原基である「歯胚」は，肥厚した上皮細胞が間葉細胞側に陥入して間葉細胞を密集させ（蕾状期），その後，上皮細胞が間葉細胞を包み込むようになり（帽状期），その発生が進行する（図2上段）。胎齢15日目には上皮細胞からエナメル芽細胞が，間葉細胞は象牙芽細胞へと分化してエナメル質と象牙質が分泌されるようになり，硬組織形成が始まる（鐘状後期）。また，歯胚間葉細胞からは歯髄細胞に加えて，セメント芽細胞や，歯根膜細胞，歯槽骨へと分化し，歯周組織を形成する。その後，歯は垂直方向に伸長して歯根を形成すると共に，口腔内に萌出して対合歯と咬合して完成する[18]。歯の

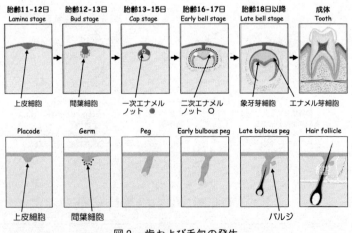

図2　歯および毛包の発生

歯（上段）およびひげ毛包（下段）の発生は，胎仔期の上皮・間葉相互作用により発生する。

第3章 組織工学の新たな研究

個数や歯の生えかわりの回数は、胎児期に誘導される歯胚の数によって決定される。一方、毛包では、表皮基底細胞が間葉細胞側に陥入し、密集した間葉細胞の集塊である真皮細胞集塊を形成する（毛芽期：図2下段）。その後、毛芽は次第に間葉組織側へ伸長しつつ真皮細胞集塊を包み込むようになり（毛杭期）、毛包発生が進行する。この発生の開始時期は、頬髭では胎齢12日、体毛では胎齢14〜18日であり、毛種により異なることが知られている。真皮細胞集塊を包み込んだ毛杭上皮下端部は毛母の原基を形成し、毛杭側面の上皮が隆起してバルジ領域と皮脂腺の原基となる（毛杭期後期）。また真皮細胞集塊は毛乳頭を形成して毛母の分化を誘導して内毛根鞘と毛幹を形成する。一方、バルジ領域は、上皮幹細胞ニッチを形成すると共に、神経線維の誘引・接続と立毛筋の分化・接続を誘導して毛包は構造的かつ機能的に完成する。毛包は毛種ごとに運命づけられた周期的な成長と退行を毛包の可変部で繰り返すヘアサイクルにより維持される。毛包の位置（分布）は、胎児期に誘導された毛芽の位置により決定され、ヘアサイクルの過程においても毛包には不変部があるため、その位置は保持される[19〜21]。

8.3 器官原基からアプローチする器官再生の戦略

　これらの器官発生から、器官を再生するために、胎児期に誘導される未分化な上皮細胞と間葉細胞から器官原基を再生し、その再生器官原基を生体へ移植して発生させる戦略が、歯や毛包の再生医研究において提案された。歯胚を再生する試みはすでに30年以上にわたり試みられてきた[22,23]。歯や毛包は体表面に近く、アクセスしやすく器官サイズが小さいこと、その器官喪失が直ちに死に直結しないことなどから、再生器官原基移植による器官再生のフィージビリティスタディに適していると考えられている[24]。さらに毛包は、歯を含めて他の器官原基が胎児期にのみ誘導されるのに対して、一定期間ごとに毛包をつくりなおすヘアサイクルを有しており、成体になっても毛包を再生可能な上皮性幹細胞と間葉性幹細胞を有していることが知られている[25,26]。そこで私たちは、歯と毛包を器官再生のモデルとして研究を始め、その成果を幅広い臓器・器官へ応用することを目指している。

　再生器官原基からの器官再生を実現するための研究戦略としては、まず器官原基を人為的に再生するために、単一化された上皮性、並びに間葉性の幹細胞を三次元的に細胞操作する技術開発が必要である[13]（図3）。さらに、この再生器官原基を成体の器官喪失部位へ同所的に移植して、生着し、機能するかどうかを実証することにより、再生器官原基移植による器官再生のコンセプトが示されると考えられてきた[13,14]。一方、器官原基移植による治療では成熟器官への発育、機能化には時間がかかることが予想される。ヒトの永久歯の場合、5年程度に及ぶ長い期間が必要である。肝臓などの臓器が機能不全に陥った場合の治療には、移植後即時機能化が求められることから、再生した器官原基から成長、成熟させた再生器官を移植することが必要であると考えられている[15]。私たちは、そのモデルとして、再生歯胚から発生させて完成した再生歯を移植して、インプラントや自家歯の移植のように即時利用する治療の実現可能性の実証も目指した。

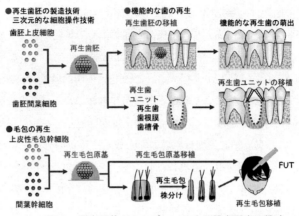

図3 器官原基からアプローチする器官再生の戦略

器官のもととなる器官原基を再生し，再生器官原基，あるいはそれを育成した再生器官を喪失部位へ移植することにより，器官再生を目指す。その研究戦略の実現可能性をはかるには，歯（上段）や毛包（下段）の再生研究が適していると考えられている。

8.4 器官原基再生のための三次元的な細胞操作技術の開発

細胞の培養技術としては，浮遊培養や平面的な付着培養は確立しているものの，細胞を三次元的に適正配置をとらせる細胞操作や，その細胞に栄養供給する培養技術の開発は十分に進んでいない。器官原基の再生には，それぞれの器官原基を構成する上皮性幹細胞と間葉性幹細胞を用いて，上皮・間葉相互作用可能な器官原基を再構成する三次元的な細胞操作技術が必要である[6,13]。

8.4.1 生分解性担体を用いた器官原基の再構築

これまでの組織工学研究から，天然材料並びに人工ポリマーで作製した生分解性の担体を用いる方法は，形態を制御した担体に適切な細胞配置を有した三次元的組織を形成する技術として有効性が示されており，骨や軟骨の再生治療への応用が期待されている[6,27]。これまでに歯の再生研究において，歯の形に成型した人工材料にブタ第三大臼歯，またはラット蕾状期歯胚の上皮細胞と間葉細胞を播種することによって，小さな歯組織を形成できることが報告されている[28,29]。担体による組織工学は，再生歯の形や大きさの制御に応用可能な技術として期待されているものの，歯の再生ではその発生頻度が低く，天然歯と同等の組織構造を有する再生歯を形成させることが困難であることから，さらなる技術開発が必要であると考えられている[6,21]。

8.4.2 細胞凝集法による器官原基の再生

生体内で細胞は高細胞密度で互いに接着して存在している。細胞凝集法は，細胞を凝集させて塊をつくり，生体内と同じような環境で，器官形成における細胞間相互作用を再現しようとする再生医工学的手法の1つである。器官原基の再生においては歯や毛包の再生で試みられ，上皮性，並びに間葉性の幹細胞を混合して細胞凝集させると，その内部で細胞が互いに分離して凝集してランダムに器官原基が再生され，正常な組織構造を有する歯や毛包が形成されることが報告されている[30,31]。歯胚再生では，さらに進んで遠心分離により沈殿させた上皮性幹細胞と間葉性

第3章 組織工学の新たな研究

幹細胞を貼り合わせた再生歯胚から完全な歯の形成が可能であることも報告されているものの,サイズが小さく,安定した技術に高めることが必要であると考えられてきた。私たちは,高頻度に安定して器官原基を再生する新しい技術として,高細胞密度の上皮性幹細胞と間葉性幹細胞を三次元的な細胞操作技術により区画化して再配置する「器官原基法」を開発した[13,32]（図4(A)）。この方法により再生された歯や毛包の器官原基は,正常な組織構造を有する歯や毛包を高頻度に再生することが可能であり,幅広い器官再生の研究に道を拓いた（図4(B), (C)）。

8.5 成体内における機能的な器官再生

器官再生治療としては,歯や毛包などは再生器官原基を器官喪失部位に移植をして成長させ,機能させる方法が適用可能である（図3）。さらに器官成長にかかる時間の短縮や,機能不全に陥った肝臓などの臓器の置換に適用するには移植後即時機能化が必要であることから,再生器官から成長,成熟させた器官を再生し,目的の部位に移植,生着させる方法が必要である（図3）。

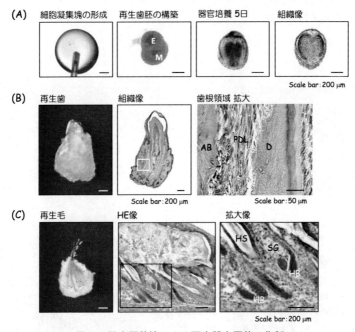

図4 器官原基法による再生器官原基の作製

(A) 器官原基法による再生歯胚の作製方法（左,左中図）,並びに再生歯胚の器官培養像および組織像（右中,右図）。E：上皮細胞,M：間葉細胞
(B) 再生歯胚を腎皮膜下に移植して発生した再生歯の実体像（左）,並びに組織像（右図は囲みの拡大像）。D：象牙質,AB：歯槽骨,PDL：歯根膜
(C) 器官原基法により再生した毛包原基から発生した再生毛。器官原基法により再生した毛包原基から発生した再生毛の実体像（左）,並びに組織像（中央,右図は中央囲みの拡大像）。S：毛幹,SG：皮脂腺,SB：毛球部

8.5.1 機能的な歯の再生

咀嚼や発音,審美性といった口腔機能は,歯や咀嚼筋,顎関節が中枢神経系の制御下において協調して機能することにより成立している[33]。歯の再生治療を実現させるためには,再生した歯が組織学的に正常であることだけでなく,顎顔面領域における咬合機能や機械的外力に応答する歯根膜機能,侵害刺激の伝達が可能な中枢と連結した神経機能を有する,機能的に完全な歯を再生することが望まれている[14]。

(1) 再生歯の萌出と咬合

再生歯胚移植による歯の再生には,成体顎骨内で発生して萌出して対合歯と咬合する必要がある。私たちは,再生歯胚による歯の再生を解析するため,マウス第一臼歯を抜歯し,3週間かけて抜歯窩を治癒させた後,移植窩を形成して再生歯胚を移植した[14]。移植後37日目には,約80%の頻度で再生歯が萌出し,49日目には対合歯との咬合面に到達して成長が停止し(図5(A)),咬頭(歯の咬合面の突起)が対合歯の小窩と咬み合って,天然歯と同様に咬頭嵌合を確立した(図5(B))。萌出した再生歯は,エナメル質や象牙質,歯髄,歯根膜,歯槽骨の組織が天然歯と同等であると共に,エナメル質も象牙質も天然歯と同等のヌープ硬度を有していた。このことから,再生歯胚を移植することによって成体口腔内に再生歯が萌出し,天然歯と同等の咀嚼機能を回復

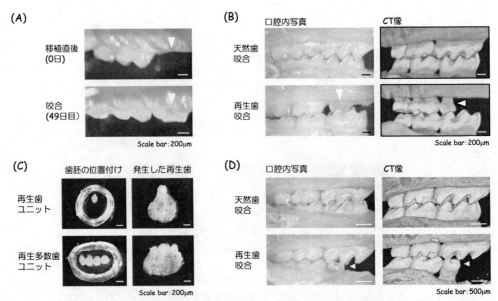

図5 再生歯胚並びに再生歯ユニットの口腔内への移植

(A) 再生歯胚移植後の再生歯の萌出(矢頭:再生歯)。
(B) 天然歯(上段)および再生歯胚移植(下段,矢頭:再生歯)における咬合状態の口腔内写真(左)とマイクロCT像(右)。
(C) 再生歯胚のデバイスへの位置付け(左),並びに腎皮膜下移植後に発生した再生歯ユニットおよび多数歯ユニット(右)。
(D) 天然歯(上段)および再生歯ユニット移植(下段,矢頭:再生歯)における咬合状態の口腔内写真(左)とマイクロCT像(右)。

第3章　組織工学の新たな研究

させる可能性が示された[14]。

　一方，歯は，歯と歯根膜，歯槽骨を含めて1つの機能的な歯のユニットとしてみなすことができる。私たちは，この「再生歯ユニット」を移植，生着させて即時機能させる器官再生技術の開発のため，再生歯ユニットの製造方法の開発に取り組んできた[15]。現在のところ，器官原基を生体外で発生，成熟させる培養技術は存在しないことから，この概念を実証するため，マウスの腎臓皮膜下で異所的に発生させるモデルを利用した。再生歯ユニットの長さを制御するため，再生歯胚を形態制御デバイスの中に挿入した後に腎臓皮膜下に移植をすると，30日後には再生歯と歯根膜，歯槽骨を伴った再生歯ユニットをつくりだすことが可能であった（図5(C)）。さらには，このデバイスの中に複数個の再生歯胚を入れて移植することにより，複数の再生歯が1つの歯槽骨に包まれた多数再生歯ユニットをつくりだすことを可能とした[15]（図5(C)）。再生歯ユニットを，成体マウスの歯の喪失部位へ対合歯と咬合させて移植すると，移植40日目には約80％の頻度で生着した（図5(D)）。生着した再生歯と天然歯の間の歯槽骨を組織学的に解析すると，両者は歯根膜を介して一塊の骨組織として観察されることから，再生歯には骨リモデリングが可能な機能的な歯根膜が維持されていることが示された[15]。さらに再生歯ユニットは，歯槽骨を有して骨欠損部位に移植できることから，歯のみならず歯槽骨を含めた包括的な再生が可能であった。これらのことから，再生歯ユニットを移植して歯と歯周組織を包括的に再生する歯科再生治療の実現可能性が示された[15]。

(2) 再生歯による歯の機能的な再生

　歯の再生には，顎顔面領域における咬合機能のみならず，機械的外力に応答する歯根膜機能や侵害刺激の伝達が可能な中枢と連結した神経機能の回復が重要な課題である。歯根膜は，機械的外力に対する緩衝能に加えて，機械的外力に応答した歯槽骨のリモデリング能を有することから，歯科矯正治療における歯の移動に重要な役割を果たしている[34]。再生歯胚移植や再生歯ユニット移植によって萌出，あるいは生着した再生歯に，実験的矯正による機械的外力を加えたところ，骨のリモデリングに関わる骨芽細胞と破骨細胞の局在を介して矯正17日目には再生歯が天然歯と同様に移動した[14,15]。これらのことから，再生歯は歯根膜を介した歯の生理的機能を再生することが示された。

　末梢神経系は，胎児期の器官形成期に神経誘引により器官と中枢神経が連結することにより確立され，器官機能発現の制御や侵害刺激の感覚を中枢へ

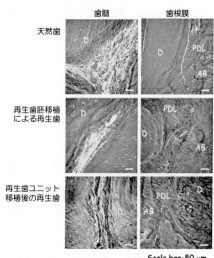

図6　再生歯の神経再生

　天然歯，再生歯胚移植により発生した再生歯，並びに再生歯ユニットを口腔内へ移植後の再生歯の歯髄と歯根膜の神経線維の分布を，抗ニューロフィラメントH抗体により免疫組織学的に解析した。糸状，あるいは点状に見えるものが神経線維。D：象牙質，P：歯髄，AB：歯槽骨，PDL：歯根膜

173

と伝達するために重要な役割を果たしている。歯には知覚性の三叉神経が侵入しており，歯の正常な機能発現と保護に重要であることから，歯の再生治療において知覚性の神経機能を回復させることが可能であるかを解析した。再生歯胚移植，並びに再生歯ユニット移植において口腔内で萌出，生着した再生歯の歯髄と歯根膜には，交感神経や知覚神経などの神経線維が侵入しており，露髄や矯正に伴う侵害刺激を中枢神経系に伝達した[14,15]（図6）。これらの結果から，再生歯による歯の再生治療は，咀嚼や機械的外力に対する応答能だけではなく，外部侵害刺激を中枢に伝達するという歯の機能も再生できる可能性が示された。

8.5.2 機能的な毛包の再生

毛髪は，生体における紫外線の遮断やカモフラージュ，保温などの機能発現に関与し，成体の恒常性維持に貢献している[35]。ヒトの場合には，男性型脱毛症や先天性の毛包形成不全など，毛髪（毛包）再生が期待されている。毛包の再生には，毛の喪失部位に適した毛幹を，適正な密度で形成できるよう再生すると共に，その再生毛包は毛周期を有して永続的に毛包を再形成することが必要である。さらに再生毛包は，色素細胞による毛色形成に加え，立毛筋および神経線維が接続することにより立毛応答や感覚器として機能を回復するような，機能的な毛包再生が期待される[36]。

(1) 再生毛の発毛と密度の回復

マウス胎児皮膚細胞より再生毛包原基を器官原基法で再生し，生体内で異所的に発生させると，正常な組織構造を有した毛包が再生することを示した（図4）。再生毛包原基移植による毛髪再生医療の実現可能性を解析するため，マウス胎児の背部皮膚より上皮細胞と間葉細胞を取得して器官原器法により再生毛包原基を作製し，ヌードマウス背部に皮内移植を行った。移植後2週間で，94％の頻度で天然と同じ組織構造を有する体毛が再生し，移植密度を制御することによりヒト頭髪と同等の密度で毛を再生することが可能であった。これらのことから，器官原基法により再生した毛包原基は，皮膚内において組織学的に正常な毛包を再生して体表面より体毛を成長させるのみならず，脱毛症治療に応用可能な毛髪密度を達成可能であることが示された。

(2) 再生毛包原基移植による毛包機能の再生

毛包は器官発生期に幹細胞ニッチを形成し，個体の生涯に渡って幹細胞を維持することにより，周期的に器官を再生する唯一の器官であると知られている[37]。毛包再生医療の実用化において，成体由来細胞より再生した毛包が同所的に発毛し，幹細胞ニッチを再現することで永続的に毛周期などの機能を維持することが期待されている。成体マウス頬髭毛包より取得した上皮幹細胞領域（バルジ）細胞と培養毛乳頭細胞より作製した頬髭毛包原基をヌードマウス背部皮膚内に移植すると，移植後3週間で約70％の頻度で再生頬髭が発毛した（図7(A)）。この再生頬髭の毛周期について，毛包を個別に識別して長期観察すると，天然頬髭と同等な周期的な成長期間と退行・脱毛期間を繰り返し，永続的な毛周期を再現することが可能であった（図7(B)）。

また毛包は立毛筋および神経線維が接続することにより立毛応答や感覚器として機能することが知られている[36]。毛包発生において，毛包バルジ領域の上皮幹細胞が与えるニッチにより立毛

第3章 組織工学の新たな研究

筋接続位置が規定され，毛包上皮幹細胞の一部ニッチは感覚神経により与えられると考えられている。再生毛包原基を皮膚内に移植すると，再生体毛のバルジ領域には平滑筋からなる立毛筋が接続し，そのバルジ領域外毛根鞘および立毛筋に神経線維が接続した。再生毛包移植部位にアセチルコリンを投与すると，再生毛の立毛が観察されたことから，再生毛包移植による再生技術は，立毛筋および神経などの周辺組織との接続を伴う正常な毛包が再生可能であり，毛包の機能的な再生が可能であることが示された。

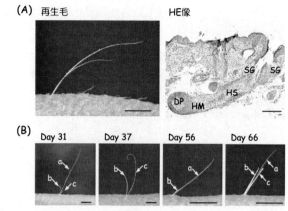

図7 再生毛包原基の皮膚内移植による毛髪の再生
(A) 成体頬髭バルジ上皮細胞と初代培養毛乳頭細胞より作製した再生毛包原基より再生した髭（右図はマクロ，左図は HE 組織像）。SG：皮脂腺，HS：毛幹，HM：毛母，DP：毛乳頭。
(B) 再生髭の毛周期追跡。3本の再生頬髭の毛包（a，b，c）を個別に識別して毛周期を解析した結果，天然頬髭と同等の周期的な成長が認められた。

8.6 今後の課題と展望

器官原基再生のコンセプトが提唱されてから，30年あまりにわたり進められてきた歯の再生治療の技術開発は，この数年間に大きな進展を見せ，再生歯胚の移植のみならず，再生器官としての再生歯ユニット移植による歯周組織を含めた包括的な再生治療法のコンセプトが実証された[13~15]。さらにこれらの技術は毛包再生においても応用可能であることから，器官原基再生からアプローチする器官再生コンセプトは，器官再生戦略において1つの戦略になりうると考えられる。現在，私たちは，アンチエイジングによるドライマウスに対する唾液腺再生や，情報化社会におけるドライアイに向けた涙腺再生など，器官種を広げて研究開発を進めている。

器官原基を再生するためには，器官を誘導できる上皮性，並びに間葉性幹細胞が必要である。器官誘導は胎児期に起り，その後，組織の修復のために組織幹細胞は一定の頻度で残されるものの，ほとんどの器官では器官誘導能のある幹細胞は知られていない。そのため器官原基再生から器官を再生するための，大きな課題は再生のための細胞シーズである[1~3]。免疫学的な拒絶反応を回避するには，患者本人に由来する細胞を用いて器官を再生することが必要であり，器官誘導能のある幹細胞シーズの探索研究を進めていくことが必要である。また幅広い組織から，多能性の iPS 細胞が樹立されており，歯胚をはじめとする器官原基を直接的に誘導する研究開発も期待される[38,39]。

また器官原基から再生器官を発生させるためには，歯の再生においてもヒトの場合には数年の期間が必要であるため，再生歯ユニットのような完成させた再生器官を移植する治療技術の開発が期待される。現在のところ，生体外で三次元的な組織や器官を培養する技術開発は十分ではなく，三次元的な培養システムの開発も器官再生には必要な技術開発である。また再生器官原基を

生体外で培養して，完成した再生器官を製造する期間も課題であり，歯の場合には数年間に及ぶ発生期間を数カ月程度に短縮して製造する技術開発も期待される。臓器置換再生治療の実現には，幅広い基盤技術開発が必要であり，これらの研究開発が進むことにより，その実現は可能になると考えられる。歯や毛包などの外胚葉性器官は，臓器置換再生医療の最先端のフィージビリティスタディモデルとして臨床応用化を進めると共に，幅広い臓器・器官再生研究に応用されることが期待される[6,14,15]。

文　　献

1) Y. Miyahara et al., *Nat. Med.*, **12**, 459 (2006)
2) H. Sekine et al., *Circulation*, **114**, 187 (2006)
3) FR. Appelbaum et al., *Nature*, **411**, 385 (2001)
4) JH. Kim et al., *Nature*, **418**, 50 (2002)
5) K. Ohashi et al., *Nat. Med.*, **13**, 880 (2007)
6) E. Ikeda et al., *Expert Opin. Biol. Ther.*, **8**, 735 (2008)
7) B. Purnell, *Science*, **322**, 1489 (2008)
8) RI. Lechler et al., *Nat. Med.*, **11**, 605 (2005)
9) RS. Langer et al., *Sci. Am.*, **280**, 86 (1999)
10) JG. Copeland et al., *N. Engl. J. Med.*, **351**, 859 (2004)
11) AV. Wolf, *Science*, **115**, 193 (1952)
12) A. Soto-Gutiérrez et al., *Nat. Biotechnol.*, **24**, 1412 (2006)
13) K. Nakao et al., *Nat. Methods.*, **4**, 227 (2007)
14) E. Ikeda et al., *Proc. Natl. Acad. Sci. USA*, **106**, 13475 (2009)
15) M. Oshima et al., *PLoS ONE*, **6(7)**, e21531 (2011)
16) J. Pispa et al., *Dev. Biol.*, **262**, 195 (2003)
17) O. Michos, *Curr. Opin. Genet. Dev.*, **19**, 484 (2009)
18) JK. Avery et al., "Oral development and histology", Thieme Press, p. 153 (2002)
19) MH. Hardy. *Trends Genet*, **8**, 55 (1992)
20) JC. Kellner et al., *Cell Stem Cells*, **4**, 569 (2009)
21) EM. Peters et al., *J. Comp. Neurol.* **17**, 28 (2002)
22) AH. Yen et al., *Cell Tissue Res.*, **331**, 359 (2008)
23) SE. Duailibi et al., *Periodontol*, **2000 (41)**, 177 (2006)
24) PT. Sharp et al., *Sci. Am.*, **293**, 34 (2005)
25) SK. Stenn et al., *Physiol. Rev.*, **81**, 449 (2001)
26) H. Oshima et al., *Cell*, **104**, 233 (2001)
27) A. Atala, *Expert Opin. Biol. Ther.*, **5**, 879 (2005)
28) CS. Young et al., *J. Dent. Res.* **81**, 695 (2002)

29) S. Iwatsuki *et al.*, *Eur. J. Oral. Sci.*, **114**, 310 (2006)
30) B. Hu *et al.*, *Tissue Eng.*, **12**, 2069 (2006)
31) WC. Weinberg, W. C. *et al.*, *J. Invest. Dermatol.*, **100**, 229 (1993)
32) K. Ishida *et al.*, *Biochem. Biophys. Res. Commun.*, **405**, 455 (2011)
33) PE. Dawson, "Functional occlusion : from TMJ to smile design", Mosby Press, p. 18 (2006)
34) GE. Wise *et al.*, *J. Dent. Res.*, **87**, 414 (2008)
35) CM. Chuong. "Molecular basis of epithelial appendage morphogenesis", R. G. Landes Company, p. 10 (1998)
36) H. Uno *et al.*, *J. Invest. Dermatol.*, **78**, 210 (1982)
37) CM. Chuong *et al.*, *Cell Stem Cell*, **4**, 100 (2009)
38) AH. Yen AH *et al.*, *Cell Tissue Res.*, **331**, 359 (2008)
39) K. Takahashi *et al.*, *Cell*, **126(4)**, 663 (2006)

9　iPS 細胞を用いた移植医療実現へ向けた戦略

青井貴之*

9.1　はじめに

人工多能性幹（induced Pluripotent Stem : iPS）細胞は，体細胞にいくつかの因子を導入することで得られる多能性幹細胞である。既知の因子により体細胞を初期化することができると言う，基礎生物学における重大なインパクトを持つとともに，その種々の応用により研究・開発・医療に新たな方法をもたらし得るものとして大きく注目されている。本節では，iPS 細胞の特徴と，それに関する科学・技術的現状を概説し，それを踏まえて，iPS 細胞を用いた移植医療実現へ向けた戦略について紹介する。

9.2　iPS 細胞とはいかなる細胞か

iPS 細胞は，体細胞に既知の因子を導入して得られる細胞株である[1]。この生物学的特性については，現在も研究が展開しているところであるが，応用の観点からは，iPS 細胞の特徴は以下の3つに集約されると言える（図1）。

(1)　分化多能性

iPS 細胞は，体を構成する様々な種類の細胞へと分化する能力を有する。マウス iPS 細胞では，初期胚への移植によって iPS 細胞のみに由来する個体が発生することから，体を構成する全ての細胞（ただし，胎盤は除く）へと分化することが証明されている。ヒト iPS 細胞ではクローン規制法によって同様の実験は禁じられているが，少なくとも3胚葉系の細胞への分化能力を有していることは他の実験から明らかにされている他，いくつかの細胞種への *in vitro* での分化の成功もすでに報告されている。これらのことから，分化誘導技術さえ進歩すれば，あらゆる細胞がヒト iPS 細胞からも誘導し得るものと考えられて種々の開発が行われている。

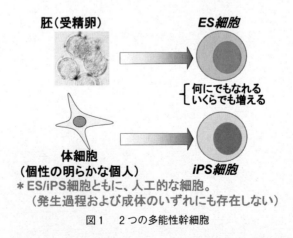

図1　2つの多能性幹細胞

＊　Takashi Aoi　京都大学　iPS 細胞研究所　規制科学部門　教授

第3章　組織工学の新たな研究

(2) 無限の自己複製能

「幹細胞」と「前駆細胞」を区別する最も重要な性質である。細胞分裂の結果，上述の分化多能性など，自己と同じ性質を有する細胞を生み出す能力を言う。前駆細胞の場合にはこのような性質はない。体性幹細胞の場合は，自己複製能は有限であると考えられている。また，最も古くから臨床で用いられている造血幹細胞を in vitro で増幅する研究は長年行われているが，いまだ成功していない。In vitro で無限の自己複製能を有する（＝培養皿の中でいくらでも増やすことができる）のは，iPS 細胞と ES 細胞のみである。

(3) 個性の判明した個人から樹立できる

上述(1)(2)については，iPS 細胞と ES 細胞で共通であるが，iPS 細胞は個性の判明した個人の体細胞から樹立できるとのに対し，ES 細胞は受精卵から樹立するため，この卵がどのような個性を持った個体へと発生し得るのかは不明な状態からの樹立となる。この場合の個性とは，遺伝性疾患の有無をはじめとする種々の遺伝的素因，あるいは，移植免疫に関与する HLA 型などが含まれる。

(1)〜(3)の3つが iPS 細胞が創薬や病態研究，そして本節の主題である移植医療への応用が期待される根拠であると同時に，その実現に向けた戦略構築における本質的基盤となる（図2）。

これらに加え，特性評価や品質管理などの面から極めて重要なことがある。それは，iPS 細胞は ES 細胞とともに，人工的に作製された細胞株であって，受精にはじまる通常の個体発生の過程および成体のいずれの時期においても存在していない細胞であると言うことである。ときおり，ES 細胞は"自然な細胞"であるのに対して iPS 細胞は"不自然な"あるいは"人工的な"ものである，と言われることがある。因子導入を要するか否かと言う点から見ればこれは正しいとも言えるが，しかし，ES 細胞が胚盤包の内部細胞塊に由来するものの，内部細胞塊を形成している細胞と樹立された ES 細胞株では，性質が異なるものである（例えば，胚に存在する内部細胞塊は無限に自己複製することはない）と言うことに留意すべきである。このことは，絶対的な正常対照（群）が存在しないことを意味し，適切な評価項目や規格値設定が困難であることに

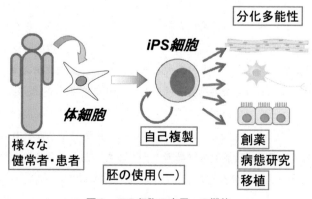

図2　iPS 細胞の応用への期待

繋がる。例えば，iPS細胞などを分化させ肝細胞を作製する場合には，作製された肝細胞様細胞を評価する際の正常対照は，通常の発生過程を経た生体に存在する肝細胞とすべきことは明らかであるが，iPS細胞にはこのようなものがないのである。

9.3 iPS細胞に関する技術的現状

9.2で述べたのがiPS細胞に関する本質的特徴であったのに対し，ここでは技術的側面から現時点での状況を述べる。一般に，技術的発展の見込みはその達成時期まで含めると不確かなものにならざるを得ないので，現実的な応用展開のための戦略構築は，現在の技術に沿って具体的に行うべきであり，その中で新たな技術革新が生まれればそれを取り込んでいく，と言う方策が妥当であると筆者は考えている。

(1) 様々な方法で樹立できる

iPS細胞は当初，線維芽細胞培養にレトロウイルスベクターを用いて，4つの転写因子（Oct3/4, Sox2, Klf4, cMyc）を導入し，SNLフィーダー細胞上で血清を含むES細胞用培地を用いて樹立された。その後，由来細胞，導入因子，因子導入法，培養条件において，様々なバリエーションが報告されている[2~5]。そして，これら樹立方法の違いは，樹立されたiPS細胞の性質に影響を与えると考えられている。

(2) 株間に特性の違いがある

同じドナーに由来する（すなわち同じ遺伝的背景を持つ）細胞から，同じ方法で，さらには1回の樹立作業で得られたiPS細胞株であっても，株毎に性質（分化特性や安全性）のばらつきがある。上に述べた樹立方法による影響とは，このばらつきの分布に与える影響を意味するのであって，現時点で株間の特性のばらつきを排除できる樹立方法があるわけではない。

(3) iPS細胞の樹立から分化誘導までには月単位の時間を要する

除核未受精卵への体細胞核移植やES細胞と体細胞の細胞融合による初期化においては，短期間のうちに初期化が行われるのに対し，iPS細胞においては初期化因子導入からiPS細胞様コロニーが出現するまで週単位の時間を要する。このことは，初期化のメカニズムを他の方法と比較して考える上でも興味深い。実用的な観点からは，コロニーが大きくなり株化が可能になるまで約1カ月，それを増やして種々の特性解析を行いつつ，充分量のストックを作製するのに少なくともさらに2カ月以上を要し，ヒトiPS細胞からの分化誘導系は，標的細胞にもよるがいずれにしても1カ月以上は要する，と言うことは重要である。第1に，急性期あるいは亜急性期に治療を要する疾患については，患者自身の細胞を採取し，これを培養してiPS細胞を樹立し，分化誘導を行い，移植する，と言うプロセスを踏んでいると，治療有効時期に間に合わない。例えば脊髄損傷に対する治療がこれに当てはまる。第2に，コストの面である。これだけの期間をかけた作業を行うには人件費や細胞調製施設の維持費が大きなものとなる（筆者らによるごく大まかな試算では，GLP準拠のウイルス検査なども含むと，1株で数千万円を超える）。クロスコンタミネーションのリスク適切に回避しながら，複数のドナーからの株を同一の細胞調製室内で並行し

第3章　組織工学の新たな研究

て樹立すると言う運用が可能になったとしても，株当たりの金銭的，人的，時間的コストの低減には限界があるだろう．また第3に，この長い製造工程で多くの材料を用いることから，従来の細胞・組織加工品に比べると，ドナーに起因する遺伝子異常や感染症のリスクに対して製造工程でそれらが生じることへの懸念が相対的に大きくなる（図3）．これは，臨床応用に向けた戦略を定めるに当たって重視されるべきことである．

9.4 移植医療の実現に向けた戦略
9.4.1 最適な樹立および培養法の確立

様々な方法の中から，移植医療の実現に向けて最適な方法を確立するための研究は重要である．

第1に，細胞生物学的面から適切な方法である必要がある．まず，応用の面から充分な樹立効率を達成する方法であることが求められる．これについては，1回の樹立工程で得られるiPS細胞コロニーの数によって比較的容易に判断できる．株間の性質のばらつきを鑑みたとしても，20ないしは数十のコロニーが，現実的なスケールでの樹立工程で得られれば充分であろう．一方，質の高いiPS細胞が樹立される方法であることも重要であるが，これについては，前述したように正常対照が存在しないと言う理由からiPS細胞において"質が高い"ことをいかにして判断するかと言う困難な問題を伴う．この品質評価の問題については後述するが，樹立培養方法の最適化は評価方法の検討と並立して初めて完成するものもあることをここでは強調したい．

第2に，現実的な製造の観点から適切である方法を選択する必要がある．例えば，由来細胞については，iPS細胞の樹立工程に用いるのに充分な数の細胞を得るために必要な量の組織採取にあたってドナーに与える侵襲の大きさは重要である．神経幹細胞や骨髄細胞からのiPS細胞樹立は報告されているが，これらをドナーから採取することは不可能もしくは大きな侵襲を伴うものである．また，知的財産権の問題も開発を進める上では重視しなければならない．ベクターや初期化因子，培養法などにおいて，他者が有する特許を侵害する方法を用いて開発を進めることは

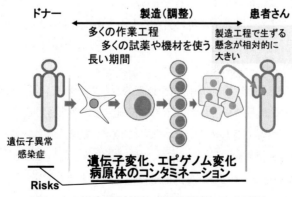

図3　iPS・ES細胞を用いた再生医療における懸念

避けることが好ましい。必須のものに関してはライセンスを獲得することになるが，多額のライセンス料は治療コストに加算されることになる。なお，臨床研究であれば特許権が及ぶことはないと言う誤解をときおり耳にするが，例えば他者が特許を有するベクターそのものの性能を試験・研究するのではなく，そのベクターを用いて iPS 細胞を樹立すると言う作業はルーチンのもの（「業としての実施」と見なし得る：営利か非営利かは問わない）となっていて，そのようにして作製した iPS 細胞に由来する細胞を用いた移植治療の効果を調べる臨床研究が行われる場合は，ベクターの使用には特許権が及び，侵害の訴えを起こされ得ることには留意すべきである。

9.4.2 品質評価法の確立（株選抜と品質管理）

品質をいかに評価するかと言う問題は，iPS 細胞の最適な樹立培養法を選択するためにも，性質にばらつきがある株の中から最善の株を選抜するためにも必須のものである。移植医療に関しては，iPS 細胞に由来する分化細胞が，移植を受けた患者の体内でいかなる振る舞いをするか，すなわち，その機能と安全性が関心事項となる。言うまでもなく，このことについては臨床使用例を積み重ねていくことでしか真の答えは得られない。したがって，動物実験を含む種々の試験を行って，その結果を外挿することになる。具体的には，動物への移植実験で造腫瘍性が認められるか否かや，in vitro で目的とする細胞のマーカー発現や未分化細胞残存の有無などを調べることなどである。ここで問題となるのは，分化誘導や，ましてや動物実験を行うには，多くの労力や費用，時間を要することである。したがって，現実的にこれらの方法で調べることができる株の数も限られたものとならざるを得ない。

そこで，現時点で多くの努力がなされているのは，分化細胞の特性，さらには，分化細胞を動物へ移植した後の振る舞いと相関する未分化状態での特性を見出すことである。例えば，「未分化状態において，ある遺伝子の発現が高い iPS 細胞を分化させると，分化細胞中に未分化細胞の残存が起り，これを移植すると腫瘍を形成する」と言うことが明らかになれば，多くの iPS 細胞株の中から臨床応用に適した株を選抜してより詳細な評価（分化誘導～移植実験）に供する株を絞りこむために，あるいは，1 つの株を増幅して用いる際の品質管理のパラメーターとして，さらには，異なるドナーから iPS 細胞を作製する場合は製造方法の変更が行われた場合の同等性のパラメーターとして，非常に有用であると考えられる。このような未分化状態での特性は，目的とする分化細胞毎に，また分化誘導法毎に異なるものである可能性が高いが，本節執筆時点ではいずれの細胞種への分化においても明らかにされているものはない。

9.4.3 臨床用 iPS 細胞バンク構想

これまでに述べた iPS 細胞の科学的側面や技術的現状とそれらに関する筆者らの理解に基づき，現在京都大学 iPS 細胞研究所では，臨床用 iPS 細胞バンクを構想している。これは，汎用性の高い iPS 細胞を十分な品質管理のもとに作製して種々の研究機関などに供給できる体制とし，さらに，このような iPS 細胞株の種類を増やしていく，と言うものである。

具体的には，移植免疫に関わる HLA 遺伝子の内，最も重要と考えられている A，B，DR の 3 座がホモである健常ドナーから，臨床に用いるのに最も適すると考えられる iPS 細胞を，充分

第3章　組織工学の新たな研究

な管理の下に多量に作製すると言うものである。

　この構想の利点の1つは患者当たりのコスト削減である。HLA-A, -B, -DR の3座について，我が国で最も頻度の高いハプロタイプをホモで有するドナーに由来する iPS 細胞なら，1株で我が国の人口の十数％を3座一致でカバーできると試算されている。同様にユニークな3座ホモドナー50人からなら75％，75人なら80％，140人なら90％を3座一致でカバーできる[5]。この方策は，「HLA という個性が事前に判明した個人から樹立できる」と言う，iPS 細胞ならではの利点を生かしたものとも言える。あらかじめ，臨床用 iPS 細胞を樹立し増幅してバンク化するためには，材料費および細胞調整施設の維持管理費や人件費，高額のウイルス試験を含む品質試験などを含めると一株あたり数千万円を超えるものと試算されている。したがって，一株で多くの患者の治療に使用できるものを作製することは重要であろう。

　一方，このように移植免疫の観点から汎用性が高いと考えられる HLA ホモのドナーを見つけるためには，多くの協力候補者が必要となる（図2）。最高頻度の3座ホモは約200名程度の候補者の検査を行えば見出せると試算されるが，我が国の人口の75％を3座一致でカバーする50人のユニークな3座ホモのドナーを見出すためには37,000人の，90％をカバーする75人を見出すには64,000人の，140人を見出すには16万人の候補者が必要となる[5]。このような多数の協力者を段階的に，適切な手続きの下に募る方策についても，当研究所では検討を開始している。

　このバンク構想のもう1つの利点は，急性期疾患への対応を可能にすることである。上に述べたような iPS 細胞に加え，それに由来する分化細胞もあらかじめ作製しストックしておくことで，脊髄損傷など，受傷後の細胞治療の有効期間が限定されているような疾病に対しても，適応が可能となる。また，遺伝性疾患の場合，自家移植では移植後に再発する可能性があるが，健常者に由来する iPS 細胞バンクを用いればこれを回避できる。

9.5　将来に向けた展望

　iPS 細胞が in vitro で無限の自己複製能を有することは，「製造」の観点から従来の細胞・組織加工医薬品などと大きく異なる。この性質により，十分量のサンプルを用いた試験に基づくロット単位での品質管理が可能となる。すなわち，他の細胞・組織加工医薬品などと比し，従来の医薬品 GMP に即した製造および品質管理が援用できる部分が大きくなる。iPS 細胞は現在，医療応用の可能性がある1つの材料であると言えるのみの段階であるが，小規模な臨床試験を経て将来的には診療の場における真の実用化すなわち一般の医療に広く用いられることが目標である。言いかえれば，我が国の保険制度のもとで行われている種々の医療行為と同様に，それを必要とする全ての患者に対して iPS 細胞を用いた細胞治療が行われるようになると言うことである。

　このためには，iPS 細胞誘導およびその分化誘導が特定の病院などで行われる医療技術としてではなく，適切な薬価を持ち広く流通する iPS 細胞加工医薬品として製造されることが必須になると筆者は考えている。このことから無限の自己複製能を有することは，iPS 細胞が診療の場で真の実用化に至るための最も有力な点の1つであると言うことができ，前述のバンク構想は，こ

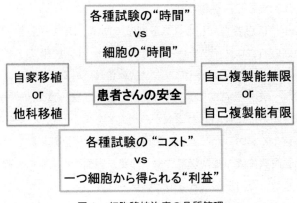

図4　細胞移植治療の品質管理

の利点を最も生かし得る方策だと考えている。

　一方で，iPS細胞は患者自身から採取した細胞を元に作製することができ，自家移植での様々な細胞移植治療を可能にし得るものでもある。自家移植の利点は，ドナーに起因する未知の感染症や拒絶反応およびその抑制のために用いられる薬剤の副作用を回避できることにある。現時点の技術では上に述べたように時間やコスト，株毎の質のばらつきの問題があるが，将来的に短時間で常に一定の品質を有するiPS細胞を作製する技術が確立すれば，対象疾患によっては非常に有力なスキームとなるだろう。

9.6　おわりに

　今後，細胞移植治療はiPS細胞のみならず，体性幹細胞の体外増幅や，いわゆるダイレクトリプログラミングと呼ばれる，ある種の細胞からiPS細胞を経ずに目的の細胞へと直接運命転換する技術も発展していく可能性がある。そのような中，各々の方法において患者の安全を確保するためにいかなる品質管理を行うかを充分に検討していかなければならない（図4）。ごく大まかに述べると，品質管理において2つのジレンマが細胞移植治療にはあると言ってよいだろう。1つは，各種試験の"時間"と細胞の"時間"の問題である。細胞を移植時と全く同等の状態（すなわち，解凍されているもしくは培養されている）に留めておくことができる時間は短いのに対し，品質評価試験には時間がかかるものが多い。もう1つは，各種試験に係るコストと，1つのロットを形成する細胞から得られる利益のバランスである。個々の疾患の治療戦略をたてるに当たって，自家移植か他科移植か，自己複製能が無限の細胞を用いるのか有限の細胞を用いるのか，と言う現実的選択を，それぞれの時点の技術的状況に合わせて行っていくことが肝要であろう。

第3章　組織工学の新たな研究

文　　献

1) K. Takahashi *et al*., *Cell*, **131**(5), 861 (2007)
2) M. Nakagawa *et al*., *Nat Biotechnol*, **26**(1), 101 (2008)
3) T. Aoi *et al*., *Science*, **321**(5889), 699 (2008); Epub 2008 Feb 14. Erratum in: *Science*, **321**(5889), 641 (2008)
4) M. Nakagawa *et al*., *Proc Natl Acad Sci USA*, **107**(32), 14152 (2010)
5) K. Okita *et al*, *Nat Methods*, Epub 2011 Apr 3, 409 (2011)

第4章 組織構築のモデル化から組織再生へ

1 生物の形づくりの数理モデル化とその実験的検証

三浦　岳*

1.1 はじめに

　人の体は細胞からできている。細胞はただ漫然と集まっているのではなく，場所によって特定のルールに沿って配置している。このような細胞集団が集まってできる構造を組織構造という。この形は器官によってはっきり決まっている。例えば医学部の学生は，顕微鏡で組織構造を見ただけでどの器官から採った標本か言い当てる能力が要求される。訓練された病理医なら，組織切片を見てその組織がどのような状態にあるか理解することができる。この組織構造がないと，細胞集団が器官として機能することができない。

　細胞が大人の体を作り上げるまでのプロセスを研究する学問を発生生物学と言う。1個の形のない受精卵が様々な過程を経て複雑な体の構造を作りだす様は神秘的で，多くの研究者を引きつけてきた。古典的には，微細な移植操作による実験発生学という学問の流れがあり，「誘導」という重要な概念を生み出した。この発見により Hans Spemann が1935年にノーベル賞を受賞している。近年の分子遺伝学的手法の発達によって，生物の体のかたちづくりを司る遺伝子群の発見（Eric Wiechaus, 1995年ノーベル賞受賞），遺伝子改変マウスの作製（Mario Capecci, 2007年ノーベル賞受賞）など，生物学研究の大きなブレークスルーがいくつもこの分野から生み出されている。現在，分子生物学的な技術の普及が一段落して，この情報や GFP による可視化技術を用いて細胞集団のダイナミクスを解析し，定量的に理解しようというパラダイムの転換が起こりつつある。

　このような生物学の変化とは独立に，1990年代から，非線形数学や非平衡物理が確立されてきて，生物系の自発的パターン形成への応用が注目されるようになってきた。また，複雑系と呼ばれる大自由度系を扱う物理学が勃興し，その応用として発生現象をとらえようとする研究も行われるようになってきた[1]。しかし，これらの研究は実験研究とほぼ独立に行われており，きちんと両方に軸足をおいた理論—実験の融合研究はほとんど行われてきていない。数理的な仕掛けをきちんと理解して，実際の実験系に応用しようという仕事はまだはじまったばかりである。

　また，このような研究の応用分野として，再生医学がターゲットとなってきた。近年，幹細胞研究は盛んになって，特定の種類の細胞を作り出す技術は進みつつある。しかし，これらのでき上がった細胞を特定のルールに則って三次元的に配置する技術はまだ発展途上で，工学の視点か

---

*　Takashi Miura　京都大学　大学院医学研究科　生体構造医学講座　形態形成機構学教室准教授

第4章 組織構築のモデル化から組織再生へ

ら，人がデザインした通りの構造を正確に作る，という研究がほとんどである．しかし，生物は，発生というプロセスを介してこれらの組織構造を勝手に作り出す．個々の細胞をハイテクで制御する，ということをしなくても，生き物が使っている仕組みをうまく使えば，細胞集団から組織構造が簡単に作り出せるのではないか，というのが我々の研究グループの研究の主要な方針である．我々は，

① 発生現象のメカニズムをきちんと理解する
② 様々なレベルでモデリングを行うことで現象を定式化して理解する
③ 理解したモデルを用いて，体外で組織構造を一から作り出す

ことを目標とする．

本節では，将来的に応用面から重要であると思われる2種類の組織構造について，発生段階での多細胞の相互作用によるかたちづくりについて概観し，それを用いた体外での組織構造形成の戦略について述べる．

1.2 上皮組織構造—枝分かれ構造形成

人の体の外と中は，上皮組織と呼ばれるシート状の組織で区切られている．この組織は単に平らに表面を覆っているだけではなく，折れ曲がって体の内部に入り込み，さらに隣接する上皮と融合して複雑なトポロジーを持った組織構造を作っている（図1）．

このシートの特徴は，裏表のあることである．外界に接している側をApical，内腔に接している面をBasolateral面と言う．このような，細胞の極性を決定するメカニズムは細胞生物学でよく研究されている．しかし，このような細胞が集団となって構造を形成する仕組みはきちんと理解されていない．このような上皮シートの構造形成に関しては，兵庫大学の本多先生の著作に詳しい[2]．例えば，上皮細胞は，細胞1個でもApical側とBasolateral側をなんとかして作り出そうとする．そのような細胞を細胞外基質の中に埋めておくと，Basolateral側を外，Apical側を中にした構造を作りだす．

このような上皮の構造の代表的な例として，樹状構造がある（図2）．例えば，ヒトの肺は，中枢から末梢に向かって枝分かれ構造を形成しており，これによってガス交換の面積を確保して

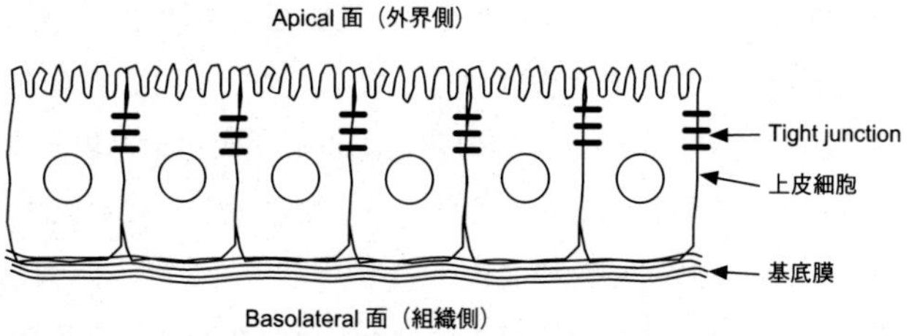

図1 上皮構造

上皮は，外界と体の界面に位置するシート状の構造で，外界に接するApical面と，体に接するBasolateral面からなる．

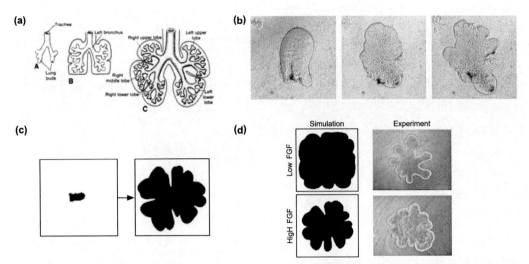

図2 (a) 肺の発生[3]，(b) 培養系での肺上皮の枝分かれ形成，(c) 数値計算の結果。枝分かれ構造の形成が再現できる，(d) FGF濃度を上げたときの形態変化の予測とその実験的検証

いる．この樹状構造は，最初は食道の腹側から上皮の袋が出芽して生じる．この袋が周辺の組織と相互作用しながら先端の分岐を繰り返し，最終的には樹状構造が形成される[3]．しかし，このような構造形成がどのようなメカニズムによって生じるのかは自明ではない．

我々はまず，肺の上皮構造を形成する最も単純な系として，上皮のみの単離培養系に着目した．この培養系では，肺の上皮のみを酵素処理で単離してきて，Matrigelと呼ばれる細胞外基質の中で培養すると，上皮のみで枝分かれ構造を形成する[4]．この系では，必要となる要素は，マウス胎児肺上皮と培地に加えるFGFのみである．我々は，この2つの要素を変数として，培養系での枝分かれ構造形成を再現するモデルを定式化した．このモデルでは，細胞密度をu，FGF濃度をvとして，

$$\frac{\partial u}{\partial t} = f(u, v) + j(u)$$
$$\frac{\partial v}{\partial t} = -f(u, v) + d_v \Delta v$$

という反応拡散方程式を用いている．$j(u)$は細胞の運動を表す関数で，細胞密度が特定の値以上であれば拡散様の働きをし，以下であれば何もしない，という関数である．このような単純な系でも，枝分かれ構造の形成や，実験条件の変化による形態変化を再現することができる[5]．さらに，このモデルを用いて，鳥類肺の気嚢と呼ばれる嚢胞構造がなぜ形成されるかを解明した[6]．

この原理をうまく使えば，上皮細胞と成長因子のペアを用いて，上皮の枝分かれ構造を非常に簡単に作成できる可能性がある．必要なのは走化性もしくは細胞増殖を制御する拡散性のシグナル因子，および上皮の嚢胞構造である．このうち上皮の嚢胞構造に関しては，Matrigelやコラーゲンゲルのような細胞外基質に上皮性の細胞を埋めておくと自己組織化的に形成されることがわ

第4章 組織構築のモデル化から組織再生へ

かっている[7]。このような組織構造の「種」に，適切な拡散係数を持つ成長因子および足場構造を提供してやることで，枝分かれ構造を細胞に自発的に作らせることが将来的に可能になると思われる。

これまで，このような樹状構造を形成させるやり方として，細胞外基質の構造を工学的に制御することによって細胞を配列する，という考え方が主流であった。例えば，Carl Nelson らのグループは，コラーゲンの足場にパターンを彫って，その中に乳腺細胞を培養することによって枝分かれ構造を作り出している[8]。しかし，このような工学的な作り方では，生成された構造がきちんと維持されるかどうか定かではない。実際に生物が行っているかたちづくりのやり方を踏襲した方が，最終的にはうまくいくと思われる。

1.3 血管のメッシュワーク形成

組織構造をきちんと三次元の状態に維持するには，循環が必要である。発生段階で最も早く機能し始める器官は心臓である。三次元の細胞集団は，直径100μm を超えると最も内側の部分が酸素欠乏のため壊死を起こしだす。したがって，胚がある程度以上成長するためには血管によってガス交換を効率的に行う必要がある。

生体内の血管発生は，大きく分けて何もないところから新たな血管のできる vasculogenesis と，既存の血管から出芽して新規の血管が作られる angiogenesis に分けられる。このうちの vasculogenesis は，まず未分化な間葉細胞のうちの一部の細胞が血管内皮細胞に分化して血島と

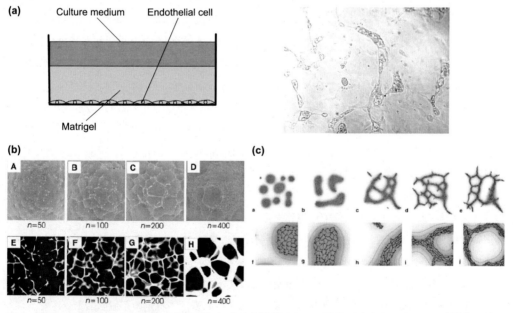

図3 (a) ヒト臍帯由来内皮細胞（HUVEC）による自発的パターン形成，(b) Serini らによる連続体モデル。細胞密度によるパターン変化を再現している[11]，(c) Merks らによる Cellular Potts モデルのパターン形成[12]。細胞の長さが重要なファクターとなる。

呼ばれる囊胞構造を作る。その囊胞同士が融合して毛細血管網を形成していく[3]。

このような，毛細血管網の形成を再現する非常に簡便な実験系がある。ヒト臍帯静脈由来内皮細胞（HUVEC）は，マトリゲル上で培養すると自発的にメッシュワーク構造を形成することが知られている（図3）[9]。この培養系は，自発的パターン形成現象のよい例として昔から研究されてきた。古くはJ. Murrayらが，内皮細胞同士が周辺の細胞外基質を力学的に牽引することによって細胞集団が形成される，という形のMechanochemical modelを提唱した[10]。最近ではVEGFによる走化性を取り入れたSeriniらの連続体モデル[11]，J. GlazierのCellular Pottsモデル[12]など，様々なバリエーションがある。しかし，これらのモデルを使って，実験で見られるパターンの再現はできるものの，実際のかたちづくりのメカニズムと本当に対応するのか，実験的な検証はほとんど行われてこなかった。

我々はまず，血管の自発的パターン形成に最も重要と思われるVEGFの拡散係数の計測を行った。基本的には，VEGFを用いたモデルは，「各細胞がVEGFを産生しつつVEGFの濃度勾配に添って移動するので，VEGFの濃度勾配のサイズと同じスケールのクラスター構造を作る」という仕組みを用いている。このような仕組みでできる構造の大きさは，VEGFの拡散係数をD，VEGFの分解にかかる時間をτとすると

$$\sqrt{D\tau}$$

で表される。VEGFが常温で失活する時間オーダーは10時間程度なので，拡散係数がわかれば，生成されるパターンのだいたいの大きさは推定できる。この培養系でパターン形成の起こる場は前述のMatrigel内なので，この細胞外基質内での拡散係数の計測を，①流路系を用いた直接計測，②Fluorescence Recovery After Photobleaching（FRAP）の2通りの手法を用いて行った。その結果，計測されるVEGFの拡散は，観測されている時間／空間スケールの構造を形成するには速すぎることがわかった[13]。

それでは，この培養系内ではパターン形成がどのように行われているのであろうか？　現在我々は，内皮細胞が何らかの細胞外基質を産生し，その周辺にVEGFをトラップすることでVEGFの局在を作り出す，というメカニズムで実効拡散を遅くしている，というシナリオと，古典的なJ. Murrayの力学的なモデルが実は正しくて，内皮細胞周辺のゲルの変形が自発的パターン形成を引き起こしている，という双方のシナリオを検討している。例えば，細胞周辺の細胞外基質の変位は，ビーズの変位で可視化することができる。細胞外基質のヤング率は原子間力顕微鏡で測定できる。これらのパラメータの量が，力学モデルで予想される大きさとどの程度あっているのか検証することができる。

このような定式化およびパラメータの定量によって，血管網の自発的パターン形成の制御が可能になると期待される。例えば，血管網のスペースを少し広げて特定の領域の酸素分圧を下げたい場合，その部分の細胞外基質を細工してVEGFとの結合を阻害し，実効的な拡散係数を広げて血管をまばらにする，というような制御が将来的に可能になると思われる。

第4章 組織構築のモデル化から組織再生へ

1.4 体外での細胞群の自己組織化を制御する技術

このような体外での組織構造形成を可能にするためのキーテクノロジーがいくつかある。ここでは細胞外基質のデザインと，微小循環の確立を取り上げる。

1.4.1 細胞外基質のデザイン

組織構造形成には様々な要素が必要になる。代表的な性質としては，微細構造，力学的強度，シグナル因子の吸着，生理活性である。細胞は周辺の細胞外基質の力学的な性質によって分化状態を変えることが知られている。ゲルの強度を変化させることによって，細胞の分化をコントロールすることが可能になると思われる。また，細胞配置は周辺の微細構造によっても変化するため，単なる均一のポリマーではなく，高次構造を持ったゲルが望ましい。近年になって，コラーゲンメッシュの構造制御や脱細胞化組織などの技術が発達してきて，このような微細構造も様々な選択肢が選べるようになってきた。

さらに，前述のように，組織の高次構造には，細胞外のシグナル因子の情報の伝達速度が非常に重要である。通常生体内でこのような拡散制御を行っているのはヘパラン硫酸プロテオグリカン（HSPG）と呼ばれる細胞外基質であるが，ヘパリンによる表面処理でこの機能はかなりの部分代用できる。シグナル因子を徐放性に放出させる技術はドラッグデリバリーシステムでよく研究されており，これを用いて，例えば枝分かれ構造の枝の密度を調節するような技術が将来的に可能になると思われる。

それに加え，上皮細胞にとって，接着している面がApical側になるか，Basolateral側になるかは，組織構造の形成にとって大変重要である。コラーゲンやラミニンなど，基底膜成分が表面にあるとその部分には細胞のBasolateral面が形成されやすい。それに対して，アガロースなどの多糖類が表面にあると，そちらはApical面になりやすい。これらの性質をうまく使うと，上皮の立体構造をかなり制御して形成させることができると期待される。

1.4.2 培地還流技術

現在，組織構造をある程度以上大きくできないボトルネックは循環の欠如にある。回転培養や，培地の表面ぎりぎりで培養することによって空気の巡りを良くする工夫はよく行われるが，ある程度以上の構造は作ることができない。これまで組織を三次元的に培養するためには，ファイバー上の構造に細胞を生やして周辺に液を流すなど，かなり人工的な工夫が必要だった。前述の自己組織化血管網に循環を流す技術が確立できれば，組織ボリュームの拡大は飛躍的に進むと予想される。現状では，マイクロデバイス上に微細な流路を作ってその中に液を制御して流す，という技術は確立されており，そのような人工的な流路と細胞の作る自己組織化流路をどのようにきちんと接続するかが技術的に一番困難な課題である。

1.5 おわりに

このような，培養系の中で自己組織化的に構造を形成させる試みは始まったばかりである。実験側からは，様々なノウハウで幹細胞から組織構造を誘導させる試みがなされている[14]。我々

は，このような経験の蓄積に加えて，数理モデルによる現象の定式化による理解が，「体外で組織構造を作る」という未来の再生医療の大目標に大きく貢献すると考えている．

文　　献

1) C. Furusawa & K. Kaneko, *Artificial Life*, **4**(1), 79 (1998)
2) 本多久夫, 形の生物学, NHK ブックス (2010)
3) T. Sadler, Sadler: Langman's Medical Embryology. 10 – Google Scholar, Baltimore (2006)
4) H. Nogawa & T. Ito, *Development*, **121**(4), 1015 (1995)
5) T. Miura & K. Shiota, *Mechanisms of development*, **116**(1-2), 29 (2002)
6) T. Miura et al., *Mechanisms of development*, **126**(3-4), 160 (2009)
7) M. M. P. Zegers et al., *Trends in Cell Biology*, **13**(4), 169 (2003)
8) C. M. Nelson et al., *Science*, **314**(5797), 298 (2006)
9) J. Murray, Murray: Mathematical Biology: Spatial models and… – Google Scholar, Nova Science Pub Inc. (2008)
10) D. Manoussaki et al., *Acta biotheoretica*, **44**(3-4), 271 (1996)
11) G. Serini et al., *The EMBO Journal*, **22**(8), 1771 (2003)
12) R. M. H. Merks et al., *Developmental Biology*, **289**(1), 44 (2006)
13) R. T. T Miura, *Mathematical Modelling of Natural Phenomena*, **4**(4), 118 (2009)
14) M. Eiraku et al., *Nature*, **472**(7341), 51 (2011)

2 Cellular Potts モデルを用いた肝小葉内 3 次元周期構造の解析

昌子浩登*

2.1 はじめに

　肝臓は生体の代謝の要をなす臓器で，実に多彩な機能を行っている。しかし，その組成を見ると，どの部分を見ても同じ大きさで同じ組織構造を持つ肝小葉が無数に連結し構成されている。肝小葉の内部構造を見ると，どの隣り合う肝細胞を見ても，血管系である肝類洞と外分泌系の毛細胆管の 2 種類の管にそれぞれ 2 カ所以上ずつ接しながら，見事な 3 次元ネットワーク構造[1,2]を自己組織的に作り上げている。

　これまで，肝臓の発生や病理に関連して，膨大な分子細胞生物学的知見，生理学的な研究，そして組織学的な知見が集められている[1]。一方で，物理的な考察から 3 次元周期ネットワーク構造には，さまざまな空間的制約が生じることが知られている[3,4]。例えば，ある構造から別の構造への転移において，特定の経路を経なければ目的構造に転移できないという制限が存在する[4]。これらの観点から，肝臓で実際に見られる構造の形作りや疾患による細胞の 3 次元構造配置の転移に焦点を当て，共焦点顕微鏡を用いた観察と Cellular Potts モデルを用いた解析で，肝小葉内部立体構造の性質を調べる。

2.2 Cellular Potts モデルとモデルの拡張

　Cellular Potts モデルは，セルソーティングを説明するために，Graner & Glazer[5]によって導入された数理モデルで，細胞間の凝集，離散や細胞の細胞サイズなどの拘束条件をハミルトニアン H として定式化し，細胞ダイナミクスを追うものである。具体的に見ると，例えば 2 次元空間では，図 1(a) に示すようにいくつかの種類の格子があるとする。同じ種類（数字）の格子を 1 つの細胞であると考える。細胞間の境界は図 1(a) の太い線で示すように異なる種類の格子点が隣あったところである（2 次元空間では細胞境界線が決まり，3 次元空間では細胞境界面が決まる）。細胞間の斥力や引力を考えるため，隣接する格子間で異なる種類（τ, τ' とする）のとき，この境界で生じる細胞間接着エネルギー $J\left[\tau(i,j), \tau(i',j')\right]$ を導入する。そして，領域全体のエネルギー（ハミルトニアン）を

$$H = \sum_{(i,j),(i',j'),neighbours} J\left[\tau(i,j), \tau(i',j')\right]\left(1-\delta_{\sigma(i,j),\sigma(i',j')}\right) + \lambda \sum_{cell\ type\ \sigma} \left[a(\sigma)-A_{\tau(\sigma)}\right]^2$$

とする。ここで，右辺第 1 項の δ はクロネッカーの δ で，格子の種類が同一なら 1 となり細胞間接着力が発生しないが，格子の種類が異なれば 0 となり細胞間接着エネルギー $J\left[\tau(i,j), \tau'(i',j')\right]$ が発生する。これを領域全体で足し合わせたのが第 1 項である。第 2 項は体積拘束条件を表し，τ 細胞の理想体積 $A_{\tau(\sigma)}$ と現在の体積 $a(\sigma)$ のギャップをすべての細胞に対して足し合わせたものである。λ は体積項の寄与度を表すパラメータである。図 1 ではイメー

＊　Hiroto Shoji　京都府立医科大学　物理学教室　助教

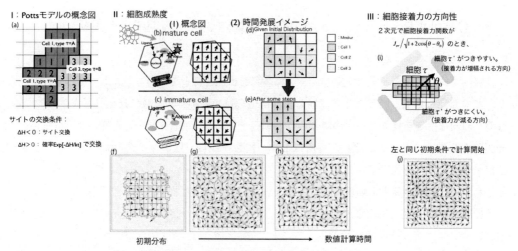

図1　Cellular Potts モデルの概念図と，細胞の成熟度と細胞接着力の方向性の概念図とその数値計算結果

ジ的理解のため少数の格子で細胞を表しているが，多数の格子を用いて表示することで滑らかな稜や曲面を表すことができる[6]。

　細胞動態は，ランダムに選んだ格子点に対して隣接する格子点の種類を交換することを繰り返しにより変化させていく。この格子の種類の交換を実行するかしないかを決めるのに，次のようなモンテカルロ法という方法を用いている。隣り合う格子間で，格子の種類の交換を仮定し，交換する前と後の H の変化量 ΔH を計算する。ΔH が負であればその交換を実施する。エネルギーが小さくなる，つまり標的のパターンに近づくように進めるということである。ΔH がプラスであれば，$\exp[-\Delta H/kt]$ の確率で交換を実施する。交換でエネルギーが増えるが，交換実施のチャンスを与える。ここで，kT は熱揺らぎを表すもので，この交換チャンスの大小を決める。このような振る舞いを細胞に与え，そのダイナミクスを追うというものである。

　この手法は，もともと結晶工学における微視的構造のシミュレーションにより洗練された技法で，界面の同定とそのエネルギーの記述に長け，$J[\tau(i,j), \tau(i',j')]$ の定義やハミルトニアンに含める条件を変えることでモデルを拡張できる。そのため，粗大化現象の記述にとても広い用途がある[7]。生体現象への利用は，これまでセルソーティング以外にも化学走性や細胞性粘菌の集団行動といった幅広い現象の記述に用いられている[8,9]。本節で用いる改訂セルラーポッツモデルでは，次の2点の仮定を導入する。

　まず，それぞれの格子の情報として細胞の種類（番号）だけでなく，各格子点上のベクトルの向きを与える。細胞が未分化なときは，図1(c)，細胞内の各地点の働きがバラバラで定まっておらず，細胞全体として一定の代謝などの働きができない状態を表すとする。逆に，図1(b)のように細胞内でベクトルが揃っているときは，細胞内全体として働きがシステムとして成熟した状態であると考える。そして，ハミルトニアン H に，$-\gamma \sum_{(i,j)} \dfrac{\vec{\sigma}(i,j)}{|\vec{\sigma}(i,j)|} \cdot \dfrac{\vec{\sigma}(i',j')}{|\vec{\sigma}(i',j')|}$ を付け加える。・は内積を表す。そうすると最初各格子でバラバラに設定した方向性は，遷移過程で内積の値を

第4章　組織構築のモデル化から組織再生へ

小さくなるように変化するため，細胞内の各格子点上のベクトルの方向が揃うようになる．図1(f)～(h)は実際のシミュレーション図で，図1(f)のように各格子にランダムに方向性を与え計算を進めると，図1(g)，(h)のように徐々に，細胞内で方向性が揃ってくる．

もう1つの仮定は，次項の観察をもとに，細胞間接着力の方向性を導入する．

2.3　3次元の方向性解析

肝細胞は上皮細胞の一種であり，その性質として毛細胆管（タイトジャンクション）側と血液の通り道である類洞側という細胞の極性，つまり細胞内のどちらの面にどの構造を接するように配置するかという方向性が存在するであろう[2]．注意として，類洞面に明確には基底膜の構造が存在しないが，微量のコラーゲン，ラミニンなどが存在し，肝細胞索を物理的に支えていることから，その方向性が存在すると考えられる．肝小葉内の数理モデル化の際，この肝細胞の方向性は無視できない性質であろう．図2(a)に肝細胞のTEM像を示す．各肝細胞が2カ所以上の類洞と胆管に接している．この方向性について2次元シート的に配列する上皮細胞の場合，その極性

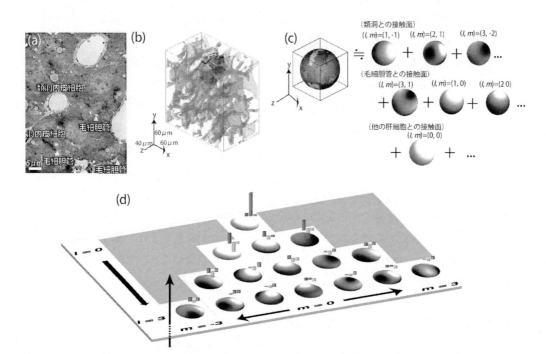

図2　(a) マウス肝細胞のTEM像．(b) 類洞（薄い色の太管）と毛細胆管（少し濃い色の細管）と1つの肝細胞（濃い箇所）の3次元再構成像．(c) (b)で示した肝細胞を球形として，表面上のどの方向に他の構造が接触しているかを図示する（左）．白色の方向に胆管，次に薄い色の方向には類洞，最も濃い色の方向には他の肝細胞が接していた．これを，球面調和関数を用い，類洞，毛細胆管，他の肝細胞と接触する面を用いて表す．メインの正の要素のみを表示した．(d) 肝小葉内の中心静脈と門脈の中間領域（zone2）の肝細胞の画像解析結果をまとめたもの．係数の平均を球面調和関数の係数 (m, l) ごとに示した（左の棒：類洞，右の棒：胆管，真ん中の棒：他の肝細胞）．

は明確に理解できる。しかし，3次元空間に配置された肝細胞の極性は単純ではない[2]。そこで，実際にマウスから肝臓を取り出し，各々の肝細胞がどちらの方向に類洞や毛細胆管，そして隣の肝細胞に接するように配置しているかという傾向を次のようにして観察した。

摘出したサンプルを，多重免疫染色し，共焦点顕微鏡により観察する。2次元画像の重ね合わせとして3次元的に像を取得する。コンピュータ上で構造判別など多数の画像処理を通して，コンピュータ内に類洞，毛細胆管，肝細胞を3次元再構築する。例えば，類洞と毛細胆管，そして1つの肝細胞を3次元構築すると図2(b)のように表される。太さの異なる類洞と胆管が互いに交わらず，3次元空間上に配置している。図2(c)は，図2(b)で例示した肝細胞を球形と見立て，その表面のどの方向にどの構造（類洞，胆管，他の肝細胞）が配置していたかを示したものである。この3次元的配置された上皮の方向性を数理的に理解するために，量子力学や画像圧縮で用いられる球面調和関数の実部の分布の球面上の分布[10]（図2(d)の (m,l) で決められる球面上の分布）の重ね合わせで表す。図2(c)左のように得られた各肝細胞の接触面データを球面調和関数展開を使い，図2(c)のような基本関数形の和として表す。3次元空間の基本軸の設定については，肝細胞ごとに，さまざまな方向を基軸にとり，相関のよいものをその基軸として選んだ。このようにして得られた類洞，胆管，隣の肝細胞ごとの球面調和関数の係数ベクトルを平均したものが図2(d)である。類洞と胆管の方向性が見て取れる。

このような傾向をもとにして，最も顕著な割合を占める球面調和関数を用いて，細胞間接着力の3次元方向性を表すことを考える。つまり，H の式の右辺第1項のままでは，どちらの方向の面に他の構造が接していても細胞間接着力は一定であるのに対して，例えば2次元の例だと図1(i)のように，ベクトルによって表される細胞の方向性によって，接着力が変化するという変形である。3次元系でも，各細胞の方向性を基軸として，観察で得た調和関数による方向性を用いて細胞の接着力を方向によって変化させる。

このように，細胞内の方向性と，方向によって変化する細胞間接着力を導入した修正ポッツモデルを用いて，実際の肝小葉の形態変化や形成について考察を進めていく。構造の体積，表面積だけでなく[11]，類洞や胆管のはりめぐらされる方向性[12]や管間距離などの空間パターンを特徴づける統計指標を用いて，数理モデルのパラメータ推定やその整合性を判断する。このステップを経て，汲み取られる現象メカニズムの数理的な要素を抽出する。

2.4 肝小葉内の3次元ネットワークの形態形成

血管ネットワークの形成については，培養実験とともに数理的な解析が行われている[9,13,14]。一方で，肝小葉では，1〜十数μmの（類洞と胆管の）2種の異なる太さの異なる管が見事に3次元空間に自発的に管形成される。この形成過程を学んでおくことはミクロの世界でのもの作りの観点から重要だと考え，形作りの観察，そしてそのメカニズムの解析を行っている。

まず観察だが生後5日から5日ごとにうさぎ肝臓を取り出し，肝小葉内の相対位置ごとに立体構築した。図3(a)〜(i)は5，10，30日のサンプルの相対位置ごとの毛細胆管，類洞の配置を表す。

第4章 組織構築のモデル化から組織再生へ

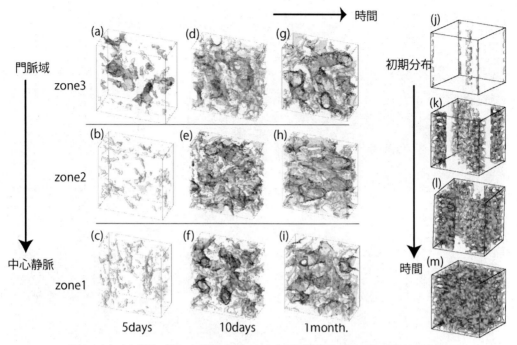

図3 (a)〜(i) 胆管（細）と類洞（太）を3次元再構成図。(j)〜(m) 数値計算結果。

類洞が門脈域から中心静脈に向けて徐々に形成される．一方で，毛細胆管はさまざまな場所で形成されつつあるが，管自体がつながっていくのは，中心静脈付近から徐々に形成されていくのがわかる．

この形成過程を改訂 Cellular Potts モデルにより表す．観察で見られる状況をまねて，図3(j)のように初期分布に類洞と肝細胞が門脈周辺で，胆管とその周辺肝細胞が中心静脈周辺で，それぞれ十分成熟し，方向性を持つとする．この初期分布から，改訂 Cellular Potts モデルの数値シミュレーションによって得られた分布を示したのが，図3(j)〜(m)である．生体に見られる類洞網，胆管網もどきの構造を作り出すことができているのではと考えている．しかしまだ，どの設定条件が，パターン形状のどの部分に効いているかを解析している現状である．この形態の3次元的形作りの条件を明確にし，自己組織的形態形成のメカニズム探求につなげたい．

2.5 疾患による形態変化

次に，肝がんの原因として現在その割合が増加している非アルコール性脂肪肝炎（Non alcoholic steatohepatitis：NASH）による形態変化を考える．現在まで，疾患要因の追求が行われてきているが，未だ確信的な結論には至っていない[15]．また，臨床において，この疾患の判定には患者様の体への負担の大きな肝生検から得られる組織像に基づいている現状である．筆者らは，この疾患の要因の1つに，3次元配列の変化が効いているのではないかと推測し，疾患による肝小葉の3次元形態変化を解析した．

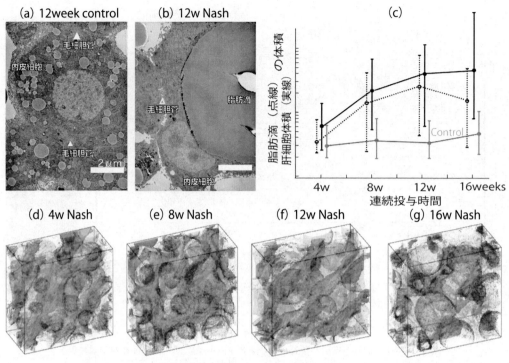

図4 (a), (b) 連続投与12週後のサンプルの肝細胞（TEM）像。(c) 脂肪滴，肝細胞の体積の変化。(d)～(g) 脂肪滴（球状構造）と類洞（管構造）を3次元再構成図

　ヒトのNASH症状に類似した状況を作成できるよう調整されたメチオニンおよびコリン欠乏食[15]を与え，疾患モデルラットを作成した。そして，4週ごとにサンプルを採取した。図4(a), (b)は高脂肪配合飼料を与えて続けて12週後の個体から得た肝細胞のTEM像である。細胞内に肥大化した脂肪滴が見られるだけでなく，コントロール像に比べて肝細胞が大きくなっていることがわかる。サンプルの共焦点画像を取得し，3次元再構築像を作成し，その3次元形態特徴量を計測した。図4(d)～(g)はそれぞれの時間ごとに採取したサンプルの3次元構築例である。脂肪滴と類洞をそれぞれ示した。図4(c)に脂肪滴と肝細胞の体積を時間ごとにプロットした。脂肪滴が大きくなるにつれて，肝細胞が肥大化する。それに対して1つの肝細胞に対する類洞体積比が減少することがわかる。16週以降肝細胞のまわりに繊維化が進んだ。

　一方で，モデルに用いられているパラメータに対して，3次元空間特徴量を用いてフィッティングしたものを用いて，コンピュータ内で肝細胞内の脂肪滴が膨張する状況を再現した。すると，ある脂肪滴の体積を境にして，脂肪滴が3次元充填構造である体心立方状に配置するようになり，その隙間に類洞が配置するようになった。こうなると，肝細胞間に形成される胆管と類洞の距離が縮まりだす。上皮細胞の極性からこれらはある程度距離をとっておきたいだろう。しかし，脂肪滴がたまるにつれて，立体構造の結果，その距離が短くなる。こういった状況が慢性化することで，肝細胞内で働いている代謝経路などのシステム異常を起こし，肝の繊維化や，肝細

第4章　組織構築のモデル化から組織再生へ

胞の巨大化が起こるのではないかと考えている。

2.6 おわりに

　肝小葉内の類洞，胆管と肝細胞の織りなす周期的パターンをテーマにして，3次元配置の形成と，動的な再構築現象という，2つの側面を Cellular Potts モデルを用いて捕らえようと試みている。まだまだ多くの考察を行わなければならない現状ではあるが，疾患時の形態変化を観察していると，3次元的な構造に注目すると見えてきた性質が，案外見捨てられない重要性を秘めている可能性があると考えている。詳細な数値計算のもと，パターン形状と設定条件の関係などを十分に調べていくことで，肝小葉の自己組織化メカニズム解明の糸口を提供できればと思っている。

　また一方で，物理学の側面から見ても，3次元ネットワーク構造は未開の地であり，未だ知られていない構造的性質が存在するかもしれない。肝小葉の立体配置から，物理的解析による新たな物理的な発見もあるかもしれないと期待している。

謝辞

　本稿で示した研究は，京都大学再生医学研究所共同利用プログラム，ならびに JST PRESTO の支援を受け実施している。

文　　　献

1) S. Sherlock and J. Dooley, 小俣政男監訳，肝臓病学第11版，西村書店（2004）
2) 本多久夫，形の生物学，NHK 出版（2010）
3) 昌子浩登，太田隆夫，数理科学，**535**, 39（2008）
4) K. Yamada and T. Ohta, *J. Phys. Soc. Jpn.*, **76**, 084801（2007）
5) F. Graner, J. A. Glazer, *Phys. Rev. Lett.*, **69**, 2013（1992）
6) J. A. Glazer, M. P. Anderson, and G. S. Grest, *Phi. Mag.*, **B 62**, 615（1990）
7) D. Raabe, Computational Materials Science: the simulation of materials microstructures and properties, WILEY-VCH Verlag GmbH（1998）
8) E. Palsson, H. G. Othmer, *Proc. Natl. Acad. Sci. USA*, **97**, 10448（2000）
9) A. R. A. Anderson, M. A. J. Chaplain, K. A. Rejniak, Single-Cell-Based Models in Biology and Medicine, Birkhauser（2007）
10) 夏目雄平，小川健吾，鈴木敏彦，計算物理Ⅲ―数値磁性体の物性入門―，朝倉書店（2002）
11) 諏訪紀夫，定量形態学，岩波書店（1977）
12) Y. Nakashima, S. Kamiya, and T. Nakano, *Water Resor. Res.*, **44**, W12435（2008）
13) H. Honda and K. Yoshizato, *Develop. Growth Differ.*, **39**, 581（1997）
14) 小林亮，生物の形作りの数理と物理，本多久夫編，共立出版（2000）
15) 音川公治，河田則文，日本臨床，**200**(64), 1043（2006）

3 力学環境に対する骨組織の機能的適応現象の数理モデル

亀尾佳貴[*1], 安達泰治[*2]

3.1 はじめに

骨は,荷重の支持や運動,臓器の保護などの力学的機能の他,ミネラルの調節や造血といった生理的機能を合わせ持ち,生命現象の維持に不可欠な生体組織である。生涯を通じ,骨は絶えずその組織を更新して形状や構造を変化させており,周囲の力学環境に機能的に適応する能力を有している。この骨リモデリングのメカニズムを力学的な観点から解明し,生体内における骨組織の振舞いを把握することは,単なる学術的な興味に留まらず,様々な骨疾患・骨損傷に対する治療法の確立など,臨床医療への応用を見据えた組織工学の新たな発展に寄与するものと考えられる。

骨リモデリングは,破骨細胞による骨吸収と骨芽細胞による骨形成の繰返しにより実現されている。また,骨組織内の細胞数の約90%を占める骨細胞は,骨基質中に存在する唯一の細胞であり,細胞突起を介して三次元状の複雑なネットワーク構造を形成している[1~6]ことから,力学刺激に対するセンサーとしての機能を担うとともに,破骨細胞や骨芽細胞の代謝活動を制御していると考えられている[7~13]。骨細胞による力学刺激感知機構については未だ十分な理解が得られていないが,近年の単離骨細胞を用いた実験的研究[14,15]を通じ,骨基質の動的な変形により骨小腔―骨細管系という微小空間内に生じる間質液の流れが,力学刺激感知に重要な役割を果たしている可能性が示唆されている[16~20]。

このような骨リモデリングのメカニズムを理解するためには,微視的な細胞レベルから巨視的な構造レベルに至る骨の階層的構造に着目し,それを包括的に捉えるような解析が重要となる。そこで,骨リモデリング過程を数理モデルとして表現し,計算機シミュレーションを通じてリモデリングによる骨の形態変化を調べる研究が行われ,その有用性が示されてきた[21~36]。ここではその一例として,骨小腔―骨細管系内の間質液の流れに対する微視的な細胞応答と巨視的な構造変化とを関連付けた骨リモデリングの数理モデルを紹介する。さらに,提案した数理モデルをVoxel有限要素法[37]に適用し,複雑な骨梁構造を有する海綿骨のリモデリングシミュレーションを行うことにより,リモデリングにともなう骨梁の配向性と応力分布の変化について検討する。

3.2 数理モデル

3.2.1 理論的枠組み

提案した骨リモデリングの理論的枠組みを図1に示す。ここでは,骨を骨基質と間質液により構成される多孔質弾性体とみなす[38~40]。まず,骨組織に対して力学的負荷が作用すると,骨基

[*1] Yoshitaka Kameo 大阪府立大学 大学院工学研究科 機械系専攻 機械工学分野 助教
[*2] Taiji Adachi 京都大学 再生医科学研究所 附属ナノ再生医工学研究センター バイオメカニクス研究領域 教授

第4章 組織構築のモデル化から組織再生へ

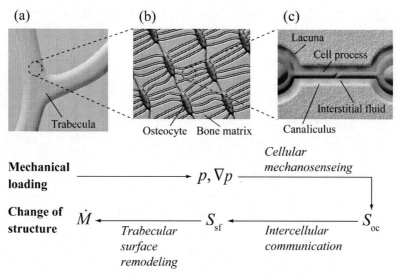

図1 微視的レベルから巨視的レベルに至る骨の力学的階層性を考慮した骨リモデリングの理論的枠組み
(a) 骨梁レベル，(b) 骨細胞ネットワークレベル，(c) 骨小腔—骨細管レベル。

質の変形により，骨小腔—骨細管系内の間質液に流れが発生する．この間質液の力学的挙動は，流体圧 p，および，その勾配 ∇p により定量的に表現される．次に，骨基質中に埋め込まれた骨細胞や，骨芽細胞，上層細胞などの骨梁表面細胞が，間質液の流れを力学刺激として受容し，それを生化学的シグナル S_{oc} へと変換する．さらに，産生されたシグナルは，細胞間ネットワークを通じて骨梁表面へと伝達され，破骨細胞・骨芽細胞がこれを力学刺激情報 S_{sf} として受容する．最後に，力学刺激情報 S_{sf} により，骨梁表面移動速度 $\dot{M}$，すなわち，骨梁表面の吸収，形成が調整される．

骨への荷重負荷にともなう間質液流れの発生は，純粋に力学的な過程であるのに対し，細胞の力学刺激感知，細胞間の情報伝達，および，骨梁表面リモデリングというその他3つの過程は，複雑な力学的—生化学的連成機構により実現される生物学的な過程であり，その詳細については未だ不明な点が多い．そこで，本節の以下の項では，これまでの研究から合理的と判断される幾つかの仮定に基づき，上記の各過程を数理モデルとして表現する．

3.2.2 骨細胞による力学刺激感知

骨細胞は，間質液の流れにともない細胞突起表面に作用するせん断力に対して，敏感に応答を示すことが知られている[14,15]．そこで，骨細胞を力学刺激に対するセンサー細胞とみなし，同細胞が流れによるせん断応力を感知して，生化学的シグナルを産生するものと仮定する．細胞突起表面に負荷されるせん断応力の導出には，Weinbaum らの単体骨細管モデル[16]を用いる．間質液の流路をプロテオグリカンなどの線維が張り巡らされた同軸二重円管とみなし，流路内の流速が Brinkman 方程式に従うと仮定すると，n 方向に配向した細胞突起表面に作用するせん断応力

$\tau_\mathrm{p}(\boldsymbol{n})$ は,骨組織レベルでの流体圧勾配 ∇p を用いて,

$$\tau_\mathrm{p}(\boldsymbol{n}) = \frac{qr_\mathrm{p}}{\gamma}\left[A_1 I_1\left(\frac{\gamma}{q}\right) - B_1 K_1\left(\frac{\gamma}{q}\right)\right]\nabla p(\boldsymbol{x}) \cdot \boldsymbol{n} \tag{1}$$

と導出される。ここで,定数 A_1, B_1 は,

$$\begin{aligned}A_1 &= \frac{K_0(\gamma) - K_0(\gamma/q)}{I_0(\gamma/q)K_0(\gamma) - I_0(\gamma)K_0(\gamma/q)} \\ B_1 &= \frac{I_0(\gamma/q) - I_0(\gamma)}{I_0(\gamma/q)K_0(\gamma) - I_0(\gamma)K_0(\gamma/q)}\end{aligned} \tag{2}$$

で与えられる。上式において,定数 r_p は細胞突起の半径,q は骨細管の半径 r_c と細胞突起の半径 r_p の比($q = r_\mathrm{c}/r_\mathrm{p}$),$\gamma$ は $\gamma = r_\mathrm{c}/\sqrt{k_\mathrm{p}}$ で表される無次元数であり,I_0, I_1 は第1種修正ベッセル関数,K_0, K_1 は第2種修正ベッセル関数である[16]。定数 k_p は,線維マトリックスで満たされた流路内の微小スケールにおける透水係数であり,線維半径 a_0 と線維間距離 Δ とを用いて,$k_\mathrm{p} = 0.0572 a_0^2 (\Delta/a_0)^{2.377}$ と近似できる[41]。また,式(1)中における流体圧勾配 ∇p については,多孔質弾性有限要素解析[42, 43]により計算される値を用いる。

本数理モデルでは,骨への荷重変動の繰返しの結果として生じる時間平均的な力学状態が,骨細胞の力学刺激感知機構に有意な影響を及ぼすと仮定し,力学刺激に対して骨細胞が産生する生化学的シグナルは,細胞突起表面に作用するせん断応力の絶対値の時間平均値 $\overline{|\tau_\mathrm{p}|}$ を,その表面積で積分した値と等価であるとみなす。$\boldsymbol{n}$ 方向に配向した骨細管の体積分率を表す局所体積配向頻度 $\rho_\mathrm{c}(\boldsymbol{n})$[44] を導入することにより,単位骨体積あたりの骨細胞が産生する生化学的シグナル $S_\mathrm{oc}(\boldsymbol{x})$ は,式(3)で定義される.

$$S_\mathrm{oc}(\boldsymbol{x}) = \int_0^{2\pi} d\varphi \int_0^{\pi/2} \frac{2r_\mathrm{p}}{r_\mathrm{c}^2} \rho_\mathrm{c}(\boldsymbol{n})\overline{|\tau_\mathrm{p}(\boldsymbol{n})|} \sin\theta\, d\theta \tag{3}$$

ここで,変数 θ は,直交座標系 (x_1, x_2, x_3) における x_3 軸の正方向とベクトル $\boldsymbol{n}$ とのなす角であり,φ は,x_1 軸の正方向と $x_1 x_2$ 平面に正射影されたベクトル $\boldsymbol{n}$ とのなす角を反時計回りに測った角度である。局所体積配向頻度 $\rho_\mathrm{c}(\boldsymbol{n})$ は,本来ベクトル $\boldsymbol{n}$ に依存した関数であるが,本モデルでは簡単のため,細胞突起が等方的に分布していると考え,$\rho_\mathrm{c}(\boldsymbol{n}) = \rho_\mathrm{c} = 1/2\pi$ とする。

3.2.3 細胞間情報伝達

骨細胞により産生された生化学的シグナルは,細胞間ネットワークを介して,骨梁表面に存在する破骨細胞や骨芽細胞へ伝達される。細胞間のコミュニケーション能力は,情報の伝達距離に応じて低下すると仮定すると,ある骨梁表面細胞は,自身の周囲の領域 Ω 内に存在する骨細胞のみから生化学的シグナルを受容すると考えられる。そこで,骨梁表面の点 $\boldsymbol{x}_\mathrm{sf}$ に存在する細胞が受け取る力学刺激情報 $S_\mathrm{sf}(\boldsymbol{x}_\mathrm{sf})$ を,

第4章 組織構築のモデル化から組織再生へ

$$S_{sf}(\boldsymbol{x}_{sf}) = \int_{\Omega} w(l) S_{oc}(\boldsymbol{x}) \, d\Omega \quad \text{with} \quad w(l) = 1 - l/l_L \quad (l \leq l_L) \tag{4}$$

と定義する。ここで，$w(l)$は情報伝達距離$l(=|\boldsymbol{x}-\boldsymbol{x}_{sf}|)$に関するシグナル強度の減衰を表す重み関数であり，簡単のためlについて線形と仮定した。l_Lは最大情報伝達距離である。この力学刺激情報$S_{sf}(\boldsymbol{x}_{sf})$は，骨梁表面に存在する細胞の活性度を示すスカラ値関数であり，常に正定値となる。

3.2.4 骨梁表面リモデリング則

骨リモデリングの自己調節機構は，生理的な範囲内の力学刺激に対して，刺激量が増大すると骨組織は形成され，減少すると骨組織は吸収されると定性的に特徴付けられる[45]。そこで，前節で定義した力学刺激情報$S_{sf}(\boldsymbol{x}_{sf})$をリモデリング駆動力とみなし，これが平衡値よりも大きければ骨形成，小さければ骨吸収が生じると考え，骨梁表面移動速度$\dot{M}$と力学刺激情報$S_{sf}(\boldsymbol{x}_{sf})$とを，図2に示す区分的な正弦曲線，

$$\dot{M}(S_{sf}) = \begin{cases} \dot{M}_{max} & (S_{sf}^U < S_{sf}) \\ \dfrac{\dot{M}_{max}}{2}\left[\sin \pi \left\{\dfrac{S_{sf}-(S_{sf}^O+S_{sf}^Z/2)}{S_{sf}^U-(S_{sf}^O+S_{sf}^Z/2)}-\dfrac{1}{2}\right\}+1\right] & \left(S_{sf}^O+\dfrac{S_{sf}^Z}{2}<S_{sf}\leq S_{sf}^U\right) \\ 0 & \left(S_{sf}^O-\dfrac{S_{sf}^Z}{2}\leq S_{sf}\leq S_{sf}^O+\dfrac{S_{sf}^Z}{2}\right) \\ -\dfrac{\dot{M}_{max}}{2}\left[\sin \pi \left\{\dfrac{S_{sf}-(S_{sf}^O-S_{sf}^Z/2)}{S_{sf}^L-(S_{sf}^O-S_{sf}^Z/2)}-\dfrac{1}{2}\right\}+1\right] & \left(S_{sf}^L\leq S_{sf}<S_{sf}^O-\dfrac{S_{sf}^Z}{2}\right) \\ -\dot{M}_{max} & (S_{sf}<S_{sf}^L) \end{cases} \tag{5}$$

により関連付ける。このとき，見かけの表面移動速度がゼロとなるリモデリング平衡点$S_{sf}=S_{sf}^O$と，その平衡点近傍における幅S_{sf}^Zの不感帯[46,47]の存在，さらには，$\dot{M}$の上下限値$\dot{M}_{max}$，$-\dot{M}_{max}$を仮定した。また本シミュレーションでは，骨梁表面の移動を表現する手法として，物体界面形

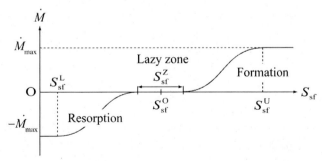

図2 骨梁表面の細胞が受容する力学刺激情報S_{sf}と骨梁表面移動速度$\dot{M}$との関連を表す区分的な正弦曲線

状の追跡手法である Level Set 法[48]を用いる。

3.3 解析結果
3.3.1 海綿骨モデル

骨梁レベルの局所的なリモデリングが，骨梁の集合組織である海綿骨の形態変化にもたらす影響について検討するため，図3に示す海綿骨モデルを作成した。$a_1 \times a_2 \times a_3 = 3.2 \times 3.2 \times 3.2$ mm の立方体領域を解析領域とし，これを一辺40μmの立方体 Voxel 要素を用いて規則的に分割した。解析領域内に外径0.36 mm，内径0.28 mm のドーナツ状骨梁をランダムに配置した。この初期形態の決定手法[34]は，骨梁の配向性が等方的となるよう意図されたものである。骨梁を均質等方な多孔質弾性体としてモデル化し[38〜40]，その材料定数を表1に示すように設定した[49,50]。さらに，海綿骨に対して均一な荷重を負荷するため，上下端面に厚さ0.2 mm の平板を配置した。この平板は，骨梁と同じ材料特性を有するが，リモデリングによる形状変化は生じないものとした。

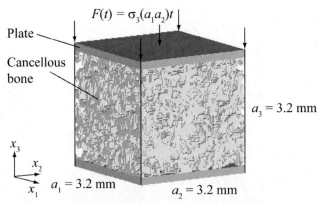

図3　単調増加圧縮荷重を受ける立方体状海綿骨モデル
モデル中の骨梁は全てランダムに配向している。

表1　骨梁の材料定数

Properties (units)	Value
k, Permeability (m^2)	1.1×10^{-21}
μ, Viscosity (Pa·s)	1.0×10^{-3}
G, Shear modulus (GPa)	5.94
ν, Drained Poisson's ratio	0.325
K_s, Solid bulk modulus (GPa)	17.66
K_f, Fluid bulk modulus (GPa)	2.3
ϕ, Porosity	0.05

The value of permeability is estimated by Beno *et al.* (2006)
The other constants ate taken from Smit *et al.* (2002)

第4章 組織構築のモデル化から組織再生へ

境界条件として，下端面の面外変位を拘束し，骨梁および平板表面からの間質液の自由流出入を仮定した．上端面から，線形単調増加圧縮荷重 $F(t) = \sigma_3(a_1a_2)t$ を 0.25 sec 間負荷した．生体内において海綿骨に負荷される荷重環境を想定し，0.25 sec 後の負荷応力が -2.0 MPa となるよう，$\sigma_3 = -8.0$ MPa/sec とした．式(3)中の平均せん断応力 $\overline{|\tau_p|}$ は，骨リモデリングを引き起こすほどの長時間にわたり，同一の圧縮荷重が繰返し負荷される状況を想定し，荷重負荷開始後 0.25 sec 間のせん断応力の時間平均値とした．

3.2.2 で示した間質液流れにともなうせん断応力の導出には，細胞突起半径 r_p，骨細管半径 r_c，線維半径 a_0，および，線維間距離 Δ の4つの変数が必要となる．これらはそれぞれ，$r_p = 52$ nm，$r_c = 129.5$ nm[51]，$a_0 = 0.6$ nm，$\Delta = 7$ nm[16] とした．骨梁表面移動速度の最大値 $\dot{M}_{max}$ は，破骨細胞の吸収速度を基に，$\dot{M}_{max} = 40 \mu$m/day [52] と設定した．最大情報伝達距離 l_L は，in vitro において骨細胞間のカルシウムシグナル伝播を調べた実験結果[10,13]を参考に，$l_L = 200 \mu$m と定めた．さらに，力学刺激情報に関するパラメータ S_{sf}^U，S_{sf}^L，S_{sf}^O，S_{sf}^Z は，それぞれ，$S_{sf}^U = 1.0 \mu$N，$S_{sf}^L = 13 \mu$N，$S_{sf}^O = 7.0 \mu$N，$S_{sf}^Z = 10 \mu$N とした．

3.3.2 海綿骨形態変化

3.3.1 で示した海綿骨モデルに対してリモデリングシミュレーションを行い，30日間の形態変化を調べた．リモデリングによる海綿骨の形態変化，および，間質液の流れにともない細胞突起に作用するせん断応力の時間平均 $\overline{|\tau_p|}$ を図4中に併せて示す．

図4(a)に示す初期形態では，流れによるせん断応力は，海綿骨全体において低い値を示した．このため，海綿骨を構成するほぼ全ての骨梁表面において細胞が受け取る力学刺激情報 S_{sf} が小

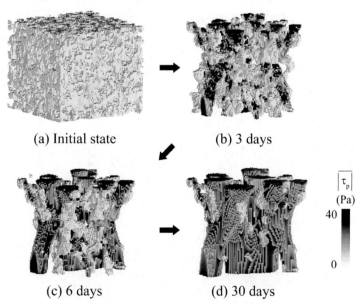

図4 単調増加圧縮荷重下における海綿骨の形態変化と間質液の流れにともなうせん断応力の時間平均値 $\overline{|\tau_p|}$ の分布

さくなり，著しい骨吸収が生じた。その結果，海綿骨の体積は減少し，図4(b)に示す形態へと変化した。リモデリング開始から3 days が経過すると，荷重方向に対してほぼ平行に分布する比較的太い骨梁表面で高いせん断応力分布が見られ，同部位において骨形成が進行した。その一方で，荷重方向に垂直な骨梁では，依然として骨吸収が進行し，図4(c)に示す海綿骨形態へと変化した。引き続いて生じたリモデリングにより，荷重方向に配向した骨梁が選択的に成長し，荷重支持にほとんど関与しない骨梁は吸収された。このようにして次第に骨梁同士の連結性が失われ，最終的に，海綿骨は，図4(d)に示すように，ほぼ円形断面を有する数本の骨梁から構成される形態となった。以上のように，初期状態においてランダムに配向した骨梁構造を有する海綿骨は，リモデリングの結果，荷重方向に配向することが確認された。

3.3.3 海綿骨の応力一様化

骨組織の局所的な応力の一様化は，リモデリングによる骨梁構造変化を説明する上での1つの指針となり得ることが示唆されている[28〜34]。しかしながら，これは現象論的な仮説に基づく結論であり，細胞レベルで生じる代謝活動が骨梁レベルでの応力一様化をもたらすメカニズムについては未だ明らかにされていない。そこで本項では，細胞の力学応答を考慮したリモデリングシミュレーションにより得られた海綿骨の応力状態と，骨梁レベルの応力一様化との関連性について検討する。特に，骨組織の局所的な応力状態を代表する物理量として，応力のスカラ値関数の1つである von Mises の相当応力（以下，Mises 応力）に着目する。

リモデリングの進行にともなう骨梁の応力不均一性の経時変化を定量的に評価するため，初期形態から30 days までの各海綿骨形態において，Mises 応力 σ_{Mises} を有する骨梁体積の体積分率のヒストグラムを図5に示す。また，そのときの Mises 応力の平均値と標準偏差を表2に示す。初期状態では，海綿骨を構成する骨梁が荷重方向とは無関係にランダムに配向しているため，図5に示すように，Mises 応力は幅広く分布している。リモデリング開始後3 days が経過すると，骨吸収により骨体積が減少したため，高応力を支持する骨梁の体積分率が増加し，Mises 応力の

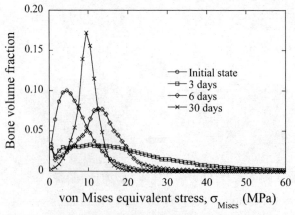

図5　von Mises の相当応力に関する骨梁体積分率のヒストグラム

第4章　組織構築のモデル化から組織再生へ

表2　リモデリング過程における von Mises の相当応力の平均値と標準偏差

	von Mises equivalent stress	
	Average（MPa）	Standard deviation（MPa）
Initial state	7.24	4.93
3 days	20.5	16.9
6 days	13.1	7.15
30 days	9.80	3.36

平均値，および，標準偏差は，いずれも著しく増大した。しかしながら，その後のリモデリングにより，荷重方向に配向した骨梁の骨形成が進行したため，Mises応力の平均値は次第に減少し，応力値の分布幅も狭まった。初期状態と30 daysにおけるMises応力の標準偏差を比較すると，表2に示すように，30 daysのMises応力の標準偏差（3.36 MPa）は，初期状態のそれ（4.93 MPa）のおよそ70％にまで低下したことが確認できる。以上のように，本研究で提案した数理モデルに基づくリモデリングシミュレーションにより，骨梁レベルの応力一様化の傾向を表現することができた。

3.4　おわりに

　間質液の流れにより細胞突起に作用するせん断応力を骨細胞への力学刺激とみなし，骨細胞による力学刺激感知，および，細胞間情報伝達を考慮した骨リモデリングの数理モデルを提案した。さらに，複雑な位相構造を有する立方体状海綿骨を対象として，同数理モデルに基づく骨リモデリングシミュレーションを行い，海綿骨の形態変化について検討した。その結果，海綿骨を構成する骨梁は，リモデリングにより荷重方向に配向し，Mises応力の一様化傾向が確認された。本結果は，力学環境に対する骨梁の機能的適応現象を表現するとともに，これまで現象論的な仮説と考えられてきた骨組織の局所的な応力一様化[28〜34]を，細胞の力学応答という微視的なメカニズムに基づいて再現するものであり，微視的な細胞活動と巨視的な骨構造変化という力学的階層間をつなぐ重要な知見である。

　骨リモデリングをはじめ，生命現象のほとんどは，細胞レベルで生じる無数の生化学的反応過程の結果として引き起こされる。この極めて複雑な生体内の諸現象を数理モデルとして単純化し，関連する主要な影響因子のみを抽出した解析を行うことは，現象のメカニズムに関する理解を飛躍的に深めると考えられる。また，このようなアプローチを数値実験として捉えることにより，力学的・生化学的環境の変化にともなう生体内の様々な状況を予測する上でも，非常に有用な手段となり得る。特に，ここで紹介した骨リモデリングの数理モデルのように，微視的な細胞活動から巨視的な組織全体の振舞いを把握することは，将来の再生医療の発展に大きく貢献すると予想される。実験的研究と数理的研究との相補的な進展を通じて，生体と環境との間に垣間見える普遍的な相互関係が明らかにされ，複雑な生命現象の理解，ひいては臨床医療への応用の一助となることを期待してやまない。

文　　献

1) S. C. Cowin et al., *J. Biomech. Eng.*, **113**, 191 (1991)
2) H. J. Donahue et al., *J. Bone Miner. Res.*, **10**, 881 (1995)
3) H. Kamioka et al., *Bone*, **28**, 145 (2001)
4) H. Kamioka et al., *Microsc. Microanal.*, **15**, 377 (2009)
5) M. L. Knothe Tate et al., *Int. J. Biochem. Cell Biol.*, **36**, 1 (2004)
6) Y. Sugawara et al., *Bone*, **36**, 877 (2005)
7) M. G. Mullender and R. Huiskes, *Bone*, **20**, 527 (1997)
8) E. H. Burger and J. Klein-Nulend, *FASEB J.*, **13**, S101 (1999)
9) S. C. Cowin, *J. Biomech.*, **40**, S105 (2007)
10) B. Huo et al., *Cell. Mol. Bioeng.*, **1**, 58 (2008)
11) T. Adachi et al., *J. Biomech.*, **42**, 2507 (2009)
12) T. Adachi et al., *J. Biomech.*, **42**, 1989 (2009)
13) T. Adachi et al., *Biophys. Res. Commun.*, **389**, 495 (2009)
14) J. Klein-Nulend et al., *Biochem. Biophy. Res. Commun.*, **217**, 640 (1995)
15) J. Klein-Nulend et al., *FASEB J.*, **9**, 441 (1995)
16) S. Weinbaum et al., *J. Biomech.*, **27**, 339 (1994)
17) M. L. Knothe Tate et al., *Am. J. Med. Sci.*, **316**, 189 (1998)
18) J. Klein-Nulend et al., *Pathol. Biol.*, **53**, 576 (2005)
19) L. F. Bonewald and M. L. Johnson, *Bone*, **42**, 606 (2008)
20) S. P. Fritton and S. Weinbaum, *Annu. Rev. Fluid Mech.*, **41**, 347 (2009)
21) M. G. Mullender et al., *J. Biomech.*, **27**, 1389 (1994)
22) M. G. Mullender and R. Huiskes, *J. Orthop. Res.*, **13**, 503 (1995)
23) R. Huiskes et al., *Nature*, **405**, 704 (2000)
24) R. Ruimerman et al., *J. Biomech.*, **38**, 931 (2005)
25) P. J. Prendergast and D. Taylor, *J. Biomech.*, **27**, 1067 (1994)
26) L. M. McNamara and P. J. Prendergast, *J. Biomech.*, **40**, 1381 (2007)
27) B. M. Mulvihill and P. J. Prendergast, *Comput. Methods Biomech. Biomed. Engin.*, **11**, 443 (2008)
28) T. Adachi et al., *JSME Int. J.*, **40C**, 782 (1997)
29) T. Adachi et al., *J. Biomech. Eng.*, **123**, 403 (2001)
30) K. Tsubota and T. Adachi, *Comput. Methods Biomech. Biomed. Engin.*, **7**, 187 (2004)
31) K. Tsubota and T. Adachi, *Med. Eng. Phys.*, **27**, 305 (2005)
32) K. Tsubota and T. Adachi, *J. Biomech. Sci. Eng.*, **1**, 124 (2006)
33) K. Tsubota et al., *J. Biomech.*, **35**, 1541 (2002)
34) K. Tsubota et al., *J. Biomech.*, **42**, 1088 (2009)
35) T. Adachi et al., *Phil. Trans. R. Soc. A*, **368**, 2669 (2010)
36) Y. Kameo et al., *J. Mech. Behav. Biomed. Mater.*, **4**, 900 (2011)
37) S. J. Hollister and N. Kikuchi, *Biotechnol. Bioeng.*, **43**, 586 (1994)

38) S. C. Cowin, *J. Biomech.*, **32**, 217 (1999)
39) Y. Kameo et al., *J. Mech. Phys. Solids*, **56**, 1794 (2008)
40) Y. Kameo et al., *J. Mech. Phys. Solids*, **57**, 1815 (2009)
41) R. Y. Tsay and S. Weinbaum, *J. Fluid Mech.*, **226**, 125 (1991)
42) E. Detournay and A. H.-D. Cheng, "Fundamentals of poroelasticity", Pergamon Press, p. 113 (1993)
43) P. Manfredini et al., *J. Biomech.*, **32**, 135 (1999)
44) Y. Kameo et al., *J. Mech. Behav. Biomed. Mater.*, **3**, 240 (2010)
45) H. M. Frost, *Bone Miner.*, **2**, 73 (1987)
46) D. R. Carter, *Calcif. Tissue Int.*, **36**, S19 (1984)
47) R. Huiskes et al., *J. Biomech.*, **20**, 1135 (1987)
48) S. Osher and J. A. Sethian, *J. Comput. Phys.*, **79**, 12 (1988)
49) T. Beno et al., *J. Biomech.*, **39**, 2378 (2006)
50) T. H. Smit et al., *J. Biomech.*, **35**, 829 (2002)
51) L. D. You et al., *Anat. Rec. A*, **278A**, 505 (2004)
52) Z. F. Jaworski and E. Lok, *Calcif. Tissue Res.*, **10**, 103 (1972)

再生医療製品の許認可と組織工学の新しい試み
《普及版》（B1276）

2012年 5 月 1 日　初　版　第 1 刷発行
2019年 3 月11日　普及版　第 1 刷発行

　　監　修　　岩田博夫，松岡厚子，岸田晶夫
　　　　　　　　　　　　　　　　　　　Printed in Japan
　　発行者　　辻　賢司
　　発行所　　株式会社シーエムシー出版
　　　　　　　東京都千代田区神田錦町 1-17-1
　　　　　　　電話 03 (3293) 7066
　　　　　　　大阪市中央区内平野町 1-3-12
　　　　　　　電話 06 (4794) 8234
　　　　　　　http://www.cmcbooks.co.jp/

〔印刷　株式会社遊文舎〕　Ⓒ H. Iwata, A. Matsuoka, A. Kishida, 2019

落丁・乱丁本はお取替えいたします。

本書の内容の一部あるいは全部を無断で複写（コピー）することは，法律で認められた場合を除き，著作者および出版社の権利の侵害になります。

ISBN978-4-7813-1359-7　C3047　¥5000E